骨骼发育畸形
与损伤修复进展

颉　强　陈富林　杨　柳　**主编**

西北大学出版社

·西安·

图书在版编目（CIP）数据

　　骨骼发育畸形与损伤修复进展／颉强，陈富林，杨柳主编. —西安：
西北大学出版社，2024. 2
　　ISBN 978-7-5604-5341-5

　　Ⅰ.①骨…　Ⅱ.①颉…　②陈…　③杨…　Ⅲ.①骨畸形—修复术
Ⅳ.①R682

　　中国国家版本馆 CIP 数据核字（2024）第 046553 号

骨骼发育畸形与损伤修复进展
GUGE FAYU JIXING YU SUNSHANG XIUFU JINZHAN

颉　强　陈富林　杨　柳　主编

出版发行　西北大学出版社
（西北大学校内　邮编：710069　电话：029-88302590）
http://nwupress.nwu.edu.cn　　E-mail：xdpress@nwu.edu.cn

经　　销	全国新华书店
印　　刷	陕西瑞升印务有限公司
开　　本	787 毫米×1092 毫米　1/16
印　　张	16
版　　次	2024 年 2 月第 1 版
印　　次	2024 年 2 月第 1 次印刷
字　　数	370 千字
书　　号	ISBN 978-7-5604-5341-5
定　　价	79.00 元

本版图书如有印装质量问题，请拨打 029-88302966 予以调换。

编 委 会

主 编

颉 强 陈富林 杨 柳

副主编

苏 菲 郑 超

编 者

（以姓氏拼音为序）

陈富林 程朋真 党幼婷 樊 勇 郝 雪 颉 强
李 敏 梁小菊 卢玮光 陆清达 马益善 孟海亮
屈继宁 苏 菲 孙 川 汪 兵 王俊香 王晓威
吴永涛 杨 柳 杨 明 杨亚婷 郑 超

主编助理

杨亚婷

序

《骨骼发育畸形与损伤修复进展》是一部优秀的骨科教材，作为一本为西北大学研究生编写的高水平教材，该书旨在为青年研究人员和青年医生以及青年从业者扩展知识面、进行学术交流的知识储备以及激发兴趣并探寻研究方向。教材内容丰富，条理清晰，图文并茂，论述深入，具有它独有的风格和特色。

首先，该书采用"大单元设计＋联络单元组织"的架构，涉及骨骼发育基础研究（骨骼发育畸形与损伤修复的理论发展）、临床疾病（目前临床常用诊疗技术的应用与发展）及前沿科学内容（科技创新发展及前沿技术的应用前景）。

第二，该教材作为理论到实践的思维和知识承接，从骨骼的胚胎期发育起始，逐步介绍骨的生物学特点、力学特性及影像学特点，进而引出骨骼常见发育畸形及损伤发生特征，以及在其发育中的自我塑形和外源干预下转归规律。最后介绍了伴随科学技术发展，在相关领域引入的前沿技术应用和修复材料开发、数字骨科与手术机器人等热点关注问题，对促进骨骼发育畸形与损伤修复诊疗技术精准性的提升、良好预后以及社会经济效应的实现，有着积极的意义。这些内容都是目前该领域中前沿的研究进展，对于想要深入了解这个领域的人来说是非常有帮助的。

第三，相较于既往的同类教材，本书作为多学科交叉融合及医工结合的典范著作，涉及生物学、材料学、医学生物工程、医学、遗传与发育学，是首部从骨骼发育到畸形转归、从损伤发生到修复完成的独特视角设计，重视读者兴趣培养，面向年轻研究学者或青年从业人员，侧重介绍前沿研究方法与先进诊疗理念和科学技术热点的专业参考书籍，更具有业内吸引力和适读性。

最后，希望通过对本书的介绍，能够激发大家对骨骼发育畸形和损伤修复研究的兴趣和热情，并鼓励大家在这个领域不断探索和创新。只有不断学习和进步，才能更好地服务于人类健康事业的发展。

2023 年 11 月

序

　　《骨骼发育畸形与损伤修复进展》是一本为西北大学研究生编写的高水平教材，主要涵盖了骨骼发育畸形和损伤修复方面的最新研究成果和技术应用。旨在为青年研究生、青年研究人员和青年医生提供一本全面、系统、实用的教材，帮助他们更好地了解和掌握这一领域的知识和技能。

　　该教材的主要内容包括：骨骼发育畸形的基本概念和分类、诊断方法和技术、治疗原则和方法，以及骨骼损伤修复的基本概念和分类、诊断方法和技术、治疗原则和方法等。同时，该书还介绍了最新的研究成果和技术应用，如3D打印技术在骨骼畸形矫正中的应用、干细胞治疗在骨骼损伤修复中的应用等。

　　针对青年研究生、青年研究人员和青年医生这一群体，该书提供了丰富的案例分析和实践操作指导，帮助他们更好地理解和应用所学知识。此外，该书还注重理论与实践相结合，提供了大量的参考文献和参考资料，方便读者进一步深入学习和研究。

　　总之，《骨骼发育畸形与损伤修复进展》是一本非常实用的教材，适合于从事相关领域的研究生、研究人员和医生阅读参考，以便更好地了解和掌握骨骼发育畸形和损伤修复方面的最新研究成果和技术应用，提高自己的专业水平和实践能力。

　　衷心希望《骨骼发育畸形与损伤修复进展》能够成为广大读者的良师益友，同时希望更多的专家学者关心本教材，多提宝贵意见，希冀不断完善。

2023 年 11 月

编写说明

人体骨骼的正常发育与良好的生物学特性是支持人体实现有效运动功能的基础，其异常状态下伴发的畸形、以及意外损伤带来的运动功能障碍，会贯穿影响其生长发育和成年后历程。业界传统的相关著作或教材，多着重于阐述骨骼局部解剖、病理特点与相应检查、诊治，以及相关常规的手术技巧，对于其自身发育演变特点和现代诊治技术选择及疾病转归联系关注不足，不利于年轻从业人员、青年研究者建立宏观、立体的认识及序贯化概念和实施精准化研究与诊治，因此需要一部新的教材作为补充。

本书共九章，前四章可总结为第一部分，从骨骼的胚胎期发育起始，主要涉及骨骼的胚胎期形成与发育转变，逐步介绍骨的生物学基础及生物学特点，进而引出骨骼的生物力学特性，包括骨的力传导和应力机械影响，最后讲述了骨骼的放射学表现特性及研究热点或技术；中间两章可归为第二部分，偏向于临床方面，介绍了骨骼常见发育畸形及损伤发生特征，涉及脊柱与四肢原发和继发发育畸形的常见来源与分类特点、骨与关节损伤的发生规律与表现特点，以及在其发育中的自我塑型和外源干预下的转归规律。最后三章可归为第三部分，偏向于临床治疗及新技术应用，介绍了伴随科学技术发展，在相关领域引入的前沿技术应用（主要涉及骨关节畸形常用矫治方法和技术进展）和修复材料开发、数字骨科与手术机器人等热点关注问题，对促进骨骼发育畸形与损伤修复诊疗技术精准性的提升、良好预后以及社会经济效应的实现，有着积极的意义。除此之外，为了方便读者更好地理解教材内容，本书附有大量相关图片及病例进行具体展示，以便将抽象的理论知识进行形象化表达。

相较于既往的教材，本书尝试以发育及解剖双轴贯穿联系骨骼发育畸形与损伤修复领域相关知识点，并适度引入近年来飞速发展的医疗科学技术，是首部从骨骼发育到畸形转归、从损伤发生到修复完成的独特视角，设计面向年轻研究学者或青年从业人员，侧重介绍前沿研究方法与先进诊疗理念和科学技术热点的专业参考书籍，具有很好的业内吸引力和适读性，尤其适合于研究或从业人员扩展知识面、进行学术交流的知识储备以及激发兴趣并探寻研究方向。

本书可在具有相似专业领域或课程设置的大学、研究院所、医院等单位使用，受众群体客观存在，包括求学阶段的临床医学生、生物学或医学背景的研究生等，可以作为课堂教学教材、补充教材或讲座学习教材，也可以作为未来临床医学轨道教学课程基础教材。另外，本书还适用于大学生物学、医学、生物工程等专业领域青年研究人员扩充知识储备、激发研究热情、探寻研究方向，同时对于大学毕业后刚刚进入工作的青年医疗从业人员，包括实习医生、进修医生、规培医生、轮转医生以及专业学位临床医生等，亦可作为辅助用书。

为保证本书的时效性及科学性，各位编者牺牲了大量业余时间，付出了诸多艰辛，最终使本书得以顺利出版。值此付梓之际，特向所有参与本书编纂的人员表示由衷的感谢！感谢各位学者为启发和推动国内儿童骨科事业发展做出的努力！由于任务艰巨，作者水平所限，且此版本为该书第一版，如有谬误之处，望各位同道及读者给予指正，以便我们及时进行勘误。

2023 年 11 月

目　　录

第一章 骨骼发育

第一节 骨的简介

骨是骨骼系统的主要器官，构成了人体的支架，并赋予人体基本形态，起着保护、支持和运动的作用。在运动中，骨起着杠杆作用，关节是运动的枢纽，骨骼肌则是运动的动力器官。骨骼作为钙、磷、镁等无机矿物质的贮存库和缓冲库，在骨代谢调节激素的作用下，维持矿物质的内环境稳定。骨髓是主要的造血系统和机体免疫系统的组织部分，也是成骨性谱系细胞和破骨性谱系细胞的来源。在活体中，骨能不断地进行新陈代谢，并有修复、再生和改建的能力。

成人骨共有 206 块，可分为颅骨、躯干骨、上肢骨和下肢骨 4 个部分。其中包括颅骨（22 块）、耳骨（6 块）、喉部骨骼（1 块）、肩部骨骼（4 块）、胸部骨骼（25 块）、脊椎（24 块）、手臂骨骼（6 块）、手骨（54 块）、骨盆（4 块）、腿骨（8 块）和足部（52 块）。人体最长的骨是股骨，最小的骨是耳朵内的镫骨。幼儿骨骼还包括：骶椎（4 或 5 块），成年后愈合为骶骨；尾椎（3～5 块），成年后融合为尾骨；而髂骨、坐骨和耻骨，成年后融合成整体的髋骨。因此，儿童的骨头要比成人多 11～12 块，总数为 217～218 块。

按形态骨可分为 5 类：长骨、短骨、扁平骨、不规则骨和籽骨。长骨呈长管状，分布于四肢，包括四肢骨、膝盖骨、腕骨、掌骨、跖骨及构成腕关节和踝关节的骨骼。长骨分为骨干和骨骺，骨干的大部分由密致骨组成，骨干内有空腔为髓腔，容纳骨髓；两端膨大处为骨骺，具有光滑的关节面，被关节软骨覆盖，与其他骨骼形成关节。骨干与骺相连的部分称为干骺端，幼年时包含一块软骨为骺软骨，也称生长板。骺软骨的软骨细胞分裂、增殖和骨化，致使长骨不断加长。短骨呈立方状，成群地联结在一起，分布于承受压力较大而运动较复杂的部位，如腕关节和踝关节。短骨外包有薄的密质骨，中间为海绵骨（骨松质）。扁平骨薄而弯曲，由两面密质骨夹着中间一层海绵骨组成，呈板状，主要构成颅腔、胸腔和盆腔的壁以保护腔内器官，如颅盖骨和肋骨。不规则骨包括脊椎骨和髋骨，形状复杂，也是由一层薄的密质骨包着海绵骨组成。籽骨是包在肌腱里的骨头，如髌骨和豆状骨，其功能是使肌腱远离关节并协调肌肉收缩。

骨主要由骨膜、骨组织和骨髓构成，并含有丰富的血管和神经组织。以长骨为例，骨膜是覆盖在骨骼表面的结缔组织膜，由外层纤维层和内层细胞层组成。外层主要由胶原蛋白组成，含有血管和神经，具有营养骨骼的作用。骨膜内层含有成骨细胞，在胎儿期和儿童早期最为突出，此时骨形成处于高峰期。在成年期，这些细胞不那么明显，但其功能的保留对整个生命过程中不断进行的骨骼重塑至关重要。骨损伤发生时，成骨细胞会大量增殖以在修复过程中产生新骨。长骨主要分为两个区域：骨干和骨骺。骨干是骨骼近端和远端之间延伸的中空管状组织，骨干外壁由致密坚硬的密质骨组成，内部为骨髓腔，成人骨干内充满黄色骨髓。骨两端较宽的部分为骨骺，内部是蜂窝状的松质骨，其空隙由红色骨髓填充。骨髓是骨腔内柔软、有弹性的结缔组织，其主要功能是产生血细胞和储存脂肪。造血组织功能随着年龄的增长逐渐消失，并被脂肪组织所替代，但长骨和扁骨的骨松质内的骨髓终身保持着造血功能。

骨组织是一种结缔组织，与所有结缔组织一样，含有相对较少的细胞和大量的细胞外基质。骨组织基质由胶原纤维蛋白和磷酸钙盐组成。胶原纤维蛋白为无机盐晶体的黏附提供了一个支架表面。当磷酸钙和碳酸钙结合形成羟基磷灰石时，就会形成这些无机盐晶体。羟基磷灰石在胶原纤维上结晶或钙化时还包含其他无机盐，如氢氧化镁、氟化物和硫酸盐。羟基磷灰石晶体赋予骨骼硬度和强度，而胶原纤维蛋白赋予骨骼柔韧性，使其可以弯曲而不会变脆。骨骼中有机物和无机物的组成比例影响骨的韧度和硬度。儿童及少年的骨中有机物含量比老年人多，因此他们的骨柔韧性和可塑性较高。老年人的骨中无机物的含量增加，因此他们的骨硬度较高，而柔韧性较差。

骨的功能主要有以下几个方面：

1. 运动功能

骨骼由韧带固定在一起，肌腱将骨骼肌连接到骨骼上，骨骼、骨骼肌、肌腱、韧带和关节协同工作以产生运动和维持稳定。骨与骨之间一般由关节和韧带相连，骨骼的形状及其在关节处的不同结合方式使其可以进行包括屈和伸、外展和内收、内旋和外旋等不同类型的运动，如腿骨在膝盖处形成的铰链关节使膝盖可以前后弯曲；髋部和肩部骨骼连接处形成的球窝关节使其可以进行多个方向的运动。

2. 保护功能

骨骼兼顾强度和柔韧性的特性能够吸收外力对身体的击打而不会断裂，因此可以保护其包围的内部器官免受损伤，如颅骨保护大脑，椎骨保护脊髓，肋骨保护胸腔内的心脏和肺等。

3. 支撑功能

骨骼赋予人体形态，并随生长而变化。骨骼与肌肉系统一起，为身体提供支撑，并将内部器官保持在适当的位置。脊椎、骨盆和腿的强壮骨骼使人能够直立，支撑整个身体的重量。

4. 造血功能

较大的骨含有骨髓，主要有红骨髓和黄骨髓两种类型。红骨髓负责产生所有红细胞和大部分白细胞。在成人中，红骨髓主要存在于胸骨、臀部、肋骨、颅骨、脊柱骨，以及手臂和腿的长骨末端。黄骨髓含有初级脂肪细胞，但如果身体需要增加血细胞的产生，如贫血，则可以转化为红骨髓。

5. 储存功能

骨骼储存脂肪，钙、磷等其他矿物质，以及生长因子，如骨基质可以储存钙进行钙代谢；骨髓可以储存铁蛋白中的铁进行铁代谢。

6. 内分泌功能

成骨细胞分泌骨钙蛋白，释放到血液后可调节心脏的功能。成骨细胞也合成和分泌成纤维细胞生长因子，作用于肾而调节磷的再吸收。

7. 其他功能

骨骼还具有声音传导、维持酸碱平衡等功能。

第二节 骨的发育

一、骨的发生

一旦多能间充质细胞从外胚层和中胚层分化出来，迁移到特定位置，完成向骨骼转化的命运决定，脊椎动物胚胎的骨骼发育就开始了。在骨骼发育过程中，成骨细胞来自多个囊胚层。颅面区域的成骨细胞源自神经外胚层的颅神经嵴细胞，最终发育成为颅面区域的组织，包括颅骨、牙齿的牙本质和面部的骨头。相比之下，长骨起源于近轴中胚层和侧板中胚层。在胚胎发育的早期阶段，胚胎的骨骼由纤维膜和透明软骨组成。在胚胎第 7 周，骨骼发育的实际过程——骨化开始出现，主要通过膜内化骨和软骨内化骨两种途径。

膜内化骨是指由间充质细胞、骨祖细胞直接发育形成骨骼组织的过程，即在原始的结缔组织内直接成骨。在膜内化骨过程中，致密的海绵状骨直接从间充质（未分化的）结缔组织片中发育而来。面部扁平骨、大部分颅骨和锁骨都是通过膜内化骨形成的。成骨时胚胎骨骼中的间充质细胞聚集在一起形成凝聚体，接受侵入的脉管系统网络诱导而聚集，按顺序分化为骨祖细胞和成骨细胞。成骨细胞分泌由胶原纤维和蛋白聚糖组成的未钙化的基质（类骨质），当矿物盐沉积其上时基质钙化。在大多数情况下，类骨质将成骨细胞与钙化区域分开。几簇类骨质聚集在毛细血管周围形成小梁基质，而新形成的海绵状骨表面上的成骨细胞则成为骨膜的细胞层，然后骨膜在小梁骨表面形成一层致密骨保护层。骨小梁被附近的血管逐步充满，最终凝结成红骨髓。膜内骨化在胎儿发育期间开始并持续到青春期。出生时，颅骨和锁骨没有完全骨化，颅骨的缝合线也没有闭合，使得颅骨和肩部在通过产道时可以变形。最后通过膜内化骨骨化的骨骼是面部扁平骨骼，将在青春期生长突增结束时达到成人大小。

目前对膜内化骨的机制了解大多来自对额骨和顶骨的研究，是由神经嵴来源的间充质细胞成骨的过程。神经嵴细胞是位于发育中的神经管边缘的多能祖细胞，表达一组特定的转录因子，包括 ZIC、TFAP2、MSX1/2、SOX9/10、SNAIL1/2、PAX3/7 和 MYC。这些细胞经历上皮间充质转化，形成迁移性间充质细胞，迁移至体内不同位置，包括颅骨的原始组织等。MSX1/2 对神经嵴细胞向骨骼细胞的谱系分化至关重要，MSX1 和 MSX2 的失活导致不同严重程度的额骨缺损。

软骨内化骨过程多见于四肢长骨、躯干骨和部分颅底骨的发育过程，其中生长板软骨的发育过程是软骨内化骨过程的最典型代表。软骨内化骨与膜内化骨不同，是在预先形成的软骨雏形基础上软骨逐渐被替换为骨组织，因此比膜内化骨需要更长的时间。软骨内化骨开始于中胚层未分化间充质干细胞的聚集，在特定信号的调控下，位于间充质干细胞团中心的细胞逐渐向软骨细胞分化，软骨细胞分泌包括透明质酸、硫酸软骨素和胶原纤维等软骨基质，细胞自身被包埋其中，形成透明软骨组织，周围的间充质分化为软骨膜，这样便形成了初具长骨外形的软骨雏形。随着软骨细胞的增殖和越来越多的基质产生，软骨雏形的尺寸越来越大，基质随着软骨细胞肥大而钙化。接下来软骨膜内的骨祖细胞增殖分化为成骨细胞，贴附在软骨组织表面形成类骨质，进而钙化成骨，软骨组织表面形成了环绕软骨的薄层原始骨组织，称为骨领（bone col-lar）。骨膜内层的骨祖细胞不断分化为成骨细胞，在骨领表面及两端形成新的骨组织使其逐渐增厚并加长，成为原始骨干以替代软骨起支持作用，并在此后经过不断改建最终成为皮质骨。被骨领包围的软骨干中央的软骨细胞肥大化并死亡，软骨基质崩溃溶解，出现大小不一的空腔，随后血管连同结缔组织、破骨细胞等进入退化的软骨区，破骨细胞消化分解软骨基质，形成初级骨髓腔；成骨细胞贴附在残存的软骨基质表面成骨，形成过渡型骨小梁。这些骨干内最先出现矿化骨组织的区域，称为初级骨化中心。初级骨化中心形成后，骨化继续向软骨雏形两端扩展，过渡型骨小梁被破骨细胞吸收，初级骨髓腔不断扩大并融合，形成骨髓腔，其内含有血管和造血组织。骨领不断从外层加厚，从内层吸收，骨髓腔逐渐加宽。两端的软骨不断增生，邻近骨髓腔处不断骨化，骨髓腔也随之加长。随着生长发育的进行，在长骨两端的软骨中央出现次级骨化中心，此处将形成骨骺。在整个儿童期和青春期，骨干和骨骺之间仍有一层薄薄的透明软骨，称为骺生长板。最终，这种透明的软骨将被骨头取代，成为骨骺线。

SOX9 是决定未分化的间充质细胞向骨软骨祖细胞和软骨细胞分化的主要转录因子。SOX9 杂合突变可导致钟状核发育不良、严重骨骼畸形综合征和性别逆转。间充质凝结后 SOX9 即与 SOX5 和 SOX6 一起表达软骨基因，包如 Col2a1 和 Acan，并促进软骨细胞增殖。软骨细胞肥大代表软骨内化骨的启动，这一过程由 Runx2 和 Col10a1 表达上调并伴随 Atf4 下调。在软骨-骨交界处，肥大化软骨细胞通过产生血管内皮生长因子（VEGF）引导血管侵入。侵入的血管有助于招募破骨细胞以降解矿化的软骨，以及促进成骨细胞启动成骨，形成初级海绵组织，并在长骨的生长板末端建立生长板软骨。肥大化软骨细胞中 Atf4 的表达下调在小鼠出生后的发育中至关重要，肥大软骨细胞中 Atf4 异位激活导致软骨内化骨缺陷，致使 Sox9 和肥大前软骨细胞标志基因如 Col2a1、Ppr 和 Ihh 重新激活，而肥大化软骨细胞中仅有低表达水平的 Col10a1。尽管细胞凋亡和骨替代被广泛认为是肥大化软骨细胞的终极命运，但最近使用不同谱系示踪小鼠模型的研究表明，肥大化软骨细胞保留了多系分化为成骨细胞、脂肪细胞、周细胞和基质细胞的可塑性。

二、骨的生长

骺生长板是位于长骨骺与干骺端之间具有纵向生长能力的透明软骨，由软骨细胞层组成，这些软骨细胞的活动决定了骨的生长。通常将骺生长板分为骨干侧和骨骺侧，骨骺侧软骨细胞增殖活跃并分泌透明软骨基质，而骨干侧软骨细胞钙化并死亡，进而被骨替代。随着软骨的生长，长骨得以纵向伸长；而当软骨不再进一步生长时，骨骺与骨干融合，骨沿着长轴的伸长则终止。

骺生长板中软骨细胞呈纵向柱状排列且具有较好的分层结构，根据软骨细胞的不同增殖和分化状态将骺生长板分为静息区、增殖区、肥大区和钙化区。静息区是骺生长板上端最表层的区域，这部分软骨基质中存在干细胞样软骨前体细胞，生成增殖区软骨细胞的柱状克隆。增殖区是朝向骨干侧的下一层区域，包含形态略大一点的软骨细胞，这些软骨细胞增殖活跃，子细胞位于母细胞之下，相互堆叠排列成垂直的柱状结构，形态呈水平的扁平状。在胚胎期和出生早期，增殖区软骨细胞分裂迅速。增殖区其下为肥大区，其中软骨细胞成熟后退出细胞周期，体积变大。人类胚胎的线性生长速度达每年100cm，出生后降至每年50cm，10岁时更降至每年5cm，经青春期生长爆发期后生长板闭合再无线性生长。成熟的肥大软骨细胞合成与分泌大量的细胞外基质，以X型胶原为代表，这些细胞外基质蛋白的合成与分泌为后续的软骨细胞钙化提供基础。骨的纵向生长是增殖区细胞分裂和肥大区细胞成熟的结果。钙化区基质中的大多数软骨细胞已经死亡，因为它们周围的基质已经钙化，限制了营养物质的扩散。来自骨干的毛细血管和破骨细胞侵入，软骨细胞外基质逐渐被侵袭，大量凋亡软骨细胞释放血管生长因子刺激血管继续生长，并带入间充质细胞，促使新骨形成。因此，钙化区将骺生长板连接到骨干。

生长板是边界清楚的组织，但能接收到来自邻近的干骺端骨和更远的关节软骨的调节信号，周围的软骨膜也可调节软骨中心的软骨细胞活动。包括甲状旁腺激素相关蛋白（PTHrP）、甲状旁腺激素（PTH）、瘦素（Leptin）、胰岛素样生长因子（IGF）等激素参与调节骺生长板中细胞的活动。PTHrP通过其受体PPR从而具有促进软骨细胞增殖的作用，除此之外，其与IHH信号通路构成的负反馈环对软骨细胞分化过程进行精细的调控。胰岛素样生长因子-1（IGF-1）表达于骺生长板中增殖和前肥大区软骨细胞，还表达于肝脏，可被垂体来源的生长激素（GH）激活。IGF-1、GH和瘦素均可直接作用于生长板并促进软骨细胞增殖和骨骺生长。IGF-1合成后可以通过自分泌/旁分泌的方式刺激软骨细胞的增殖、肥大软骨细胞的克隆扩张。IGF-1缺陷小鼠表现出严重的侏儒症。甲状腺激素（三碘甲状腺原氨酸，T_3）促进软骨细胞从静息层到增殖层的募集，从而刺激生长板软骨细胞的增殖。T_3还能促进生长板软骨细胞的分化，所以甲状腺功能亢进症儿童长骨会过度生长。但是甲状腺功能亢进症最终结果是造成生长板的过早融合和身材矮小。瘦素是由脂肪细胞所分泌的分子量为16kDa的蛋白质类激素，可调节饱腹感和能量消耗。瘦素（Leptin）除可调节GH和IGF的活动之外，也可以通过与生长板软骨细胞膜上受体结合引起软骨细胞增殖和增加Ⅱ/Ⅹ型胶原表达。

骨纵向生长的同时，其直径也在增加；即使纵向增长停止，直径的增大仍在继续。骨外膜内层骨祖细胞分化为成骨细胞，以膜内成骨方式在骨干表面添加骨组织，使骨变粗。而骨内膜的破骨细胞吸收排列在髓腔内的旧骨，成骨细胞则产生新的骨组织。沿髓腔的旧骨侵蚀和骨膜下新骨的沉积不仅增加了骨干的直径，而且增加了髓腔的直径。骨骼的这种重塑主要发生在骨骼的生长过程中。然而，在成年生活中，骨骼会经历不断的重塑。受伤、锻炼和其他活动会导致重塑，但即使没有受伤或运动，每年5%～10%的骨骼都会通过破坏旧骨并用新鲜骨更新来重塑。

第三节　软骨的发育

软骨是一种固态的结缔组织，由软骨组织及其覆盖的软骨膜构成，起一定的支持和保护作用。软骨组织与骨组织的共同特点是细胞外基质呈固态，而其功能差异主要取决于细胞外基质中无定形基质和纤维成分的性质和比例。软骨细胞与成骨细胞是来源于同一间充质细胞的两种谱系细胞，独立分化、相互作用，共同参与软骨内化骨和骨发生，在骨组织结构建立中有重要作用。除直接由间充质细胞成骨分化参与机体骨骼组织的发生、发育之外，软骨组织的形成在骨发育及机体出生后运动功能实施中均具有非常重要的作用。

滑膜关节基本结构包括关节囊、关节面及关节腔。关节囊附着于关节面边缘的骨面，与骨膜相连，外层由致密结缔组织构成纤维层，富含血管及神经等组织；内层为滑膜，由平滑、薄而柔润的疏松结缔组织构成，包括成纤维样、巨噬细胞样及中间型细胞样滑膜细胞；关节面主体由关节透明软骨组成，其下方的软骨下骨结构对关节面的影响和调控非常重要；关节腔是由关节软骨和关节滑膜层共同构成的密闭腔，正常情况下含有少量滑液，具有润滑和为关节软骨提供营养的作用。关节软骨属于透明软骨的一种，覆盖于关节骨骺表面，具有很好的弹性及延伸性，有助于改善软骨下骨的应力分布，能够承受压力复合和剪切力。

滑膜关节软骨表面光滑，由浅至深分为浅表层、中间层、放射层和钙化层。软骨细胞的表型、细胞形态及细胞外基质在不同层次均不同。浅表层含高密度的扁平状软骨细胞，胶原纤维较薄且呈切向排列；中间层关节软骨细胞为球形，细胞质中含有更多的内质网、高尔基体等，与骺部静息层软骨细胞类似，软骨细胞由粗大的胶原纤维网络包围；放射层为关节软骨最厚的部分，软骨细胞呈柱状排列，细胞外基质中含有大量的胶原纤维且垂直排列，部分穿过潮线及钙化软骨达软骨下骨，蛋白多糖含量比较高；钙化层将透明软骨和软骨细胞骨组织分开，保护软骨组织免受物理外力的直接作用，关节钙化层软骨细胞体积小，数量很少，一生中缓慢地、不间断地被成骨细胞取代。关节软骨的外伤和退行性改变是影响关节活动的重要原因，因为关节软骨不易再生，所以关节软骨的再生是关节外科重要的临床难点之一。

关节软骨的发生与四肢长骨的形成是一致的，随着四肢骨骼雏形开始软骨内化骨过程，长骨之间拟形成关节的部位开始形成原始的关节雏形。关节软骨逐渐成熟，在关节运动中发挥重要作用。

原始关节起源处的间充质细胞聚集并形成间区，间充质细胞在此处分化为三群细胞：位于成骨雏形旁的成软骨细胞、滑膜前体细胞和间区中央细胞。目前当间充质细胞在四肢长骨间隔中发生扁圆形变化，就认为是间区形成，但间区的细胞分子标志物仍不清楚。间区内层的成软骨细胞参与形成关节软骨；外层滑膜前体细胞表现成纤维细胞表型，形成关节囊、关节韧带及其他关节辅助结构，被覆于关节囊内面的内层滑膜前体细胞分化，形成滑膜细胞及滑膜组织。

部分间区中央细胞形成关节内结构（半月板、交叉韧带等），而剩余细胞则发生凋亡，构成关节腔的一部分，即关节软骨的腔隙化。伴随着间区中央部分细胞逐渐变为长梭状，细胞外基质成分也逐渐发生改变，基本关节裂缝一旦产生，这些长梭状细胞形成关节软骨的外膜成分；在关节腔形成之后不久，新激活的肌肉活动带动肢体运动，是使关节进一步正常发育所必需的条件。缺乏或减少的肌肉活动僵硬等病理情况，将会造成关节的畸形。

关节软骨发育过程受多种信号通路调控，任一信号通路异常均可能导致关节软骨发育不良。

在胚胎时期间充质干细胞向软骨分化过程中，IGF－1 具有重要作用，是促进间充质干细胞成软骨分化的重要细胞因子。IGF－1 通路通过激活 PI3K/Akt 促进软骨形成。此外，IGF－1 对软骨细胞分化及软骨细胞活性维持具有重要作用。IGF－1 基因敲除小鼠表现出软骨细胞增殖分化能力减弱与凋亡增加的表型。

在关节软骨发育过程中间区形成及成熟的调控中，*WNT14*、*GDF5* 具有重要作用。最初的观察发现伴随着分化软骨细胞向紧密聚集的间充质间区细胞转化的是软骨细胞特异性表达基因的下调，包括 *SOX9*、*COL2A1* 及 *AGGRECAN*，同时伴随着间区早期分子标志物 *WNT9A*、*GDF5* 的表达升高。近些年的研究也证实，*WNT14* 和 *GDF5* 在关节发育的过程中均具有非常重要的作用。*GDF5* 缺陷小鼠出现软骨发育不全，间区标志分子表达呈现弥散分布，最终导致关节发育异常；然而外源性 *GDF5* 可以明显促进小鼠胚胎软骨的发育，促使相邻软骨的融合，抑制关节形成。通过对鸡胚的研究证实了 *WNT14* 在关节软骨形成中发挥的作用更为重要：*WNT14* 可以启动关节的形成，但 *WNT14* 自身在间区的持续表达，会将关节的形成有效地控制于适当的空间范围内。

在关节软骨稳态维持中，Notch 信号与 TGF－β 信号起着复杂的作用。Notch 信号是软骨发育和关节维持的重要调控因子，一方面关节组织中 Notch 信号缺失导致早发性骨关节炎，另一方面 Notch 信号持续激活或抑制均能导致软骨退变。TGF－β 信号在软骨生成与关节稳态方面具有重要作用。低浓度 TGF－β 对关节软骨细胞维持是必需的，但高浓度 TGF－β 会导致软骨分化与关节软骨退变。

目前对于关节软骨的发育过程仍未完全了解，解析关节软骨发育中的具体事件与相关分子网络，从多信号通路网络调控研究关节软骨发育，骨关节软骨相关疾病的精确治疗和多通路综合性干预性治疗是未来研究的趋势。

参 考 文 献

[1]FRANCIS - WEST P H, ABDELFATTAH A, CHEN P, et al. Mechanisms of GDF - 5 action during skeletal development[J/OL]. Development (Cambridge, England), 1999, 126(6): 1305 - 1315. DOI: 10. 1242/dev. 126. 6. 1305.

[2]OLSEN B R, REGINATO A M, WANG W. Bone development[J]. Annual Review of Cell and Developmental Biology, 2000, 16: 191 - 220.

[3]HARTMANN C, TABIN C J. Wnt - 14 plays a pivotal role in inducing synovial joint formation in the developing appendicular skeleton[J/OL]. Cell, 2001, 104(3): 341 - 351. DOI: 10. 1016/s0092 - 8674 (01)00222 - 7.

[4]BIKLE D D, SAKATA T, LEARY C, et al. Insulin - like growth factor I is required for the anabolic actions of parathyroid hormone on mouse bone[J]. Journal of Bone and Mineral Research: The Official Journal of the American Society for Bone and Mineral Research, 2002, 17(9): 1570 - 1578.

[5]STARKMAN B G, CRAVERO J D, DELCARLO M, et al. IGF - I stimulation of proteoglycan synthesis by chondrocytes requires activation of the PI3 - kinase pathway but not ERK MAPK[J]. The Biochemical Journal, 2005, 389(Pt 3): 723 - 729.

[6]Abzhanov A, Rodda S J, Mcmahon A P, et al. Regulation of skeletogenic differentiation in cranial dermal bone[J]. Development, 2007, 134(17): 3133 - 3144.

[7]KHAN I M, REDMAN S N, WILLIAMS R, et al. The development of synovial joints[J/OL]. Current Topics in Developmental Biology, 2007, 79: 1 - 36. DOI: 10. 1016/S0070 - 2153(06)79001 - 9.

[8]MCMAHON L A, PRENDERGAST P J, CAMPBELL V A. A comparison of the involvement of p38, ERK1/2 and PI3K in growth factor - induced chondrogenic differentiation of mesenchymal stem cells[J]. Biochemical and Biophysical Research Communications, 2008, 368(4): 990 - 995.

[9]Roybal P G, Wu N L, Sun J, et al. Inactivation of Msx1 and Msx2 in neural crest reveals an unexpected role in suppressing heterotopic bone formation in the head[J]. Developmental Biology, 2010, 343(1 - 2): 28 - 39.

[10]VAN DE LAAR I M B H, OLDENBURG R A, PALS G, et al. Mutations in SMAD3 cause a syndromic form of aortic aneurysms and dissections with early - onset osteoarthritis[J/OL]. Nature Genetics, 2011, 43(2): 121 - 126. DOI: 10. 1038/ng. 744.

[11]ROGERS C D, JAYASENA C S, NIE S, et al. Neural crest specification: tissues, signals, and transcription factors[J]. Wiley Interdisciplinary Reviews. Developmental Biology, 2012, 1(1): 52 - 68.

[12]Liu Z, Chen J, Mirando A J, et al. A dual role for NOTCH signaling in joint cartilage maintenance and osteoarthritis[J]. Osteoarthritis and Cartilage, 2015, 23(386): A64.

[13]LIU Z, REN Y, MIRANDO A J, et al. Notch signaling in postnatal joint chondrocytes, but not subchondral osteoblasts, is required for articular cartilage and joint maintenance[J]. Osteoarthritis and Cartilage, 2016, 24(4): 740 - 751.

第二章

骨 稳 态

第一节 骨 的 形 成

哺乳动物（包括人类）的成熟骨骼是通过具有骨形成功能的成骨细胞（osteoblast）和具有骨吸收功能的破骨细胞（osteoclast）之间的平衡来维持的。成骨细胞谱系细胞包括间充质祖细胞（mesenchymal progenitors）、前成骨细胞（preosteoblasts）、成骨细胞（通常称为成熟成骨细胞）、骨衬细胞（bone－lining cells）和骨细胞（osteocytes）。成骨细胞谱系被认为在构建骨骼中起作用，骨骼提供机械支持、肌肉附着，以及磷和钙的储存，并且能够作用于骨髓微环境，对造血干细胞稳态维持至关重要。对于成骨细胞谱系的研究非常重要，骨形成的失调可能导致骨骼矿化不足或过度以及异位钙化，会对人类健康造成严重的损害。了解成骨细胞生物学有助于治疗诸如成骨不全、钙化性心脏瓣膜病、骨质疏松症等疾病。例如，骨质疏松症是老年人常见的骨骼系统疾病，通常与成骨细胞的产生和功能减少有关。因此，临床上对刺激成骨细胞形成和活性的安全有效的策略有很大的需求。

一、成骨细胞的特征

成骨细胞是主要的骨制造细胞，产生许多独特的细胞外基质，包括骨钙素（osteocalcin）、碱性磷酸酶（alkaline phosphatase）和大量的Ⅰ型胶原蛋白（typeⅠcollagen）。富含Ⅰ型胶原蛋白的细胞外基质在首次沉积且尚未矿化时被称为类骨质，但随后通过羟基磷灰石形式的磷酸钙的积累而矿化。此过程形成了坚硬但轻质的复合材料（具有有机成分和无机成分），这是骨骼的主要成分。成骨细胞是极化的，与骨表面直接接触的细胞膜部分具有许多延伸到新沉积的类骨质的细胞质突起。细胞学上，成骨细胞具有强烈的嗜碱性细胞质、丰富的线粒体和巨大的高尔基体，所有这些特点都与产生大量细胞外蛋白质的能力相一致。

二、成骨细胞的起源

不同骨骼的成骨细胞来自不同的胚胎胚层。脊椎动物中许多颅面骨（craniofacial bones）中的成骨细胞是神经嵴细胞（neural crest cells）的后代，神经嵴细胞是脊椎动物特有的一种来源于神经外胚层的间充质细胞类型，而轴向骨骼和四肢骨骼部分的成骨细胞分别来自轴旁中胚层（paraxial mesoderm）和侧中胚层（lateral mesoderm）。在脊椎动物胚胎发生过程中，成骨细胞通过两个不同的过程从间充质细胞产生：膜内化骨（intramembranous）和软骨内化骨（endochondral ossification）。尽管这两种过程产生的成骨细胞被认为是相似的，但这两种机制负责形成脊椎动物骨骼的不同部分。在哺乳动物中，膜内化骨仅限于头骨的某些部位及锁骨的一部分，而软骨内化骨则在骨骼的其余部分产生成骨细胞。在膜内化骨过程中，间充质祖细胞聚缩并直接分化形成成骨细胞。然而在软骨内化骨过程中，间充质祖细胞聚缩形成软骨细胞（chondrocytes）和软骨膜细胞（perichondrial cells），组成包裹的软骨原基（cartilage primordium）。原基内的软骨细胞最初增殖，但后来退出细胞周期并发生肥大（细胞大小显著增加），进而触发向成骨细胞分化。血管侵入肥大软骨，形成新生骨髓腔，并在腔内引发成骨细胞分化。在出生后的骨骼生长和达到峰值骨量后的骨骼重塑期间，新的成骨细胞持续形成。在小鼠和人类中，出生后的骨髓含有一类多能的异质性组细胞群，称为间充质干细胞（mesenchymal stem cells），其可以产生脂肪细胞、成骨细胞和支持造血的基质细胞，这类细胞被认为是出生后成骨细胞的主要来源。

三、成骨细胞的分化

（一）转录因子

成骨细胞从间充质祖细胞进行分化需要特定的转录因子活性。这些转录因子在分化过程中的不同时间点表达并发挥作用，从而定义成骨谱系的不同发育阶段。

1. SOX9

SOX9 对骨骼发育至关重要，对软骨产生来说也是不可或缺的，并且能够标记形成所有成骨细胞的间充质祖细胞。然而，Sox9 在成熟的成骨细胞中并不表达。在肢体芽间充质中条件性敲除 Sox9 导致软骨细胞和成骨细胞的缺失。

2. MSX2

与 SOX9 不同，它在膜内成骨中很重要。Msx2 基因敲除小鼠在颅骨中显示出明显的矿化缺失及轴向骨骼中的骨化受损。这些小鼠也有神经功能缺损，容易发作。MSX2 功能显示它是有利于成骨细胞分化而不是脂肪形成的关键因素。

3. RUNX2

RUNX2 是成骨细胞谱系的组成部分。RUNX2 是一种含有 Runt 结构域的转录因子，在软骨内和膜内骨化过程中对于成骨细胞分化都是必不可少的。小鼠 Runx2 的纯合缺失导致成骨细胞完全缺乏，小鼠中 Runx2 的单倍体不足或人类中 RUNX2 的单倍体不足导致锁骨发育不良和囟门的延迟闭合，这是人类颅骨发育不良的典型特征。此外，位于 RUNX2 羧基末端的核靶向信号的缺失导致与 Runx2 缺失小鼠的表型相同，突出了该转录因子正确核定位的重要性。除了成骨细胞分化需要之外，RUNX2 对于成熟成骨细胞的正常功能也是必要的，包括骨基质的合成。在胚胎的肢体发育过程中，RUNX2 在软骨形成的间充质中表达，紧随并依赖于 SOX9 的表达。软骨形成后，RUNX2 变得更加局限于软骨膜细胞和成骨细胞，但在早期肥大软骨细胞中重新表达。有趣的是，在没有 RUNX2 的情况下，软骨膜（包含骨软骨前体细胞）发育不良，这表明 RUNX2 可能是祖细胞的产生和（或）维持所必需的。RUNX2 能够诱导其他成骨细胞分化转录因子的表达，特别是 Osterix（OSX/SP7），它调节多种分子途径的活性，例如 Hedgehog（HH）、成纤维细胞生长因子（FGFs）、WNT 和甲状旁腺激素相关肽（PTHrP）。此外，RUNX2 可直接激活编码骨基质蛋白的基因，例如 *COL1A1*、*OPN*、*BSP* 和 *OCN*。许多核因子与 RUNX2 协同作用以促进成骨细胞分化，以不同的方式起作用，包括刺激 RUNX2 表达，增强 RUNX2 活性或充当共激活剂。

4. OSX

OSX 是一种包含三个 C2H2 型锌指结构域的转录因子，是成骨细胞分化所必需的。已经在具有成骨不全表型（成骨不全 XⅡ型，OMIM 613849）的患者中发现了 *OSX* 基因的突变。OSX 的缺失不影响 RUNX2 的正常表达，但仍然导致小鼠胚胎中完全没有成骨细胞，并且 *Runx2* 整体敲除的小鼠中 OSX 无法表达，表明在成骨细胞分化过程中 OSX 在 RUNX2 的下游起作用。与 RUNX2 缺失导致软骨膜发育不良相反，OSX 的缺失会导致在骨干处增厚的软骨膜下方形成异位软骨而不是正常的骨领，这可能是由于祖细胞向软骨细胞而不是成骨细胞的转变。OSX 除了在胚胎发生过程中的分化作用外，还对出生后成骨细胞和骨细胞的分化和功能至关重要。

（二）调控机制

上述转录因子受一系列发育信号的调节，这些信号在成骨细胞谱系细胞发育的各个阶段都具有重要作用。

1. Hedgehog 信号

Hedgehog（HH）蛋白，在与 PTCH1 结合后，通过活化 SMO 调控转录因子 GLI 家族的去抑制和激活来调节基因转录。GLI2 和 GLI3 是胚胎中 HH 信号传导的主要效应器，而 GLI1 通常对于正常胚胎发生不是必需的。在哺乳动物的三种 HH 蛋白中，IHH 由软骨原基内的前肥大和早期肥大软骨细胞特异性表达，并向软骨细胞和邻近的软骨膜细胞发出信号以促进成骨细胞分化。IHH 缺失的小鼠完全无法通过软骨内骨化形成成骨细胞，但并不影响膜内成骨的成骨细胞产生，这表明 IHH 信号传导对于软骨内成骨细胞分化是必不可少的，而对膜内成骨细胞分化则是可有可无的。软骨膜细胞直接需要 IHH 信号传导才能启动成骨细胞分化，在没有 IHH 信号传导的情况下，软骨膜祖细胞无法表达 RUNX2。IHH 诱导软骨膜细胞中的 RUNX2 表达激活可以通过去除 GLI3 的抑制来实现，但是 OSX 的诱导以及整个骨形成过程需要 GLI3 的抑制和 GLI2 的激活。

2. WNT 信号

WNT 家族蛋白在调节成骨细胞谱系中具有重要的作用。通过结合不同的膜受体，WNT 配体能够激活许多依赖或不依赖 β-catenin 的细胞内通路。在 β-catenin 依赖性 WNT 信号传导中，WNT 与 Frizzled 受体及其共受体 LRP5 或 LRP6 结合，以稳定胞质 β-catenin，然后 β-catenin 进入细胞核，并通过与 LEF1、TCF1、TCF3 和 TCF4 相互作用来刺激 WNT 靶基因的转录。WNT 信号在出生后的骨形成过程中发挥调控作用。

LRP5 突变引起的基因功能缺失会导致骨质疏松 – 假性神经胶质瘤综合征(osteoporosis – pseudoglioma syndrome)。此外，骨硬化蛋白编码基因 *SOST* 的缺失或功能缺失性突变会导致骨硬化症或 Van Buchem 病。与出生后的情况不同，β – catenin 在胚胎期的成骨细胞分化中发挥着不可或缺的作用。胚胎间充质祖细胞中 β – catenin 的缺失阻止了成熟成骨细胞的形成。不依赖 β – catenin 的 WNT 信号也参与成骨细胞谱系的调控。例如，WNT 诱导的 G 蛋白偶联的磷脂酰肌醇信号和蛋白激酶 C δ（PKCδ）激活已被证明通过刺激从 RUNX2$^+$ 到 RUNX2$^+$OSX$^+$ 细胞的发展来促进成骨细胞分化。此外，WNT5A 被认为通过诱导 PPARγ 靶基因的启动子区域抑制性的组蛋白甲基化来促进成骨细胞分化，从而抑制成骨分化。

3. BMP 信号

骨形态发生蛋白(bone morphogenetic protein，BMP)是转化生长因子 β（TGFβ）超家族的成员。BMP 与由Ⅰ型和Ⅱ型丝氨酸/苏氨酸激酶受体的异四聚体组成的受体复合物结合，并通过位点特异性磷酸化激活 SMADs（SMAD1、SMAD5 或 SMAD8）。磷酸化的 SMADs 与其共伴侣 SMAD4 形成复合物，并进入细胞核以调节基因表达。BMP 对于促进成骨分化具有重要作用。肢体间充质中缺少 BMP2 的小鼠在胚胎发生过程中尽管形成了骨骼，但出生后不久就表现出明显的骨密度缺陷，导致无法愈合的频繁骨折。除了在成骨细胞分化中的作用外，BMP 信号传导还调节成熟成骨细胞的功能。成熟成骨细胞中 BMPR1A 的缺失会降低成骨细胞功能，而 Noggin（一种分泌的 BMP 抑制剂）的过表达会导致成骨细胞功能降低和骨量减少。同样，在成熟成骨细胞中缺失 SMAD4 导致成骨细胞功能降低。

4. FGF 信号

FGFs 家族成员参与脊椎动物各种生理功能的调控。大多数 FGFs 通过与细胞表面酪氨酸激酶 FGF 受体（FGFRs；在人类和小鼠中为 FGFR1 – FGFR4）结合而起作用，导致一系列信号蛋白的磷酸化和多种信号通路的激活，包括丝裂原激活的蛋白激酶（MAPK）、磷酸肌醇 3 – 激酶（PI3K）、STAT1 和 PKC。FGFRs 的突变是人类先天性骨骼疾病的主要原因。小鼠的遗传研究表明，在胚胎和出生后阶段，成骨细胞谱系中 FGF 信号的作用多种多样。例如，缺乏 FGF2 的小鼠在成年阶段显示出总骨量减少，这可能是由于前成骨细胞增殖减少和成骨细胞功能降低，而 FGF18 缺失的胚胎尽管正常表达 RUNX2 但表现出成熟成骨细胞形成的缺陷。FGFR1 信号在早期发育阶段促进成骨细胞分化而不影响 RUNX2 表达，但是成熟成骨细胞中的 FGFR1 信号却抑制了其矿化活性，相反 FGFR2 促进前成骨细胞的增殖和成熟成骨细胞的功能。缺乏 FGFR3 的小鼠显示成骨细胞数量增加，但类骨质矿化减少。因此，通过不同受体的 FGF 信号在调节前成骨细胞增殖和成骨细胞分化，以及成熟成骨细胞的活性方面具有不同的作用。

第二节　骨的吸收

破骨细胞是起源于骨髓造血干细胞且经融合形成的多核细胞，紧密附着在骨骼表面，通过分泌酸和蛋白酶降解骨骼。在发育过程中，破骨细胞在包括骨外膜、骨内膜，以及初级和次级骨化中心等所有骨组分中均有表达，从而保持骨骼的正确形状和结构。在健康成人中，破骨细胞的数量要少得多，主要分布在骨内膜和骨小梁表面。在这两种阶段中，破骨细胞的活动与成骨细胞的活动相协调，但方式不同。生长中的骨骼在空间中移动，与骨吸收相比，骨形成发生在不同的位置。相反，在处于骨稳态过程中，由于成骨细胞和破骨细胞的活性相偶联，失效或受损的骨基质被破骨细胞清除，然后成骨细胞在原位进行恢复。

以骨质流失为特征的最常见疾病是骨质疏松症，骨质的全身性减少大大增加了骨折的风险。骨质疏松症是由破骨细胞和成骨细胞功能的不平衡或骨吸收与骨形成的解偶联引起的。在女性中，高转换性骨丢失发生在围绝经期，并且随着年龄的增加，这种转变为低转换状态，更类似于男性中与年龄相关的骨丢失。目前，最广泛使用的骨质疏松症治疗手段是阻断破骨细胞的产生或功能，表明了破骨细胞在疾病发生机制中的重要性。此外，破骨细胞的活性还与自身免疫性疾病（如类风湿性关节炎）和肿瘤的骨转移密切相关，靶向破骨细胞的作用方式对于这些疾病的治疗也有显著的改善作用。

一、破骨细胞的形态特征

破骨细胞具有独特的形态特征，靠近骨基质的一面有许多不规则排列的微绒毛，形成皱褶缘，内侧的细胞质中含有大量的溶酶体和吞噬小体。面向骨的一侧是一个富含伪足小体（podosomes）的膜形结构，称为封闭膜（sealing membrane）。伪足小体富含肌动蛋白，具有黏附和动态调节的能力，当破骨细胞进行骨吸收时，聚集在细胞边缘形成伪足小体带，从而使破骨细胞紧贴于骨表面，皱褶缘与骨基质间形成了具有独特微环境的一个封闭区域，以进行骨吸收，在骨基质被吸收后，骨表面形成骨吸收坑，称为"Howship 陷窝"。破骨细胞中远离骨基质而面向血管一侧的膜呈现出不对称的离子转运蛋白分布。破骨细胞的细胞核通常位于细胞靠近血管的一侧，被稀疏的内质网包围，并且存在大量的高尔基体和微管组织中心，而面向骨基质的一侧，则存在着大量线粒体和溶酶体。这种独特的细胞结构能使破骨细胞进行高效的骨吸收，并且将骨基质的降解产物从吸收区释放到血管中。

二、破骨细胞的形成

包括破骨细胞在内的造血系细胞都起源于骨髓中的造血干细胞，造血干细胞分化后形成具有多向分化能力的祖细胞，进一步发育成谱系限制的祖细胞，从而形成分化的层级结构。骨髓祖细胞在巨噬细胞集落刺激因子（M - CSF）的作用下分化为单核巨噬细胞。M - CSF 是 c - Fms 的配体，通过 M - CSF 的刺激使得单核巨噬细胞高表达 CD11b，并且诱导核因子 κB 受体活化因子（receptor activator of nuclear factor - κB，RANK）的表达，从而形成破骨前体细胞。而 RANK 的配体 RANKL 被发现是破骨细胞形成的核心因素，缺乏 RANKL 的小鼠因无法形成破骨细胞而发生骨硬化症。RANKL 主要来源于骨细胞与成骨细胞。在体外，利用 M - CSF 和 RANKL 能够将单核巨噬细诱导形成破骨细胞，这是应用最为广泛的破骨细胞诱导方法。

（一）RANKL - RANK 信号通路

在 RANK 信号传导的起始步骤中，RANKL 与 RANK 结合导致适配子蛋白如 TRAF6 募集到 RANK 的三聚化细胞质尾部，并快速激活 MAPKs、NF - κB 和激活蛋白 -1（AP -1）。随后的信号传导过程的特征是通过激活的 AP -1 的协调信号传递和共刺激信号介导的细胞内 Ca^{2+} 振荡来放大破骨细胞分化的核心转录因子 NFATc1 的表达。在信号传导的后期，由活化的 NFATc1 转录出促破骨细胞形成的基因来调节破骨细胞的多核化和骨吸收功能。

（二）共刺激信号

除 RANK 信号外，免疫球蛋白样受体 TREM -2 和 OSCAR 也能诱导 NFATc1 的激活。这些免疫受体具有短的细胞质尾部，并分别与含有免疫受体酪氨酸激活基序（ITAM）的适配子 DAP12 或 FcRγ 相结合，与活化的 RANK 共同激活酪氨酸激酶 Tec 和 Btk，进而引起 PLCγ 磷酸化以从内质网释放 Ca^{2+}，Ca^{2+} 可分别通过 CaMK/CREB/c - Fos 信号和钙调神经磷酸酶激活 NFATc -1 的表达。

三、骨的吸收功能

当进行骨吸收时，破骨细胞锚定在骨基质表面，形成一个具有独特环境的封闭区域。基于破骨细胞的独特细胞形态和结构，皱褶缘分为外侧的"融合区"和内部的"吸收区"，融合区可以使来自破骨细胞溶酶体的囊泡与皱褶缘相融合，开放离子转运通道并向隔离微环境中释放溶酶体酶，对骨基质进行吸收；而吸收区内骨吸收产物可以通过胞吞作用进入破骨细胞内，通过顶部的分泌结构域释放到血管中。与皱褶缘融合的囊泡膜上有质子泵和氯离子通道，可以使得 H^+ 和 Cl^- 通过皱褶缘释放到骨吸收区域酸化微环境，溶解以羟基磷灰石为主要成分的骨基质中的无机矿物质。随着无机矿物质被溶解，骨基质中的有机成分显露出来。骨组织中约 95% 的有机成分是 I 型胶原。破骨细胞中释放大量的组织蛋白酶 K 和基质金属蛋白酶到骨吸收区域介导有机质降解。

第三节　骨形成和骨吸收的偶联

骨稳态的维持依赖于骨的重塑。骨重塑是一个过程，其中旧的或受损的骨骼被破骨细胞去除，并用成骨细胞形成的新骨骼代替。这个过程需要成骨细胞和破骨细胞的共同参与，二者不仅独立发挥各自的功能，而且能够相互偶联协同作用。

一、直接接触介导的细胞通信

（一）EFNB2（Ephrin B2）- EPHB4

在骨重塑期间，成骨细胞和破骨细胞通过细胞与细胞的直接接触进行交流。这种相互作用可以由 Ephrin 信号介导，Ephrin 信号对破骨细胞和成骨细胞之间的双向沟通至关重要。Ephrin B2（EFNB2）在破骨细胞的细胞表面表达，与成骨细胞表面分子 EPHB4 结合，通过 EPHB4 介导的 EFNB2 激活启动反向信号（成骨细胞到破骨细胞），并通过阻断促破骨细胞 C‐Fos/NFATc1 级联来抑制破骨细胞分化。在正向信号传导（破骨细胞到成骨细胞）中，EFNB2 介导的 EPHB4 激活促进成骨细胞分化并抑制凋亡。

（二）FAS Ligand（FASL）‐FAS

FAS 是肿瘤坏死因子受体超家族中包含死亡域的成员。FAS 配体 FASL 在表达 FAS 的细胞凋亡的生理调节中起重要作用。成骨细胞中上调 FASL 的表达导致前破骨细胞的凋亡，成骨细胞中 FASL 的条件性敲除增加了破骨细胞的数量和活性，导致骨量减少。

二、成骨细胞调控破骨细胞

（一）M‐CSF

M‐CSF（也称为 CSF1）是一种造血生长因子，促进单核/巨噬细胞的存活、增殖、分化和迁移。M‐CSF 由成骨细胞和骨髓基质细胞分泌，与单核细胞/巨噬细胞表面的同源受体 C‐FMS 结合。M‐CSF 缺乏小鼠在幼年时巨噬细胞和破骨细胞数量减少导致骨硬化症，而在成骨细胞中产生可溶性 M‐CSF 可增加破骨细胞数目并改善骨硬化表型。

（二）RANKL

RANKL 也称为破骨细胞分化因子，属于 TNF 配体超家族成员。RANKL 在成骨细胞、骨细胞、活化的 T 淋巴细胞和淋巴结中高表达。RANKL 与破骨细胞前体表面的受体 RANK 结合，导致破骨细胞分化、融合和激活。缺乏 RANK 或 RANKL 的小鼠均无法产生破骨细胞而是表现为类似的骨硬化表型，表明 RANKL/RANK 信号轴在骨重塑中的重要作用。目前，以 RANKL 为靶点的单克隆抗体 Denosumab 已经应用于骨质疏松症等疾病的临床治疗。

（三）Osteoprotegerin（OPG）

OPG 也被称为破骨细胞生成抑制因子。成骨细胞可以分泌 OPG。OPG 的过表达由于抑制破骨细胞形成而导致严重的骨硬化，而 OPG 缺陷小鼠由于破骨细胞增加而表现为出生后快速的骨质流失和严重的骨质疏松。OPG 被认为是与 RANKL 结合的诱饵受体，通过阻断 RANKL‐RANK 相互作用负调节破骨细胞的分化和激活。

（四）WNT5A 和 WNT16

一种非经典 WNT 配体 WNT5A 在成骨细胞谱系细胞中高表达，并与破骨细胞表面的受体 ROR2 结合。成骨细胞特异性 *Wnt5a* 缺失或破骨细胞特异性 *Ror2* 缺失的小鼠中观察到破骨细胞分化的缺陷。WNT5A 通过激活 JNK 通路上调破骨细胞中的 RANK 表达，从而增强 RANKL 诱导的破骨细胞生成。成骨细胞是 WNT16 的主要来源，*Wnt16* 的缺失会导致皮质骨量的特定减少和皮质孔隙率的增加，以及自发性骨折。WNT16 除了直接抑制 JNK 通路减弱破骨分化以外，还能够上调成骨细胞中 OPG 的表达，进一步抑制破骨细胞的形成。

三、破骨细胞调控成骨细胞

(一)骨基质来源的偶联因子

TGF - β1 是骨基质中最丰富的蛋白质之一,通过调节成骨细胞和破骨细胞参与骨重塑。在骨基质中,TGF - β1 与 LAP 非共价结合,掩蔽 TGF - β1 的受体结合域将其保持在失活状态。TGF - β1 随着骨吸收而从骨基质中释放。活性 TGF - β1 将骨髓间充质细胞招募到吸收表面,并将其分化为成骨细胞。IGF - 1 是沉积在骨基质中的另一种生长因子,与胰岛素样生长因子结合蛋白(IGFBP)结合。从骨基质释放的 IGF - 1 在破骨细胞骨吸收过程中被酸性 pH 激活。骨基质衍生的 IGF - 1 通过激活成骨细胞谱系中的 mTOR 来促进骨生成。

(二)破骨细胞来源的偶联因子

1. Sphingosine 1 Phosphate(S1P)

在破骨细胞中表达的鞘氨醇激酶(SPHK)使鞘氨醇磷酸化以生成鞘氨醇 - 1 - 磷酸(S1P)促进成骨细胞生成。在 RANKL 刺激下,破骨前体细胞中 S1P 的产生增强,并且 S1P 与成骨细胞表面的 S1P 受体结合,导致成骨细胞迁移和存活增加。随后,S1P 活化的成骨细胞上调 RANKL 表达,从而增强破骨细胞生成。

2. Semaphorin 4D(SEMA4D)

SEMA4D 是在破骨细胞中表达的一种轴突引导分子。破骨细胞来源的 SEMA4D 与成骨细胞表面的 Plexin - B1(PLXNB1)结合,抑制成骨细胞分化。缺乏 *Sema4d* 的小鼠显示出高骨量,骨形成活性增加,骨强度增强。

3. Collagen Triple Helix Repeat Containing 1(CTHRC1)

CTHRC1 是一种从成熟破骨细胞释放的可溶性蛋白,靶向基质细胞诱导成骨细胞分化。当成熟破骨细胞接触羟基磷灰石和钙时,*Cthrc1* 表达上调。重组 CTHRC1 可以诱导基质细胞的募集和成骨细胞分化,促进骨形成。破骨细胞特异性的 *Cthrc1* 缺失导致骨量低,骨形成减少。

此外,破骨细胞来源的 Wnt10b 和 BMP6 等因子也能促进骨髓间充质干细胞的成骨分化和矿化。

参 考 文 献

[1]SIMS N A, MARTIN T J. Osteoclasts Provide Coupling Signals to Osteoblast Lineage Cells Through Multiple Mechanisms[J/OL]. Annual Review of Physiology, 2020, 82:507 - 529. DOI:10. 1146/annurev - physiol - 021119 - 034425.

[2]Osteoblast Differentiation at a Glance[EB/OL]. (2016)[2023 - 09 - 04]. https://pubmed. ncbi. nlm. nih. gov/27667570/.

［3］LONG F. Building strong bones：molecular regulation of the osteoblast lineage［J］. Nature Reviews. Molecular Cell Biology，2011，13（1）：27 – 38.

［4］KIM J H，KIM N. Signaling Pathways in Osteoclast Differentiation［J/OL］. Chonnam Medical Journal，2016，52（1）：12 – 17. DOI：10. 4068/cmj. 2016. 52. 1. 12.

［5］KIM J M，LIN C，STAVRE Z，et al. Osteoblast – Osteoclast Communication and Bone Homeostasis［J］. Cell，2020，9（9）：2073.

［6］Osteoclast – derived coupling factors in bone remodeling［EB/OL］. ［2023 – 09 – 04］. https：//pubmed. ncbi. nlm. nih. gov/23700149/.

［7］From Stem Cells to Bone – Forming Cells［Z/OL］. ［2023 – 09 – 04］. https：//pubmed. ncbi. nlm. nih. gov/33924333/.

［8］CHEN Q，SHOU P，ZHENG C，et al. Fate decision of mesenchymal stem cells：adipocytes or osteoblasts？［J］. Cell Death and Differentiation，2016，23（7）：1128 – 1139.

第三章

骨骼的生物力学特性

第一节　骨科生物力学发展简史

希波克拉底(前460—前370)最早将力学运用到骨科学中。他发明了基于轴向牵引和三点矫正原理的矫正装置,用于矫正脊柱弯曲和治疗脊柱疾病,其中包括希波克拉底梯、希波克拉底板和希波克拉底综合装置。

20世纪60年代中期,美国发生了一系列事件,总体上推动了生物力学,特别是骨科生物力学的发展:①首先是ASME出版了由冯元桢教授所编辑的一个论文专题,包括血液中波传播及流体通过多孔锥形弹性管的研究及人体躯干冲击的研究等。②1967年发表在ASME上的一个专题论文集《生物力学——究竟是什么?》,其中有很多与我们今天的骨科学相关。在20世纪70年代之前的众多研究成果对骨科生物力学起到了巨大的推动作用。

被誉为现代生物力学之父的冯元桢教授为生物力学的建立和发展做出了巨大贡献,他发表的文章和撰写的教科书为生物力学作为一门学科发展的广泛性做出了定义。在他的影响下,大量国际性的生物力学期刊、学术组织和会议开始创办。

同一时期,计算机技术逐渐成熟,计算速度、存储容量和运算能力不断提高。这一时期的力学理论主要以自然界和工程技术中可能遇到的复杂介质或系统为对象,建立各种力学模型。它的特点是应用现代计算机和信息技术,与其他基础或技术学科相互结合与渗透。它在骨科中的的应用主要包括:

(1)在软骨中的应用:主要是双相和三相理论对于组织多样性和各向异性的多重假设,以及对于各种有限形变理论的使用。

(2)在骨研究中的应用:Cater和他的学生们建立了骨和软骨原基的有限元分析FEA计算机模型,并对其施加了适当的外部负荷。他们计算了模型中的局部应力值,并从中推测局部将要出现的组织类型。后来有学者在此模型基础上使用不同的分化公式来预测组织分化及过程,都得到了合理的预测结果。

21世纪为我们带来了"力学生物学"概念及相关工具和深刻的思想变革,使我们可以对力学负载下的细胞功能进行研究。例如,在骨的塑形和重建中,研究应力作用下产生的微小裂纹通过何种途径引起破骨细胞骨吸收,以及利用计算机模型预测骨组织在应变下的改变等。

第二节　骨的组成和力学特征

骨组织由细胞、细胞外纤维和有机基质（在这里称为类骨质）组成，基质中的成分为90%的胶原和10%的无定形基质（黏多糖和糖蛋白）。骨胶原属于Ⅰ型胶原，以稳定的分子交联存在。骨的刚度和强度取决于渗透在有机基质中的矿盐，矿物相的主要成分是羟基磷灰石晶体和无定形的磷酸钙。类骨质是成骨细胞分泌的纤维和有机基质，在未钙化前称为类骨质，钙化后为骨质。

骨内细胞包括成骨细胞（骨形成细胞）、破骨细胞（骨吸收细胞）、骨细胞（骨维持细胞）和衬细胞。成骨细胞和破骨细胞实现骨的新陈代谢，骨细胞和衬细胞则永久驻留在骨组织中，通过骨小管系统互相连接。成骨细胞为自身所分泌的细胞外基质包埋，成为骨细胞。在骨形成期间，成骨细胞分泌未矿化的类骨质，羟基磷灰石晶体随后以有序的方式沉淀在类骨质中的胶原纤维周围。虽然类骨质在几天内即可快速达到70%的矿化，但在数月后才能矿化完全。

骨骼由两类骨组织构成：皮质骨和松质骨。将骨组织分成皮质骨和松质骨的依据是骨的相对密度值，即标本的密度与完全致密的皮质骨密度（该密度通常假定为1.8g/cc）的比率。松质骨相对密度值的范围在0.7～0.05，与之对应的孔隙率的范围在30%～90%。但有些特殊情况需要人为区分低密度的皮质骨和高密度的松质骨。

在人的生长和终老的过程中，骨持续不断地进行有规律的代谢，即破骨细胞骨吸收后，随之成骨细胞形成新骨。通过这种过程形成的骨为继发骨，以区别于初次形成的原始骨，即通过软骨内骨化、软骨矿化或直接骨膜下沉积的过程。人类原始骨有三种：环状骨板、编织骨和原始骨单元。

在成人的皮质骨内，骨重建持续不断地改变着其内部结构。这一过程首先由破骨细胞吸收产生纵向的通道，随后成骨细胞在这些管道内表面形成连续的骨板，直至管道腔的直径缩小至单一血管大小。这些环绕在纵向血管周围的呈圆柱状排列的新生板层骨，称为继发骨或哈弗系统。

成年人的正常皮质骨由继发骨单位组成，此骨单位在骨内膜和骨外膜处为环状骨板包围。板层骨由不同层数的骨板组成（每一层有特定的胶原纤维排列方向），骨板大约7μm厚，以薄薄的约0.1μm厚的黏合层隔开。皮质骨在显微结构水平和整体骨水平均具有许多纤维增强复合材料的特征。松质骨的显微结构主要是单个的板状和棒状的骨小梁，主要由成分各异的间质骨组成。松质骨的结构特点与多孔工程泡沫材料极其相似。一般认为松质骨骨小梁的排列方向（主方向）与其承受的最大应力和最小应力相关。松质骨的密度取决于它的承载大小这一观念现已被普遍接受。在松质骨承力较低的区域，骨小梁趋向形成一种开放的棒状网格结构。当负荷增加时，骨小梁壁增厚且铺开，最后形成类似于带孔的板状结构。

第三节 骨生物力学简介

一、应力、应变和弹性模量

骨的力学属性是反映骨质量的重要指标，主要包括结构力学指标（如弹性载荷与最大载荷等）和材料力学指标（如弹性模量及抗压、抗弯强度等），前者受骨几何形状的影响，后者取决于骨的构成成分和微结构。这些指标共同反映骨的内在质量和性能，能够表示骨的强度和抵抗外力的能力。

骨的应力、应变以轴向加载为例定义。当外力施加于任何固态物体时，该物体将发生形变，同时物体内部会产生内力。在任意点所产生的相对形变定义为该点处的应变，内力强度即单位面积上的力（力/面积）定义为该点处的应力，单位为 N/m² 或 Pa。骨所承受的应力有一个最佳范围，过大会导致骨折，过小则引起骨量丢失。

下面介绍一个力学模型：在规则结构上施加单一载荷的理想状态。可采用形态近似规则的标本来确定骨组织的材料力学性能。

下图显示了一个圆柱状棒材，以及它的长度（L）、横截面积（A）和所承载的压力（F）。当压力作用于圆柱状体时，它开始压缩。圆柱体压缩的关系式是：$\Delta L = FL/AE$，其中 E 是弹性模量，用来描述材料是刚性（如钢）或柔性（如橡皮）的系数（图 3-1）。

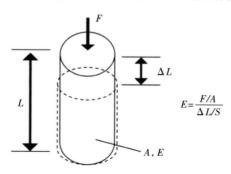

$$E = \frac{F/A}{\Delta L/S}$$

图 3-1 单一载荷下的理想模型

注：弹性模量 $E = \sigma/\varepsilon$，应力 $\sigma = F/A$，应变 $\varepsilon = \Delta L/L$

以长骨为例，当其在载荷作用下发生变形的时候，经计算可以得到一条应力－应变曲线。曲线开始部分为直线，称为弹性区，在此区域内去除载荷后骨的形变能够复原（弹性形变）；在越过屈服点后，进入塑性区，该区域内去除载荷后骨样本会遗留部分形变（塑性形变），造成这种现象的原因是材料内部微观结构破坏。应力－应变曲线直线段的斜率定义为弹性模量（E）或杨氏模量，由于应力单位是兆帕，而应变是无量纲单位，因此弹性模量的单位与应力相同，也为兆帕或千帕，表示材料抗形变的能力（图 3-2）。在应力－应变曲线中，材料屈服时的应力水平称为屈服强度 σ_e（单位：兆帕），材料在最终断裂时对应的应力定义为断裂强度或极限强度 σ_y（单位：兆帕）。应力－应变曲线定义了骨的材料性能（或骨在组织水平的性能），因为标本几何形状的影响被消除了。

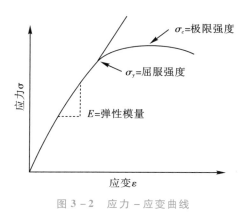

图 3 - 2　应力－应变曲线

二、强度和刚度

一般将单位面积的极限载荷作为强度（导致材料发生破损的载荷为极限载荷），它反映了骨承受负荷的能力。刚度被定义为载荷－变形曲线在弹性区部分的斜率，即载荷/变形。骨的力学性能（强度和刚度）完全是由两个因素决定的：骨组织本身的力学性能和骨小梁的结构（也包括骨密度）。松质骨和皮质骨具有相似的组成成分，但结构有很大差异。皮质骨内有哈弗管，内有血管和神经通过，骨组织呈圆柱状沉积在这些管道的周围。松质骨内没有哈弗管，骨组织呈纵向沉积。

松质骨和皮质骨的力学性能：

1. 皮质骨

皮质骨的力学性能接近于黏弹性材料，其强度和应力－应变特性依赖于作用于其上的应变率。应变率是指单位时间内的应变改变量，用于定量描述皮质骨的变形速度，单位为 1/s。皮质骨的应力－应变也极依赖于其骨结构的排列方向和载荷的方向。有研究证实，皮质骨纵向（即骨单位方向）上的强度和刚度要大于其横向上的强度和刚度。另外，若骨的受力方向垂直于骨单位，则骨以更脆的方式断裂，即屈服后仅发生很小的非弹性变形，因此长骨在轴向上的抗破坏能力强于横向。诸如骨这样的材料，它们的强度和弹性性能与受力方向有关，被称为各向异性材料。皮质骨是一种复杂材料，兼具黏弹性和各向异性，在描述它的力学性能时，必须确定应变率和加载方向。

2. 松质骨

松质骨与皮质骨在物理结构上的主要区别在于其存在大量孔隙，这可通过表观密度的测量来反映（即骨量除以标本的体积，包括矿化骨和骨髓腔的体积）。骨表观密度对压缩时松质骨的应力应变行为有重要影响。松质骨的应力应变性能与可吸收冲击能量的多孔材料相似。松质骨的应力－应变曲线显示，它首先经过一段弹性变化区域，然后屈服，屈服意味着骨小梁开始断裂。屈服后是一小段平台区，其间越来越多的骨小梁断裂，断裂的骨小梁开始填满髓腔。当应变达到大约 0.50 时，大多数的骨髓腔都已经被这些小梁碎片所填满：当松质骨内的空隙都被填满后，在进一步加载时，松质骨模量显著增加。

总的来说，骨的力学性能不仅取决于骨密度，还取决于其他因素，特别是骨组织的结构。皮质骨质地坚硬紧密，具有更高的刚度，受力后变形程度小；松质骨质地疏松，呈海绵状，有更好的缓冲和能量储存能力，即断裂前的应变大一些。

三、结构力学性能的有限元分析

为了推导出复杂几何形状的骨力学性能，可以应用计算机技术进行有限元分析法。利用该技术，复杂的几何形状（称为域）被分割成许多简单形状的子域，称为单元。若域是二维的，则单元通常是三角形或四边形；若域是三维的，则单元通常是四面体或六面体。再将这些简单的形状单元连接起来，通过单元节点和相互的连接性来描述物体的几何形态。在这些信息的基础上，有限元程序可计算出给定的一系列边界条件下物体所发生的变形。边界条件表示物体的负载状况（如作用在物体上的力）和动力约束（如物体的固定位置）。根据物体的材料参数和计算所得的变形量，该程序还能计算出物体内的应力和应变。

有限元分析的基本原理是利用数学方法将连续物体划分为有限个单元，根据单元间节点数及实际承受的节点载荷，对每一单元拟定一个适宜的近似结果，最后将各个单元所建立的关系式加以集成，推导出域总的满足条件，得出最终结果解释。

有限元分析在骨结构力学中的应用有以下两方面：

（1）计算骨在特定受力条件下的应力和应变：根据骨的二维和三维几何形态的测量结果，可生成相应的计算机模型输入至有限元程序中；在加上骨的一些生理性负荷条件后，就可以显示骨组织的应力和应变。

（2）显微有限元分析或称大型有限元分析：即用大量的、形状相同的块状单元表示骨的复杂结构。通过对骨组织力学性能的合理化假设，加上用显微有限元模型表示骨结构，即可利用显微有限元分析法计算出整个骨的力学性能，而显微有限元模型正是基于高分辨率的骨的图像，即力学图像。显微有限元分析的独特优点在于可对标本进行多次失效性测试；显微有限元模型可以用于预测骨的力学能力和对骨折风险的评估等。

第四节　骨力学生物学——骨的改建、重建和适应性

一、骨力学生物学的定义

力学生物学是生物力学新的交叉学科前沿领域，研究生物体的力学信号感受和响应机制，阐明机体的力学过程与生物学过程中的相互关系，研发有疗效的或有诊断意义的新技术，促进生物医学的发展。不同于生物力学，力学生物学的关注点在生物学

上，例如解释不同应力作用下，骨的形态学变化的原因。

二、骨的改建

在骨化以后，骨的分化仍继续在组织内进行，成骨细胞和破骨细胞造就了皮质骨和松质骨的微观结构。这种结构塑型和生长被称为骨改建。骨小梁沿外力方向的排列方式，表明力学因素也影响骨改建过程，最终骨小梁以最小的重量实现最优化的结构和最大的强度。骨改建和骨的适应性相关，即骨会适应其力学功能的要求来调整骨量和结构。例如在骨成熟后，骨改建仍会因体力活动的变化而进行，运动将使骨量增加，而不活动则会减少骨量。此外，人工植入的材料也会影响骨改建进程，由于局部力学环境的变化，可能在其周围会出现骨量减少或因应力集中导致局部骨质增生。

三、骨的重建

骨的重建发生在组织成熟后，在骨的同一部位，破骨细胞和成骨细胞相继进行骨吸收和骨形成以实现骨的更新和代谢，是骨修复的一种方式。骨重建的目的在于去除微裂纹和微损伤，即修复作用。微裂纹可导致骨细胞的凋亡并吸引破骨细胞的趋化。对此有两种假设：

（1）由于衬细胞与骨细胞网之间的联系因机械损伤或缺乏机械"泵"而受阻，由此引发破骨细胞募集信号。

（2）骨基质中的微损伤或骨细胞自身的损伤，诱导骨细胞或衬细胞募集破骨细胞。微损伤、骨细胞凋亡和随后的骨吸收，这三者之间确实存在相关性。

微裂纹是由于骨组织在反复承载时的疲劳引起的。在健康骨组织中包含相当数量的微裂纹，这些微裂纹通过骨重建修复。因此，在任何时候微裂纹的数量取决于微裂纹的形成速度和骨重建的速度，该过程一般处于平衡状态。当骨的机械负荷增大，微裂纹积聚起来最终引发骨折。负荷增大的方式有两种：一种是施加于骨的外力急剧增大（如跌倒或高能量碰撞），损伤快速积聚起来，没有修复时间，即刻发生骨折；另一种外力的大小一直在生理负荷范围内，但作用频率大大加快，最终发生骨的疲劳性骨折。典型例子是新兵或运动员身上的应力性骨折。

骨重建过程首先是静止的骨表面出现破骨细胞（由血液中的单核细胞融合而成的多核细胞），它们附着在骨组织基质上，在骨与破骨细胞的交界处形成有褶皱的边界，如同"封条"包绕这个区域，构成一个独立的微环境，并且分解骨的有机成分和无机成分。当骨的吸收过程刚停止，成骨细胞即在同一区域出现，它们来自骨髓、骨膜和软组织中的间充质干细胞，它们分泌类骨质，并通过矿化类骨质形成新骨。一部分成骨细胞被类骨质基质所包绕，成为骨细胞。另一部分则继续合成骨，直至转化为静止的衬细胞，将新骨表面完全覆盖。这些衬细胞通过骨小管与骨基质中的骨细胞高度互联。

四、骨力学适应性的实验与计算机模拟研究

要想了解力学刺激是如何产生生物学信号并使细胞分化或组织适应的，我们必须

先理解相关的刺激信号、信号的传导通路和反应过程。将实验和理论分析结合起来是理解骨骼力学适应性的关键。

已有许多实验模型来研究骨的适应性。增加负荷的方法包括运动、截骨或利用载荷可控制的装置。减少负荷则通过支具固定、神经切除术、后肢悬吊或空间飞行方法实现。在过去的几个世纪中，体内实验已发现了一些共识，如骨适应循环负荷，而不是静止负荷；适应结果主要是改变皮质骨的骨量而非质量。

为了更好地确定研究骨适应性时的力学刺激，非侵入性的实验模型近年来得到了发展，它能控制对皮质骨干的刺激。如 Lanyon 尺骨压缩模型和 Turner 胫骨四点弯曲，这两种模型可施加动态载荷，并且载荷大小、速度、循环次数和时间均可调。这些非侵入性的模型，结合功能不断强大的计算机技术，将能系统地评估力学载荷参数，以了解成骨刺激与通路的本质特征。

第五节　骨系细胞的力学感受和结构基础

骨骼支撑身体的运动，因此会持续受到多种环境应力的影响。长期运动可显著增加骨骼密度和强度，反之，长期卧床则大大减少骨骼上的机械应力，从而导致失用性骨质疏松症。外力刺激如何被骨系细胞感知和传导，进而引起骨重塑是现代骨骼力学生物学研究的主要内容之一。

一、力学敏感性细胞

骨骼由大约 10% 的细胞、60% 的矿物质和 30% 的有机物质组成。这种成分可以有效地保持骨骼的力学性能。骨细胞占成年骨系细胞的 85%～90%，这些骨细胞通过其胞体、树突和纤毛感知机械刺激，然后通过细胞树突和分泌蛋白（自分泌和旁分泌）的方式传递信号。骨细胞敲除小鼠已被证明对卸载诱导的骨丢失具有抵抗力，这为骨细胞在机械传导中的作用提供了有力证据。

多种机械力可调控骨髓间充质干细胞（BMSCs）的增殖和分化。机械力诱导成骨细胞骨架、细胞和细胞核的形态及体积发生实质性变化。振荡的流体刺激导致 BMSCs 中特定的基因表达，其方式取决于剪切力的大小、频率和持续时间。短期流体流动刺激在成骨诱导早期促进 COX2、OPN 和 RUNX2 的表达，而长期刺激在诱导晚期增加胶原和基质的形成。

破骨细胞也是机械敏感性细胞。据报道，流体剪切力会影响破骨细胞的形态和基因表达，并在不影响其生存能力的情况下抑制其分化。离子通道的研究也为破骨细胞的机械敏感性提供了证据。最近一项研究表明，流体流动产生的机械刺激可以增强或抑制造血祖细胞来源的破骨细胞的形成，其方式取决于剪切应力速率、幅度和持续时间。这些观察表明破骨细胞及其祖细胞可以对骨龛中的特定机械应力做出反应。综上所述，骨骼具有多种机械敏感性细胞群。这些细胞对机械刺激的反应会对骨骼系统产生显著影响。

二、力学敏感结构

机械感受器可以感知各种外部和内部机械力。外部力学信号的检测需要机械感受器与外部环境直接接触或感测中间介质变化，例如由压力和剪切力引起的细胞膜的变化。各种细胞表面蛋白或膜结构，包括整合素、离子通道、连接子、G 蛋白偶联受体和初级纤毛，被认为是潜在的机械敏感性结构。这些结构具有一些共同特征：①这些结构可以直接感应单个或多个机械力；②机械力可以调节结构的构象或活性，以激活下游信号通路并调控细胞行为。

（一）细胞外基质形成机械生态位

骨细胞的命运和功能由其生态位的物理和化学性质决定。生态位是一种三维结构，由细胞外基质（ECM）成分及其包围和连接的细胞组成。ECM 本身由胶原蛋白、纤维连接蛋白、弹性蛋白、层粘连蛋白、糖胺聚糖和糖蛋白组成，为细胞提供了三维拓扑环境、可变刚度和各种信号分子。ECM 的机械特性强烈影响 BMSC、骨细胞、破骨细胞等骨系细胞的行为。骨细胞参与 ECM 的发育和维持，它们嵌入在连续的基质中，并在钙化基质和细胞膜之间保持 50 ~ 80nm 的流体填充间隙；这种间隙对于输送营养物质和氧气以及产生机械信号至关重要。F - actin 既是机械感应的元件，也是机械转导的效应器，是 YAP 和 TAZ 的主要调控因子。这两种转录调控因子可以对广泛的机械刺激做出响应，在细胞外基质和基质内的细胞之间连接机械信号。

（二）黏着斑

位于 ECM - 整合素连接处的焦点接触形成细胞和 ECM 之间的直接机械连接。这些结构允许信号从外部基质转移到细胞骨架，并促进细胞黏附、扩散和迁移。焦点接触由多种蛋白质组成，包括整合素（integrins）、钙黏蛋白（cadherins）、黏着斑激酶（FAK），以及其他一些 ECM 和细胞骨架蛋白。它们参与机械敏感信号通路且在骨骼稳态中具有重要作用。整合素是由 α 和 β 亚基组成的异二聚体跨膜受体，这些分子在功能上将 ECM 连接到细胞骨架，从而将机械刺激从细胞外环境转移到内部细胞成分。不同的整合素异二聚体对 ECM、纤连蛋白、胶原蛋白和层粘连蛋白等配体具有特定的亲和力。FAK 是整合细胞外刺激与细胞内活动的主要蛋白质。FAK 可以感知细胞内部或外部产生的机械力，FAK 的失活会导致小鼠发育形态缺陷。这些研究揭示了 FAK 作为骨骼力学生物学核心枢纽的重要性。

（三）连接子（Connexons）和 Cx43

作为细胞间通道，间隙连接促进细胞间的信号转导，允许小分子（分子量小于1kDa）和电流响应细胞外刺激在相邻细胞之间被动扩散。普通的缝隙连接由两个对接的六边形连接子组成，这两个连接子都由六个连接蛋白分子组成。在人类和啮齿类动物中发现了 20 多种具有不同表达模式和性质的连接蛋白。多种连接蛋白在骨细胞中表达，连接蛋白43（Cx43）是成骨细胞、骨细胞和破骨细胞中表达最丰富的亚型之一。机械拉伸可以增加磷酸化 Cx43 的丰度，而不改变其在成骨样细胞（ROS17/2.8 细胞系）中的 mRNA 表达水平。目前认为 Cx43 可能参与机械敏感信号通路并在细胞之间传递机械信号以在加载或卸载条件下维持骨稳态。

（四）GPCR

除了典型的黏着斑和纤毛外，G 蛋白偶联受体（GPCR）也被认为是各种生理和病理条件下的机械敏感性结构。只有特定的 GPCR 才能感知机械力。例如，血管紧张素 Ⅱ 受体 1 型（AGTR1）可以感应机械力以介导肌源性血管收缩，而缓激肽受体 B2（BDKRB2）可以感应内皮细胞中的 FSS。GPCR 对于骨骼细胞响应周围刺激的生存和增殖至关重要，这些研究突出了它们在机械敏感性方面的重要性，以及在化学补偿和信号转导中的作用。

（五）纤毛

纤毛是一种基于微管的类似触角的感觉细胞器，对传递细胞外机械和化学信号至关重要。它从母体中心粒生长，并从许多脊椎动物组织（如骨骼、神经系统、软骨和心血管组织）的细胞表面突出。微管形成纤毛的核心，也称为轴丝。纤毛突出到细胞外空间，使用独特的机制来感知周围的机械环境。初级纤毛是骨细胞中一种潜在的重要机械敏感结构，可以感知流体剪切力并介导骨细胞的机械传导。纤毛的形成与骨细胞的机械敏感性呈正相关；随着纤毛长度的增加，骨细胞释放的 NO 和 ATP 也增加。从骨细胞中消除原发纤毛也减弱了微重力条件下的骨形成。原发纤毛的重建可能是防止微重力导致骨丢失的潜在策略之一。

（六）离子通道

2010 年，Coste 等人在小鼠神经母细胞瘤细胞系中使用 RNA 干扰谱鉴定了显著的机械敏感性阳离子 PIEZO 通道（PIEZO1/2）。尽管 PIEZO1 蛋白与其同系物 PIEZO2 仅具有 42% 的序列同源性，但它们具有相似的结构，即三叶螺旋桨状三聚体，细胞外帽状结构嵌入中心，胞内束连接中心孔。在脊椎动物中，PIEZO1 的丢失是致命的，在胚胎发育过程中会导致血管畸形。PIEZO1 在平滑肌中的条件性丢失导致小鼠高血压依赖性动脉重塑功能障碍。骨骼对机械力非常敏感，PIEZO 蛋白因其在骨骼机械反应中的潜在作用而受到越来越多的关注。在软骨细胞中，PIEZO1 和 PIEZO2 可以调控损伤性骨关节炎，另外 PIEZO1 也在成骨细胞谱系中不可或缺。骨质疏松症患者表现出 PIEZO1 蛋白水平的降低，条件性敲除成骨细胞谱系细胞中的 *PIEZO1* 通过抑制 *RUNX2*、*COL1* 和 *OCN* 表达来破坏成骨作用。在成骨细胞中，PIEZO1/2 激活 Ca^{2+} 内流以刺激钙调磷酸酶，促进 NFATc1、YAP1 和 β-catenin 转录因子响应机械力的协同激活。

瞬时受体电位（TRP）多基因超家族编码另一组在骨机械感觉中很重要的离子通道。TRP 通道是一系列非选择性阳离子通道，由完整的膜蛋白组成，可以渗透钙离子和镁离子。这个超家族可以分为 7 个亚群，它们对机械力等不同的刺激做出反应。其中，TRPV4 通过调节骨基质矿化和皮质内孔隙度，可作为骨代谢的调节器、骨强度的决定因素和骨折的潜在风险预测因子。TRPV4 可以感知软骨细胞、骨细胞、上皮细胞和内皮细胞受到的机械力刺激。识别不同类型和强度的机械应力刺激对细胞力学信号传递非常重要。高强度机械输入主要由 PIEZO1 和 PIEZO2 通道介导，而低强度机械输入则由 TRPV4 介导。

参 考 文 献

[1] LACROIX D, PRENDERGAST P J. A mechano – regulation model for tissue differentiation during fracture healing: analysis of gap size and loading[J/OL]. Journal of Biomechanics, 2002, 35(9): 1163 – 1171. DOI: 10. 1016/s0021 – 9290(02)00086 – 6.

[2] CLAES L E, HEIGELE C A. Magnitudes of local stress and strain along bony surfaces predict the course and type of fracture healing[J]. Journal of Biomechanics, 1999, 32(3): 255 – 266.

[3] NIEBUR G L, FELDSTEIN M J, YUEN J C, et al. High – resolution finite element models with tissue strength asymmetry accurately predict failure of trabecular bone[J]. Journal of Biomechanics, 2000, 33 (12): 1575 – 1583.

[4] 安兵兵, 张东升. 皮质骨各向异性的疲劳裂纹扩展行为研究[J]. 医用生物力学, 2009, 24(S1): 139 – 139.

[5] 何玲. 基于正交各向异性分析的皮质骨钻削的仿真与实验研究[D]. 天津: 天津理工大学, 2016.

[6] RHO J Y, ASHMAN R B, TURNER C H. Young's modulus of trabecular and cortical bone material: ultrasonic and microtensile measurements[J]. Journal of Biomechanics, 1993, 26(2): 111 – 119.

[7] 熊恒恒, 聂伟志. 三维有限元分析对骨关节和相关软组织损伤时应力状态的精准模拟[J]. 中国组织工程研究, 2022, 26(36): 5875 – 5880

[8] 姚远, 俞永伟, 王家伟, 等. 有限元分析在骨支架设计中的应用[J]. 机械设计与制造, 2011, 246(08): 57 – 59.

[9] 尚鹏, 于力牛, 王成焘. 骨改建及其数字仿真的研究进展[J]. 北京生物医学工程, 2002(04): 286 – 289.

[10] NOBLE B S, STEVENS H, LOVERIDGE N, et al. Identification of apoptotic changes in osteocytes in normal and pathological human bone[J]. Bone, 1997, 20(3): 273 – 282.

[11] VERBORGT O, GIBSON G J, SCHAFFLER M B. Loss of osteocyte integrity in association with microdamage and bone remodeling after fatigue in vivo[J]. Journal of Bone and Mineral Research: The Official Journal of the American Society for Bone and Mineral Research, 2000, 15(1): 60 – 67.

[12] ZIOUPOS P. Accumulation of in – vivo fatigue microdamage and its relation to biomechanical properties in ageing human cortical bone[J]. Journal of Microscopy, 2001, 201(Pt 2): 270 – 278.

[13] LAPPE J M, STEGMAN M R, RECKER R R. The impact of lifestyle factors on stress fractures in female Army recruits[J]. Osteoporosis international, 2001, 12(1): 35 – 42.

[14] TAKATA S, YASUI N. Disuse osteoporosis[J]. The Journal of Medical Investigation, 2001, 48(3 – 4): 147 – 156.

[15] SALMON C R, TOMAZELA D M, RUIZ K G S, et al. Proteomic analysis of human dental cementum and alveolar bone[J]. Journal of Proteomics, 2013, 91: 544 – 555.

[16] KLEIN – NULEND J, BAKKER A D, BACABAC R G, et al. Mechanosensation and transduction in osteocytes[J]. Bone, 2013, 54(2): 182 – 190.

[17] YOU L, TEMIYASATHIT S, LEE P, et al. Osteocytes as mechanosensors in the inhibition of bone resorption due to mechanical loading[J]. Bone, 2008, 42(1): 172 – 179.

[18] TATSUMI S, ISHII K, AMIZUKA N, et al. Targeted ablation of osteocytes induces osteoporosis with defective mechanotransduction[J]. Cell Metabolism, 2007, 5(6): 464 – 475.

[19] LI Y J, BATRA N N, YOU L, et al. Oscillatory fluid flow affects human marrow stromal cell proliferation and differentiation[J]. Journal of Orthopaedic Research: Official Publication of the Orthopaedic Research Society, 2004, 22(6): 1283 – 1289.

[20] JIA X, SU H, CHEN X, et al. A critical role of the KCa3.1 channel in mechanical stretch – induced proliferation of rat bone marrow – derived mesenchymal stem cells[J]. J Cell Mol Med, 2020, 24(6): 3739 – 3744.

[21] JIN J, JASPERS R T, WU G, et al. Shear Stress Modulates Osteoblast Cell and Nucleus Morphology and Volume[J]. International Journal of Molecular Sciences, 2020, 21(21): 8361.

[22] STAVENSCHI E, LABOUR M N, HOEY D A. Oscillatory fluid flow induces the osteogenic lineage commitment of mesenchymal stem cells: The effect of shear stress magnitude, frequency, and duration[J]. J Biomech, 2017(55): 99 – 106.

[23] GUO D, ZHANG Q, LI J, et al. Fluid shear stress changes cell morphology and regulates the expression of ATP6V1A and TCIRG1 mRNA in rat osteoclasts[J]. Mol Med Rep, 2010, 3(1): 173 – 8.

[24] BRATENGEIER C, LISZKA A, HOFFMAN J, et al. High shear stress amplitude in combination with prolonged stimulus duration determine induction of osteoclast formation by hematopoietic progenitor cells [J]. FASEB J, 2020, 34(3): 3755 – 3772.

[25] ARAGONA M, PANCIERA T, MANFRIN A, et al. A mechanical checkpoint controls multicellular growth through YAP/TAZ regulation by actin – processing factors[J]. Cell, 2013, 154(5): 1047 – 1059.

[26] COOPER J, GIANCOTTI F G. Integrin Signaling in Cancer: Mechanotransduction, Stemness, Epithelial Plasticity, and Therapeutic Resistance[J]. Cancer Cell, 2019, 35(3): 347 – 367.

[27] ZIAMBARAS K, LECANDA F, STEINBERG TH, et al. Cyclic stretch enhances gap junctional communication between osteoblastic cells[J]. J Bone Miner Res, 1998, 13(2): 218 – 228.

[28] CHACHISVILIS M, ZHANG Y L, FRANGOS J A. G protein – coupled receptors sense fluid shear stress in endothelial cells[J]. Proc Natl Acad Sci USA, 2006, 103(42): 15463 – 15468.

[29] XIAO Z S, QUARLES L D. Role of the polycytin – primary cilia complex in bone development and mechanosensing[J]. Ann N Y Acad Sci, 2010, 1192(1): 410 – 421.

[30] DING D, YANG X, LUAN H Q, et al. Pharmacological Regulation of Primary Cilium Formation Affects the Mechanosensitivity of Osteocytes[J]. Calcif Tissue Int, 2020, 107(6): 625 – 635.

[31] LI J, HOU B, MURAKI K. et al. Piezo1 integration of vascular architecture with physiological force [J]. Nature, 2014, 515(7526): 279 – 282.

[32] NILIUS B, OWSIANIK G. The transient receptor potential family of ion channels[J]. Genome Biol, 2011, 12(3): 218.

[33] DU G, LI L, ZHANG X, et al. Roles of TRPV4 and piezo channels in stretch – evoked Ca^{2+} response in chondrocytes[J]. Exp Biol Med (Maywood), 2020, 245(3): 180 – 189.

第四章

骨骼的放射影像学

第一节 X 线 检 查

一、X 线的产生

1895 年，德国科学家伦琴偶然发现了一种具有很高能量，肉眼不可见，但能穿透不同物质、能使荧光物质发光的射线，他称之为 X 线。

1. X 线的产生

X 线是由高速运行的电子群撞击物质突然受阻时产生的。

2. X 线发生装置

X 线发生装置主要包括 X 线球管、变压器和控制器三部分。

3. X 线的发生过程

由降压变压器向 X 线球管灯丝供电加热，在阴极附近产生自由电子，当升压变压器向 X 线球管两极提供高电压时，阴极与阳极间的电势差陡增，自由电子受到吸引，成束以高速由阴极向阳极移动，撞击阳极靶而发生能量转换，其中约 1% 的能量转换成 X 线，由 X 线球管窗口发射，其余 99% 以上的能量转换为热能，由散热设施散发。

二、X 线的特性

X 线是一种波长很短的电磁波，主要效应如下：

1. 物理效应

物理效应体现为穿透性（penetrativity）、荧光作用（fluorescence）、热作用，以及干涉、衍射、反射、折射和电离作用（ionization）。X 线能够穿透可见光不能穿透的物体，在穿透过程中有一定程度的吸收即衰减，其穿透力与 X 线管电压和被照物体的密度和厚度有关。X 线的荧光作用指激发荧光物质，使波长短的 X 线转换为波长较长的可见荧光。X 线通过任何物质被吸收时都可产生电离作用，电离程度与物质所吸收 X 线的量成正比。

2. 化学效应

化学效应包括感光作用（photosensitization）、着色作用。感光作用指涂有溴化银的胶片经 X 线照射后感光而产生潜影，经显定影处理，感光的溴化银离子（Ag⁺）被还原为金属银（Ag），并沉淀于胶片的胶膜内，在胶片上呈黑色。而未感光的溴化银在定影及冲洗过程中，从 X 线胶片上被洗掉，显出胶片片基的透明本色。由于金属银沉淀的不同，即产生黑白不同的影像。

3. 生物效应（biological effect）

生物细胞在一定量的 X 线照射下，可产生抑制、损伤，甚至坏死。X 线的生物效应是放射治疗学的基础，也是进行 X 线检查时需要注意防护的原因。

三、X 线成像原理

X 线能使人体在荧光屏上或胶片上形成影像，一方面是基于 X 线的穿透性、荧光作用和感光作用，其中荧光作用是 X 线透视的基础，感光作用是 X 线摄影的基础；另一方面是基于人体组织结构之间有密度和厚度的差别。当 X 线透过人体不同组织结构时，被吸收的程度不同，到达荧光屏或胶片上的 X 线量出现差异，从而在荧光屏或 X 线片上形成黑白对比不同的影像。

形成 X 线影像的三个必备基本条件：①X 线要具备一定的穿透力。②被穿透的组织结构必须存在密度和厚度的差异，从而导致穿透物质后剩余 X 线量的差别。③有差别的剩余 X 线量，仍为不可见的，必须经过载体显像的过程才能获得有黑白对比、层次差异的 X 线影像。

人体组织结构和器官的密度和厚度的差别是产生影像对比的基础，是 X 线成像的基本条件。不同的人体组织结构，根据其密度的高低及其对 X 线吸收的不同可分为三类。①高密度影像：见于骨骼或钙化，密度大，吸收 X 线量多，X 线片上显示为白色。②中密度影像：见于皮肤、肌肉、实质器官、结缔组织、内脏及体液等，密度中等，X 线片上显示为灰白色。③低密度影像：见于脂肪及气体，密度低，在 X 线片上分别显示为灰黑色和深黑色。

四、X 线检查中的防护

X 线穿透人体将产生一定的生物效应，过量照射时，就会产生放射反应甚至放射损害，因此必须重视 X 线的防护，保护工作人员和患者的健康。

放射防护的方法和措施有以下几个方面。①技术方面：应采取时间防护、距离防护和屏蔽防护的原则。②患者方面：应选择恰当的 X 线检查方法，不能一次大剂量或经常照射，在投照时，应当注意照射范围和照射条件，对性腺等敏感器官，应用铅橡皮加以遮盖。③放射工作人员方面：应认真执行国家有关放射防护卫生标准的规定，采取必要的防护措施，正确进行 X 线检查的操作，定期进行剂量监测和身体检查。

五、儿童期骨关节的 X 线表现特点

儿童期骨、关节尚处在发育阶段，具有与成人不同的特点：
（1）骨干：表现与成人相似，但较成人细小，随年龄的增长而逐渐增大。

（2）干骺端（metaphysis）：为骨干增宽的端部，主要由骨松质组成，是骨骼生长最活跃的部位。X线平片表现为互相连接而交叉成海绵状的条状阴影。干骺端骺侧可见一条不规则致密线，为先期钙化带（provisional zone of calcification），由钙化的软骨基质和初级骨小梁组成。

（3）骨骺（epiphysis）：位于长骨两端或突出部，开始多为软骨，即骺软骨（epiphyseal cartilage），X线平片上不显影。儿童发育期，四肢长骨/短骨的骺软骨中心出现二次骨化中心（secondary ossification center），X线表现为小点状致密影，随年龄增长，二次骨化中心逐渐增大形成骨松质，边缘也逐渐变光整，最后与骨干愈合。

（4）骨骺板（epiphyseal plate）和骨骺线（epiphyseal line）为干骺端与骨骺间的软骨投影。儿童期呈透明带，称为骨骺板，随年龄的增长逐渐变窄呈透亮线，称为骨骺线，最终消失。

（5）关节间隙：儿童骺软骨未完全骨化而较厚，因此关节间隙较成人宽（图4-1）。

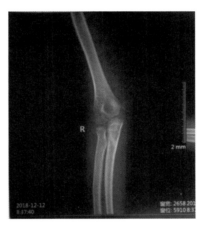

图4-1　儿童肘关节X线片

六、儿童期进行X线检查注意事项

限制拍X线片，尽量减少X线片拍照次数以降低接触放射线。胸部X线检查的危害约等于抽1.4支香烟。尽管危险小，还是应争取尽可能减少接触。为此应遵照以下原则：

（1）骨盆片：如有可能，拍X线片时应遮盖性腺。

（2）先确定拍照范围：如怀疑脊柱滑脱，只拍腰骶关节范围侧位片即可显示，可能不需要拍正位和斜位片。

（3）单一X线片：一般足够用，例如骨盆正位片多可诊断婴幼儿髋关节发育不良。

（4）站立拍片：下肢和脊柱X线片需持站立位。这种规范化的拍照在需要转诊时可减少重复拍片。

（5）会诊决定拍X线片检查：建议初诊医生若认为需要会诊则让会诊医生开X线片申请单。建议患儿家长随身携带旧片去会诊。

（6）只在可能改变治疗时拍片复查：如腕骨骨折 3 周时拍片复查常无效。

（7）避免常规拍对侧 X 线片用于对照。

七、X 线片阅读错误

避免 X 线片阅读错误的建议如下：

（1）从软组织开始按标准化次序阅读。

（2）关注可疑病变前注意 X 线片影像的边缘。

（3）如果 X 线片和查体不一致，可加拍 X 线片检查。例如，若患儿有不明原因的肘部肿胀而正侧位 X 线片无异常，拍肘关节斜位片常可显示骨折。

（4）注意发生在某些情况的假阴性的研究，诸如早期骨髓炎和新生儿的化脓性关节炎或髋关节发育不良。

（5）骨化变异经常引起误导。足的副骨易与骨折混淆，股骨外髁的骨化不规则可被错认为剥脱性骨软骨炎。

第二节　CT 扫 描

计算机体层成像（computed tomography，CT）由 Hounsfield 于 1969 年设计成功。与传统 X 线成像相比，CT 图像是真正的断面图像，它显示的是人体某个断面的组织密度分布图。其图像清晰、密度分辨率高、无断面以外组织结构干扰，因而显著扩大了人体的检查范围，提高了病变的检出率和诊断准确率，大大促进了医学影像学的发展。

一、基本原理

CT 是用 X 线束对人体检查部位一定厚度的层面进行扫描，由探测器接收该层面上各个不同方向的人体组织对 X 线的衰减值，经模/数转换输入计算机，通过计算机处理后得到扫描断面的组织衰减系数的数字矩阵，再将矩阵内的数值通过数/模转换，用黑白不同的灰度等级在荧光屏上显示出来，即构成 CT 图像。

根据检查部位的组织成分和密度差异，CT 图像重建要使用合适的数学演算方式，常用的有标准演算法、软组织演算法和骨演算法等。图像演算方式选择不当会降低图像的分辨率。

二、基本概念

（一）体素和像素

CT 图像是假定将人体某一部位有一定厚度的层面分成按矩阵排列的若干个小的立方体，即基本单元，以一个 CT 值综合代表每个单元内的物质密度，这些小单元即称为体素（voxel）。同样，与体素相对应，一幅 CT 图像是由许多按矩阵排列的小单元组成，这些组成图像的基本单元被称为像素（pixel）。像素实际上是体素在成像时的表现，像素越小，图像的分辨率越高。

（二）矩阵

矩阵（matrix）表示一个横成行、纵成列的数字阵列，将受检层面分割为若干小立方体，这些小立方体即为像素。当图像面积为一固定值时，像素尺寸越小，组成 CT 图像的矩阵越大，图像的清晰度就越高。

（三）空间分辨率

空间分辨率（spatial resolution）又称高对比度分辨率，在保证一定的密度差前提下，显示待分辨组织几何形态的能力。CT 图像的空间分辨率不如 X 线图像高。

（四）密度分辨率

密度分辨率（density resolution）是指能分辨两种组织之间最小密度差异的能力。CT 的密度分辨率比普通 X 线高 10～20 倍。

（五）CT 值

体素的相对 X 线衰减度（即该体素组织对 X 线的吸收系数），表现为相应像素的 CT 值，单位为亨氏单位（Hounsfield Unit，Hu）。规定以水的 CT 值为 0 Hu，骨皮质最高，为 1000 Hu，空气最低，为 – 1000 Hu，人体中密度不同的各种组织的 CT 值则居于 – 1000～＋ 1000Hu 的 2000 个分度之间。

（六）窗宽与窗位

人体组织 CT 值范围有 2000 个分度，但人眼一般仅能分辨 16 个灰阶。

窗宽（window width）指图像上 16 个灰阶所包括的 CT 值范围，在此 CT 值范围内的组织均以不同的模拟灰度显示，CT 值高于此范围的组织均显示为白色，而 CT 值低于此范围的组织均显示为黑色。窗宽的大小直接影响图像的对比度，加大窗宽图像层次增多，组织对比减少，缩窄窗宽图像层次减少，对比增加。

窗位（window level）又称窗中心（window center），为窗的中心位置，一般应选择欲观察组织的 CT 值为中心。窗位的高低影响图像的亮度，提高窗位图像变黑，降低窗位则图像变白。

总之，要获得较清晰且能满足诊断要求的 CT 图像，必须选用合适的窗宽、窗位。

（七）伪影

伪影（artifact）是指在扫描或信息处理过程中，由于某一种或几种原因而出现的人体本身并不存在而图像中却显示出来的各种不同类型的影像，主要包括运动伪影、高密度（硬化）伪影和机器故障伪影等。伪影影响图像质量，扫描时如出现应查明原因、尽量避免，诊断时应注意与病变相鉴别。

（八）部分容积效应

在同一扫描层面内含有两种以上不同密度的物质时，所测 CT 值是它们的平均值，不能如实反映其中任何一种物质的 CT 值，这种现象称为部分容积效应（partial volume effect）。在 CT 扫描中，凡小于层厚的病变，其 CT 值受层厚内其他组织的影响，所测出的 CT 值不能代表病变的真正 CT 值：如在高密度组织中较小的低密度病灶，其 CT 值偏高；反之，在低密度组织中较小的高密度病灶，其 CT 值偏低。

三、CT 检查技术

（一）平扫

平扫（plain CT scan, non-contrast scan）又称为普通扫描或非增强扫描，是指不用对比剂增强或造影的扫描。扫描方位多采用横断层面，检查颅脑以及头面部病变有时可加用冠状层面扫描。

（二）增强扫描

增强扫描（enhancement scan）指血管内注射对比剂后再行扫描的方法。目的是提高病变组织同正常组织的密度差，以显示平扫上未被显示或显示不清的病变，通过病变有无强化及强化类型，有助于病变的定性。根据注射对比剂后扫描方法的不同，可分为常规增强扫描、动态 CT 增强扫描（dynamic CT enhancement scan）、延迟增强扫描、双期或多期增强扫描等方式。动态增强扫描指注射对比剂后对某一选定层面或区域在一定时间范围内进行连续多期扫描（常用三期扫描，即动脉期、静脉期和实质期），主要用于了解组织、器官或病变部位的血液供应状况。

（三）CT 造影

CT 造影是指对某一器官或结构进行造影再行扫描的方法，它能更好地显示结构和发现病变。分为 CT 血管造影和 CT 非血管造影两种。常用的如 CT 动脉性门静脉造影和 CT 椎管造影（CT myelography，CTM）等。CT 血管造影（CT angiography，CTA）采用静脉推注的方式注入含碘对比剂 80~100ml，当对比剂流经靶区血管时，利用多层螺旋 CT 进行快速连续扫描再经多平面及三维 CT 重组获得血管成像的一种方法，其最大优势是快速、无创，可多平面、多方位、多角度显示动脉系统、静脉系统，观察血管管腔、管壁及病变与血管的关系。CT 椎管造影指在椎管脊髓蛛网膜下腔内注射非离子型水溶性碘对比剂 5~10ml 后，让患者翻动体位，使对比剂混匀后，再行 CT 扫描，以显示椎管内病变。CT 关节造影指在关节内注入气体（如空气、CO_2 或不透 X 线的对比剂后，进行 CT 扫描，可更清晰地观察关节的解剖结构，如关节骨端、关节软骨、关节内结构及关节囊等。

（四）CT 引导下穿刺活检

CT 引导下穿刺活检主要用于定性诊断。

第三节　磁共振成像

一、基本原理

磁共振成像（magnetic resonance imaging，MRI）检查技术是在物理学领域发现磁共振现象的基础上，于 20 世纪 70 年代继 CT 之后，借助电子计算机技术和图像重建数学的进展与成果而发展起来的一种新型医学影像检查技术。

MRI 是通过对静磁场中的人体施加某种特定频率的射频(radiofrequency，RF)脉冲，使人体组织中的氢质子受到激励而发生磁共振现象，当终止射频脉冲后，质子在弛豫过程中感应出 MR 信号；经过对 MR 信号的接收、空间编码和图像重建等处理过程，即产生 MR 图像。人体内氢核丰富，而且用它进行磁共振成像的效果最好，因此目前 MRI 常规用氢核来成像。

二、基本理念

(一)质子的纵向磁化

氢原子核只有一个质子，没有中子。质子带正电荷，并做自旋运动，因此产生磁场，每个质子均为一个小磁体，其磁场强度和方向用磁矩或磁矢量来描述。在人体进入静磁场以前，体内质子的磁矩取向是任意和无规律的，因此磁矩相互抵消，质子总的净磁矢量为零，如果进入一个强度均匀的静磁场(即外磁场)，则质子的磁矩按外磁场的磁力线方向呈有序排列，其中平行于外磁场磁力线的质子处于低能级状态，数目略多，而反平行于外磁场磁力线的质子处于高能级状态，数目略少，相互抵消的结果产生一个与静磁场磁力线方向一致的净磁矢量，称为纵向磁化。

(二)进动

进动(procession)在静磁场中，有序排列的质子不是静止的，而是做快速的锥形旋转，称为进动。进动速度用进动频率表示，即每秒进动的次数。外磁场场强越强，进动频率越快。

(三)磁共振现象与横向磁化

当向静磁场中的人体发射与质子进动频率相同的射频脉冲时，质子才能吸收射频脉冲的能量，即受到激励，由低能级跃迁到高能级，从而使纵向磁化减少。与此同时，射频脉冲还使质子处于同步同速进动，即处于同相位，这样，质子在同一时间指向同一方向，其磁矢量也在该方向叠加起来，产生横向磁化。

(四)弛豫与弛豫时间

终止射频脉冲后，宏观磁化矢量并不立即停止转动，而是逐渐向平衡态恢复，此过程称为弛豫(relaxation)，所用的时间称为弛豫时间。弛豫的过程即为释放能量和产生 MR 信号的过程。

1. 纵向弛豫与横向弛豫

中断射频脉冲后，质子释放能量，逐一从高能状态返回到低能状态，因此纵向磁化逐渐增大，直至缓慢恢复到原来的状态，此过程呈指数规律增长，称为纵向弛豫；与此同时，质子不再被强制处于同步状态(同相位)，由于每个质子处于稍有差别的磁场中，开始按稍有不同的频率进动，指向同一方向的质子散开，导致横向磁化很快减少到零，此过程亦呈指数规律衰减，称为横向弛豫。

2. 纵向弛豫时间与横向弛豫时间

纵向磁化由零恢复到原来数值的 63% 时所需时间，称为纵向弛豫时间，简称 T1；横向磁化由最大衰减到原来值的 37% 时所需的时间，称为横向弛豫时间，简称 T2。

3. T1 和 T2 的特点

T1 和 T2 反映物质特征，而不是绝对值。T1 的长短同组织成分、结构和磁环境有关，与外磁场场强也有关系；T2 的长短与外磁场和组织内磁场的均匀性有关。人体正常与病变组织的 T1 和 T2 值是相对恒定的，而且相互之间有一定的差别，这种组织间弛豫时间上的差别，是 MRI 的成像基础。

（五）脉冲序列与信号加权

MRI 是通过一定的脉冲序列实现的。

脉冲序列施加射频脉冲后，纵向磁化减少、消失，横向磁化出现。使纵向磁化倾斜 90° 的脉冲为 90° 脉冲，而倾斜 180° 的脉冲则为 180° 脉冲。施加 90° 脉冲后，等待一定时间，施加第二个 90° 脉冲或 180° 脉冲，这种连续施加脉冲即为脉冲序列。脉冲序列决定着将从组织获得何种信号。

重复时间（repetition time，TR）指在脉冲序列中，两次射频激励脉冲之间的间隔时间。TR 的长短决定着能否显示出组织间 T1 的差别，使用短 TR 可获得 T1 信号对比，而长 TR 则不能。

回波时间（echo time，TE）指从射频激励脉冲开始至获得回波的时间。TE 决定 T2 信号加权，使用长 TE 可获得 T2 信号对比。

T1 加权像（T1 weighted image，T1WI）、T2 加权像（T2 weighted image，T2WI）和质子密度加权像（proton density weighted image，PDWI）自旋回波脉冲序列是临床最常用的脉冲序列之一。在 SE 序列中，选用短 TR（通常小于 500ms）、短 TE（通常小于 30ms）所获图像的影像对比主要由 T1 信号对比决定，此种图像称为 T1WI；选用长 TR（通常大于 1500ms）、长 TE（通常大于 80ms）所获图像的影像对比主要由 T2 信号对比决定，此种图像称为 T2WI；选用长 TR、短 TE 所获图像的影像对比，既不由 T1 信号也不由 T2 信号对比决定，而主要由组织间质子密度差别所决定，此种图像称为质子密度加权像。

三、MRI 图像特点

（一）多参数成像

MRI 是多参数成像，其成像参数主要包括 Tl、T2 和质子密度等，可分别获得同一解剖部位或层面的 T1WI、T2WI 和 PDWI 等多种图像；而包括 CT 在内的 X 线成像，只有密度一个参数，仅能获得密度对比一种图像。在 MRI 中，T1WI 上的影像对比主要反映的是组织间 T1 的差别；T2WI 上的影像对比主要反映的是组织间 T2 的差别；而 PDWI 上的影像对比主要反映的是组织间质子密度的差别（表 4 - 1）。

表 4－1　几种正常组织在 T1WI 和 T2WI 上的信号强度和影像灰度

	脑白质	脑灰质	肌肉	脑脊液和水	脂肪	骨皮质	骨髓质	脑膜
T1WI	较高	中等	中等	低	高	低	高	低
	白灰	灰	灰	黑	白	黑	白	黑
T2WI	中等	较高	中等	高	较高	低	中等	低
	灰	白灰	灰	白	白灰	黑	灰	黑

（二）多方位成像

MRI 可获得人体轴位、冠状位、矢状位及任意倾斜层面的图像，有利于解剖结构和病变的三维显示和定位。

（三）流动效应

体内流动的液体中的质子与周围处于静止状态的质子相比，在 MR 图像上表现出不同的信号特征，称为流动效应。血管内快速流动的血液，在 MR 成像过程中虽然受到射频脉冲激励，但在终止射频脉冲后采集 MR 信号时已经流出成像层面，因此接收不到该部分血液的信号，呈现为无信号黑影，这一现象称为流空现象（flow void phenomenon）。血液的流空现象使血管腔不使用对比剂即可显影，是 MRI 成像中的一个特点。

流动血液的信号还与流动方向、流动速度，以及层流和湍流有关。在某些状态下，流动液体还可表现为明显的高信号。

（四）质子弛豫增强效应与对比增强

一些顺磁性和超顺磁性物质使局部产生磁场，可缩短周围质子弛豫时间，此效应称为质子弛豫增强效应（proton relaxation enhancement effect），这一效应是 MRI 行对比剂增强检查的基础。

四、MRI 检查技术

（一）脉冲序列

MR 成像中常用的脉冲序列有自旋回波序列（spin echo sequence，SE 序列）、梯度回波序列（gradient echo sequence，GRE 序列）、反转恢复序列（inversion recovery sequence，IR 序列）等，每种序列中又包括多种类型，临床上应根据不同检查部位和目的选择应用。

1. SE 序列

常规 SE 序列是临床上最常用的成像序列。该序列先发射一次 90°射频激励脉冲继而施加一次 180°复相位脉冲使质子相位重聚，产生自旋回波信号。通过调节 TR 和 TE 的长短可分别获得反映组织 T1、T2 及质子密度特性的 MR 图像。其中 T1WI 具有较高的信噪比，适于显示解剖结构，也是增强检查的常规序列；T2WI 则更易于显示水肿和液体，而病变组织常含有较多水分，在 T2WI 上显示为高信号，因而更易于显示病变；

PDWI 常可较好地显示出血管结构。

常规 SE 脉冲序列的主要优点是图像质量高、用途广，缺点是扫描时间相对较长。因此，在常规 SE 序列的基础上，又开发了快速自旋回波（FSE）序列，后者使扫描时间显著缩短。

2. GRE 序列

GRE 序列是常用的快速成像脉冲序列，具有多种类型，其中常规 GRE 脉冲序列最为成熟，临床应用也最多。该序列由一次小于 90° 的小角度（或稍大于 90°，但不使用 90°）激励脉冲和读出梯度的反转构成。

GRE 序列的主要优点是扫描速度快、成像时间短，而空间分辨力及信噪比均较高。主要用于屏气下腹部单层面快速扫描、动态增强扫描、血管成像、关节病变等检查。快速 GRE 成像序列进一步提高了扫描速度，能够在一次屏气下完成十几个层面的扫描成像。

3. IR 序列

IR 脉冲序列首先使用一次 180° 反转脉冲使全部质子的净磁矢量反转 180°，达到完全饱和；继而当质子的纵向磁化恢复一定时间后，施加一次 90° 脉冲使已恢复的纵向磁化翻转为横向磁化，以后再施加一次 180° 复相位脉冲，取得 SE。由于取得 SE，故也可称为反转恢复自旋回波（IRSE）。

IR 脉冲序列主要用于获取重 T1WI，以显示解剖，通过选择适当的反转时间（time of inversion，TI）可得到不同质子纵向磁化的显著差异，获得比 SE 脉冲序列更显著的 T1 加权效果。IR 脉冲序列还可用于增强检查，使顺磁性对比剂的短 T1 增强效果更明显。IR 脉冲序列的主要优点是 T1 对比效果好、信噪比高，缺点是扫描时间长。

4. 回波平面成像（echo planar imaging，EPI）

EPI 是目前成像速度最快的技术，可在 30ms 内采集一幅完整的图像，使每秒钟获取的图像达到 20 幅。EPI 技术可与所有常规成像序列进行组合。

EPI 最大的优点是扫描时间极短而图像质量相当高，可最大限度地去除运动伪影，除适用于心脏成像、腹部成像、流动成像外，还可进行灌注和弥散成像等功能成像，此外，还可用于实时 MRI 和介入 MRI。

（二）脂肪抑制

短 T1 高信号可来源于脂肪、亚急性期血肿、富含蛋白质的液体及其他顺磁性物质，采用如 STIR 等特殊的脉冲序列可将图像上由脂肪成分形成的高信号抑制下去，使其信号强度降低，即脂肪抑制（fat suppression），而非脂肪成分的高信号不被抑制，保持不变，从而可鉴别出是否为脂肪组织。

（三）MR 血管成像

MR 血管成像（magnetic resonance angiography，MRA）是使血管成像的 MRI 技术，一般无须注射对比剂即可使血管显影，安全无创，可多角度观察，但目前 MRA 对显示小血管和小病变仍不够满意，还不能完全代替数字减影血管造影（DSA）。常用的 MRA 技术有时间飞跃(time of flight，TOF)法和相位对比(phase contrast，PC)法，近年来，为提高 MRA 的准确性，又推出了对比剂增强的 MRA。

（四）MR 水成像

采用长 TR、很长 TE 的重 T2 加权快速自旋回波序列加脂肪抑制技术，从而使体内静态或缓慢流动的液体呈现高信号，而实质性器官和快速流动的液体如动脉血呈低信号。通过最大强度投影(maximum intensity projection，MIP)重建，可得到类似对含水器官进行直接造影的图像。

目前常用的 MR 水成像技术主要包括：MR 胆胰管成像(MR cholangiopancreatography，MRCP)、MR 尿路造影(MR urography，MRU)、MR 脊髓造影(MR myelography，MRM)等。MR 水成像具有无须对比剂、安全无创、适应证广、成功率高、可多方位观察等优点。

（五）磁共振功能成像

磁共振功能成像(functional magnetic resonance imaging，fMRI)是在病变尚未出现形态变化之前，利用功能变化来形成图像，以进行疾病早期诊断或研究某一脑部结构的功能。fMRI 主要包括弥散成像、灌注成像和皮质激发功能定位成像等。

五、MRI 的优点和限度

（一）优点

（1）无 X 线电离辐射，对人体安全无创。

（2）图像对脑和软组织分辨率极佳，解剖结构和病变形态显示清楚。

（3）多方位成像，便于显示体内解剖结构和病变的空间位置和相互关系。

（4）多参数成像。

（5）除可显示形态变化外，还能进行功能成像和生化代谢分析。

（二）限度

（1）对带有心脏起搏器或体内有铁磁性物质的患者不能进行检查。

（2）需要监护设备的危重患者不能进行检查。

（3）对钙化的显示远不如 CT，难以对以病理性钙化为特征的病变做诊断。

（4）常规扫描时间较长，对胸、腹部检查受限。

（5）对质子密度低的结构，如肺和皮质骨显示不佳。

（6）设备昂贵，尚未普及。

第四节 核素检查

核医学是利用核素(nudlide)及其标记物(labeled compound)进行临床诊断、疾病治疗以及生物医学研究的一门学科，是核科学技术与医学相结合的产物，是现代医学的重要组成部分。

核医学（nuclearmedicine）的主要特点可用"分子 、靶向"来概括，即核医学的主要内容就是放射性核素分子水平的靶向显像诊断，放射性核素分子水平的靶向治疗，利用放射性核素靶向、灵敏特点进行医学研究。随着 PET/CT、SPECT/CT 的应用，放射性核素分子水平的靶向治疗的发展，核医学已突破了传统内容而与其他学科相结合，成为分子影像技术（molecularimaging）的典范和前沿。

分子影像技术是现代医学影像技术与分子生物学相结合的产物，分子影像学的内涵是借助现代影像学技术，从分子水平研究和观察疾病的病理生理变化和代谢、功能改变，能更早期诊断，是对传统的医学诊疗的变革。

核医学成像是以核素示踪技术为基础，以放射性浓度为重建变量，以组织吸收功能的差异为诊断依据。将放射性核素标记的分子探针（molecular probe），即显像剂（imaging agent）注入机体后，探测并记录引入体内靶组织或器官的放射性示踪剂发射的 γ 射线，并以影像的方式显示出来。这不仅可以显示脏器或病变的位置、形态、大小等解剖学结构，更重要的是可以同时提供有关脏器和病变的血流、功能、代谢和受体密度的信息，甚至是分子水平的生物化学信息，因此有助于疾病的早期诊断。这也是核医学成像最具特色之处。

放射性核素骨显像不仅能显示骨骼的形态，同时能反映骨骼和病变的局部血流、代谢情况，因此，在疾病的早期诊断方面具有很高的灵敏性和独到的优势，如对恶性肿瘤骨转移的检测，通常能比 X 线和 CT 早 3～6 个月发现异常。核素骨显像的另一特点是可一次进行全身扫描而不增加额外的辐射剂量，克服了其他影像检查只能对某一部位或区域成像的局限性，因此更加经济实用，观察范围大，能有效地防止漏诊或误诊。近年来，SPECT/CT、PET/CT 等图像融合技术的发展和应用，对提高核素骨显像的特异性、灵敏度，加速其发展、扩大临床适应证等起到了巨大的推动作用。其他的骨骼显像还包括 ^{18}F – FDG PET 代谢显像、^{18}F – 氟化物骨显像、肿瘤阳性显像、核素标记白细胞显像等。此外，骨密度测定也是核医学在骨骼系统中常用的检查方法之一，对骨质疏松的诊断、研究及评价也有重要价值。

放射性核素骨显像被认为是诊断肿瘤骨转移最常用并最有效的一种检查手段，它可以较 X 线检查提前 3～6 个月发现转移病灶，且可以发现 CT 及 MRI 等检查范围以外的病灶，目前已成为早期诊断恶性肿瘤骨转移的首选方法。恶性肿瘤患者全身骨显像（whole body bone imaging）出现多发的、散在的异常放射性浓聚，为骨转移的常见表现。转移性骨肿瘤的好发部位为脊柱、肋骨和骨盆等，如为单个的放射性浓聚，虽可能是恶性肿瘤早期骨转移的一个征象，但却不能明确诊断为骨转移，因为有许多良性的骨病变也会出现单个的放射性浓聚，如骨关节增生性病变、活动性关节炎及外伤等，应密切随访观察。SPECT/CT 融合显像对单个异常放射性浓聚灶良、恶性的鉴别具有重要价值。个别转移灶也可能以溶骨性改变为主，呈放射性缺损区或"冷""热"混合型改变。弥漫性骨转移可呈超级骨显像表现。

原发性骨肿瘤分为良性和恶性两类，二者比例大约为 1：7。在骨显像图上良性和恶性骨肿瘤常都表现为异常放射性浓聚，缺乏特征性表现，而 X 线、CT 或 MRI 等检查常可据一些特征性影像表现对病变做出准确诊断，因此，骨显像对于原发性骨肿瘤的诊断、良恶性鉴别等并非首选方法。但骨显像对于原发性骨肿瘤的意义在于以下几个方面：

（1）可以早期检出病变，骨显像可在临床症状出现异常前 3~6 个月显示肿瘤病灶的存在。

（2）可准确显示原发性肿瘤的累及范周，骨显像显示的肿瘤侵犯范围往往较 X 线检查显示的范围大，这对于术前准确确定手术范围和放疗时合理选择照射野等具有重要意义。

（3）骨显像灵敏度高，对于一些特殊部位的骨肿瘤，如脊柱、骨盆、股骨颈等 X 线检查不易发现的部位，尤其是一些良性骨肿瘤（如骨样骨瘤），利用骨断层显像，结合典型的病史，往往能做出准确诊断。

（4）全身骨显像有利于发现原发病灶以外的骨转移病灶。

（5）有助于手术或其他治疗后疗效的监测与随访，骨三时相显像如病灶部位血流灌注减少、延迟相显示病灶放射性浓聚程度减淡等均是好转的征象，反之则提示病情恶化。

（6）骨三时相显像对于鉴别肿瘤的良、恶性有一定的价值。一般而言，恶性骨肿瘤血供丰富，在骨三时相的各时相均表现为异常放射性浓聚，而良性骨肿瘤在血流相及血池相放射性浓聚常不明确。

骨感染性疾病可引起早期血管供血的改变，并伴发由局部骨感染所致的局部高血供和快速成骨反应，因此骨显像剂在病变部位常呈高度异常浓聚。任何部位的骨关节感染过程中，这些部位摄取骨显像剂明显增加的变化很快就呈现。因而使用骨显像对于早期诊断骨感染性疾病具有重要价值，尤其在骨感染发病后 1~2 周或更长时间内，X 线检查尚未发现有骨破坏和骨膜新骨形成时。

缺血性骨坏死（ischemic osteonecrosis）又称无血管性骨坏死（avascular osteonecrosis），是临床常见的骨关节病之一，好发于股骨头、远端股骨髁和肱骨头等部位，其发病机制是由于多种原因导致邻近关节面骨组织血液供应缺失，造成成骨细胞和骨髓生血细胞的缺血性坏死，临床上以股骨头缺血性坏死最为常见。骨显像对于该症的诊断明显优于 X 线检查，在症状出现早期甚至在症状出现之前即可发现一些特征性的异常改变，从而有助于早期进行治疗而避免远期并发症，而 X 线在早期不敏感。

骨显像被认为是监测骨移植术后移植骨血供和成活状态特异而敏感的方法。骨移植术后，待软组织损伤反应消退，行骨显像检查，如移植骨本身放射性不低于周围正常骨组织及对侧相应正常骨组织，骨床连接处放射性增浓，提示移植骨血运通畅，存活良好。相反，如移植骨部位呈放射性缺损区，则表明血运不良，无成骨活性。三时相骨显像还可对不同移植方式的效果进行评价，带蒂骨移植或进行微血管吻合的骨移植，在血流相、血池相出现放射性分布则提示血管通畅，血供良好，在延迟相出现放射性分布则提示骨存活。如不带血管的同种异体移植，移植骨与骨床连接处呈放射性浓聚，表明移植骨存活；如果发生了排斥反应或移植骨未存活，则局部的骨显像剂不会出现摄取增加或延迟出现。

代谢性骨病（metabolic bone disease）是指一组以骨代谢异常为主要表现的疾病，如骨质疏松症、骨软化症、原发性和继发性甲状旁腺功能亢进症、畸形性骨炎（Paget病）及肾性营养不良综合征等。代谢性骨病的放射性核素骨显像常有下列共同特征：

（1）全身骨骼的放射性分布对称性增浓。

（2）中轴骨显像剂摄取增高。

（3）四肢长骨显像剂摄取增高。

（4）颅骨显影明显，形成"头盔征"。

（5）关节周围组织显像剂摄取增高。

（6）胸骨显影明显，呈"领带征"样的放射性积聚。

（7）肋骨软骨连接处有明显的显像剂摄取，呈"串珠"样改变。

（8）肾显影不清晰或不显影，呈"超级骨显像表现"。

骨关节病常在出现临床症状之前，骨显像或关节显像即可见到在关节部位有异常放射性积聚，因此较X线检查敏感。骨显像或关节显像常用于类风湿关节炎、退行性骨关节病变、肥大性骨关节病等的辅助诊断，以及人工关节置换术和其他金属假体植入术后的随访、评价等。

中国每年有几百万癌症新发患者。骨骼是除肺和肝脏以外，恶性肿瘤最常见的转移部位，65%～80%的癌症患者最终会发生骨转移，其发病率为原发性恶性骨肿瘤的35～40倍。80%以上的骨转移来源于乳腺癌、前列腺癌、肺癌、甲状腺癌、肾癌。骨转移好发于中老年，男、女比例约为3∶1。广泛性的骨转移，顽固性的骨痛，至少有50%以上的这类患者的疼痛未获得有效控制，成为晚期肿瘤患者最常见和最难以解决的问题，严重影响患者的生活质量和预后。利用放射性药物治疗骨转移癌和缓解肿瘤骨转移引起的疼痛，是近年来治疗核医学发展最快的领域之一。转移性骨肿瘤的放射性药物治疗能明显缓解疼痛，是有效的止痛方法，总有效率大于80%。

第五节　超声检查

骨骼对于高频率的声能传播是一种天然的屏障。由于软组织与骨骼的声阻抗的不同，故在两者交界处可形成一强回声界面。当声能遇到骨骼时，在骨界面几乎全部反射，超声检查即可利用此特性观察骨组织的表面情况。

一、超声检查在损伤修复领域的应用

传统的X线、CT等放射性检查方法对肘部的骨骺骨折显示是盲区，极易出现漏诊、误诊等问题。超声检查对于儿童常见的肘部骨折具有较高的灵敏度和特异度，已成为儿童肘部骨折的重要检查手段之一。超声检查在术中可实时动态监测骨折复位情况，对软组织清晰显影，并无辐射损害，因此近年来逐渐代替 X 线检查作为一种新的引导手段，用于肘部骨折的闭合复位及固定治疗中，并取得了不错的效果（图 4 - 2）。

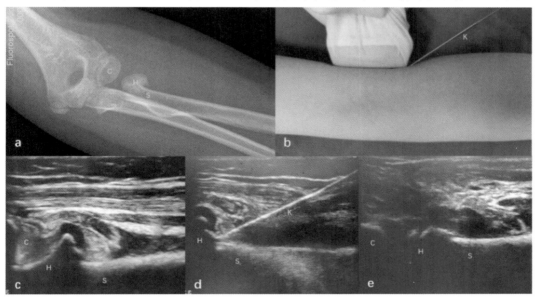

图 4 - 2 超声引导下闭合复位内固定术

注：a. 正位片示桡骨颈骨折成角及移位情况；b. 超声引导下经皮克氏针撬拨复位外观图；c. 超声示桡骨颈骨折术前移位情况，桡骨头呈典型的"歪戴帽征"；d. 超声示克氏针精准插入桡骨颈骨折端，开始撬拨复位；e. 超声示经撬拨后骨皮质"台阶征"消失，骨折端对位良好。

黄色字母：C—肱骨小头 Capitellum；H—桡骨头 Head of radius；

S—桡骨干 Shaft of radius；K—克氏针 Kirschner wire

（一）超声检查在儿童肱骨外髁骨折诊断中的应用

目前临床上对于移位较小或没有移位的肱骨外髁骨折，需要根据软骨铰链是否存在来进一步判断骨折断端的稳定程度，进而选择合适的治疗方案。但是由于儿童肱骨远端骨骺在 X 线片上并不能完全显影，故无法通过 X 线等放射性检查来判断软骨铰链是否存在。国内有学者利用超声检查了 35 例移位较小或没有移位的肱骨外髁骨折患儿，并判断患儿软骨铰链是否存在。结果显示，11 例患儿软骨铰链存在，24 例患儿软骨铰链完全断裂。相对应选择合适治疗方案的患儿，复查时骨折端均未发生移位，愈合良好。还有对 20 例临床诊断为肱骨外髁骨折且移位不明显的患儿行超声检查，结果显示所有患儿超声检查均能明确诊断为肱骨外髁骨折，准确率达 100%。相比之下，X 线仅诊断 14 例，准确率为 70%。由此可见，超声检查可作为诊断移位较小或没有移位的儿童肱骨外髁骨折的一种主要检查方法。

（二）超声检查在儿童肱骨髁上骨折诊断中的应用

目前临床上对于肱骨髁上骨折的诊断，主要依靠患儿的临床表现及肘部正、侧位 X 线片等方式。虽然 X 线检查可准确判断骨折的移位情况，为选择合适的治疗方法提供一定的依据，但因 X 线存在辐射损害，故有研究报道利用超声检查对已经用 X 线确诊的肱骨髁上骨折患儿进行探查（图4-3）。该研究发现，患儿在超声检查下均呈现异常的阶梯超声现象，超声检查可准确判断肱骨远端骨折类型，进而选择合适的治疗方案（图4-3）。无独有偶，在一项纳入106例疑似肱骨髁上骨折患儿的研究中，超声检查确诊了63例骨折患儿，与X线相比，灵敏度达到100%，特异度达到93.5%。

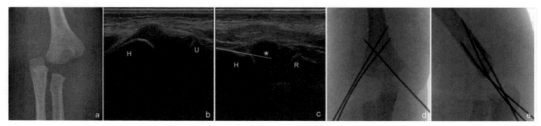

图4-3　超声引导下治疗肱骨远端骨骺滑脱

注：a. X线诊断肱骨远端骨骺分离，肱骨小头未出现骨化中心；b. 术中肘内侧（肱尺关节内侧）冠状位超声显示骨折复位，肱尺关节恢复正常解剖关系；c. 术中肘前方外侧（肱桡关节前方）超声显示肱桡关节恢复正常解剖关系，肱前线通过肱骨小头中心；d、e. 术中透视提示骨折复位良好。

H：肱骨远端；U：尺骨近端；R：桡骨近段；＊：肱骨小头骨骺；虚线：肱前线

（三）超声检查在儿童桡骨颈骨折治疗中的应用

沈先涛等采用B超引导下经皮克氏针撬拨闭合复位法治疗14例桡骨颈骨折患儿，术后采用克氏针内固定、石膏外固定，患儿术后可恢复。国外也有相关研究的报道，并且随访6个月以上，效果均为满意。作为一种新兴技术，目前超声诊断及引导肘部骨折复位与固定在操作技术上有较高要求，成功率与操作者的经验密切相关（图4-2）。但相信随着超声技术的进一步发展与临床更广泛的应用，超声诊断与引导肘部骨折复位及固定的方法将日趋完善。

二、超声检查在发育畸形领域的应用

欧洲的Graf教授最早提出用超声来评估婴幼儿的髋关节：Ⅰ度为正常髋关节；Ⅱ度为髋关节发育不完全或只有轻度的异常；Ⅲ度为髋关节半脱位；Ⅳ度为髋关节完全脱位。Harcke动态超声检查在美国更为流行，并认为静态超声应结合动态超声以提高准确率。髋关节超声检查是早期诊断发育性髋关节发育不良（DDH）的重要检查手段。弥补了婴幼儿软骨在X线检查中不显影的缺点，成为6个月以内DDH诊断的重要辅助手段。其优点有安全、便宜、易操作、没有放射性、操作重复性强，并且敏感性更高。大多数学者认为，与X线检查比较，超声是一个敏感的检查手段。欧洲一些国家如挪威、奥地利实行全民DDH超声筛查。奥地利的DDH发病率较高，实行DDH全民筛查后大大减少了迟发诊断病例。由于临床检查正常并不能完全排除DDH，而超声筛查能够检查出部分临床查体漏诊的病例，有文献报道能显著减少晚期诊断的病例，由2.2/1000降至0.34/1000。并且可以通过超声随诊，有选择地延迟开始治疗的时间，从而减少髋关节的过度治疗。Ortolani试验和Barlow试验均为阴性，但超声结果阳性治疗的选择有争议。主要针对Graf Ⅱ型病例，即髋关节发育不完全或只有轻度的异常，这些病

例很多是可能会自行恢复的(表4-2)。所以一些学者只对那些临床检查不稳定的髋关节进行治疗，而不管超声的结果如何。另外一些学者对于 Graf Ⅱ型的髋关节全部给予外展支具治疗。目前尚没有一个明确的治疗指南。因为随着年龄的增长，大多数髋关节的超声表现会逐渐改善，所以治疗方案的制订最好在出生后4~6周的超声检查之后，而不是在出生当时。一般对于 Graf Ⅱ b期的患儿(α角 50°~59°)，若年龄超过3个月，应给予积极治疗。

表4-2　髋关节超声检查的 Graf 分型及描述

分型	年龄	骨性髋臼顶(α角)	软骨髋臼顶(β角)	骨性边缘	临床描述
Ⅰ	任意	发育良好，α角≥60°	Ⅰa α角≤55°，Ⅰbα角>55°	锐利或稍圆钝	成熟髋关节
Ⅱa+	0~12周	发育充分，α角 50°~59°	覆盖股骨头	圆钝	生理性不成熟
Ⅱa-	6~12周	有缺陷，α角 50°~59°	覆盖股骨头	圆钝	有发展为髋臼发育不良的风险
Ⅱb	>12周	有缺陷，α角 50°~59°	覆盖股骨头	圆钝	骨化延迟
Ⅱc	任意	严重缺陷，α角 43°~49°	仍可覆盖股骨头，β角<77°	圆钝或平	盂唇未外翻
Ⅱd	任意	严重缺陷，α角 43°~49°	移位，β角>77°	圆钝或平	开始出现半脱位
Ⅲa	任意	发育差，α角<43°	软骨臼顶推向上	平	臼缘软骨外翻，软骨未发生蜕变
Ⅲb	任意	发育差，α角<43°	软骨臼顶推向上伴回声增强	平	臼缘软骨外翻，软骨发生蜕变
Ⅳ	任意	发育差，α角<43°	软骨臼顶挤向下	平	完全脱位

　　以往马蹄内翻足矫正前后及治疗过程中的监测通常基于临床医生的判断及放射学检查，但放射线对患儿有潜在危害且不能清晰显示婴幼儿足踝部软骨和骨化中心，因此需要一种更加客观安全的方法监测马蹄内翻足治疗进度和评价其矫正效果。超声诊断成像技术可清晰成像婴幼儿足踝解剖结构，帮助量化先天性马蹄内翻足的解剖异常；且无辐射、操作简单、价格低廉；可动态观察婴幼儿马蹄内翻足足踝畸形变化情况，为该疾病的临床治疗提供指导信息(图4-4)。

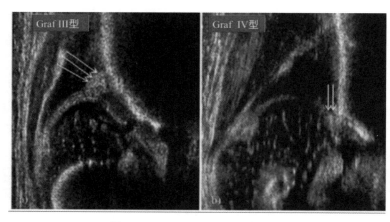

图 4 - 4　Graf Ⅲ型和Ⅳ型超声图

第六节　合理选择应用影像学进行诊断

X 线检查是骨关节创伤最基本的常规检查方法，对多数骨折和关节脱位可满足诊断，尤其是四肢长骨。X 线检查方便、快捷，空间定位好于常规 CT 和 MRI，使之在骨关节创伤的诊断中发挥了其他影像学检查方法不可替代的作用。在诊断中需注意以下几点：①四肢长骨投照需要包括骨折附近的关节，便于定位诊断。②一般 X 线检查应进行正侧位投照，必要时还要有轴位、斜位和切线位，避免遗漏重叠部位骨折。③当患者临床症状较重而 X 线片阴性时，要建议患者间隔数天后复查 X 线片，或者进行 CT、MRI 扫描，避免遗漏无错位的骨折、撕脱骨折或隐匿性骨折，尤其是肋骨、腕舟状骨和股骨颈等部位的损伤。

CT 与 X 线检查相比，具有密度分辨率高、断层图像无重叠和丰富的图像后处理技术等优势，使之在骨关节创伤诊断中发挥重要作用，主要用于以下情况：发现细微不明显骨折，尤其是发现关节的碎片撕脱骨折和观察骨折片的位置与主骨的关系时更有独到之处，因此当 X 线检查可疑骨折或为了进一步了解骨损伤更多的信息时，应该选择 CT 扫描；复杂重叠部位骨折，例如骨盆、肩胛骨、脊椎、胸骨等；多发复合型损伤；增强扫描和 CT 血管成像可以同时评价病变区骨骼和血管损伤情况。

MRI 具有组织分辨率高、多方位成像、多序列成像等优势，可以很容易地检出常规 X 线检查不能显示的隐匿性骨折，以及脊髓、软骨、韧带和肌腱等损伤，是目前评价骨关节、软骨与软组织损伤最佳的影像学检查方法，具有任何检查方法所不可替代的重要作用。主要用于骨挫伤、各种骨折、骨骺与软骨损伤、骨骺及软骨畸形、软组织损伤、血管损伤。

超声具有高分辨力、无创、可多方位探查及短期内可重复检查的特点，并对软组织具有较高的分辨力，且实时超声可观察软骨、肌肉、肌腱、外周神经及关节等的运动情况，能够提供其他影像学检查所无法得到的重要信息，尤其是在肌肉疾病、软骨发育疾病中的临床应用价值日益凸显，成为评价软骨、肌肉及相关疾病的首选影像学检查方法。可用于以下检查：隐匿性骨折、骨骺及软骨骨折、软组织损伤及软组织异物、血管损伤、周围神经损伤等。

　　骨显像以一次成像能显示全身骨骼、探测成骨病变的高灵敏度、方法简单、无创伤、无痛苦、无绝对禁忌证和价格相对低廉等优点在各种骨骼系统的医学影像学检查中占有优势，主要用于急性骨损伤、应力性骨折、骨病变、骨感染等。

　　目前，有研究使用弥散加权成像（diffusion－weighted image，DWI）或增强 MRI 来评估股骨头骺的血流灌注程度。Baunin 等在单侧、坏死期或碎裂期的 Perthes 病的 DWI－MRI 中，以股骨近端干骺端和骨骺内表观扩散系数（apparent diffusion coefficient，ADC）来反映血流灌注程度，发现患侧 ADC 均明显高于健侧，以碎裂晚期外侧柱分型为短期结果，B/C 或 C 型为不良结果，初步显示若干骺端 ADC >1.63 则预后不良风险升高。随后 Gracia 等报告 27 例随访 5.2~8.4 年的中期结果，发现 Perthes 病坏死期时股骨近端干骺端 ADC 与最终 Stulberg 分级结果明显相关，若 ADC >1.63 则预示结果不良。Yoo 等的短期随访结果显示，Perthes 病早期干骺端 ADC 较健侧增加超过 45% 预示结果不良。Du 等首次报告在 Perthes 病早期以增强 MRI 中股骨头骺中强化范围来评估血流灌注程度，并发现其与随访 2 年的短期结果呈中等相关（r＝－0.56，P＝0.010），而在非手术治疗的病例中相关性更强（r＝－0.79，P＝0.006）。Kim 等也进行了相关的初步研究，以碎裂晚期的 Herring 外侧柱分型为短期结果，其研究发现股骨头骺外侧柱较全头骺的灌注程度与预后相关性更强，在 Perthes 病早期外侧柱灌注 ≥90% 到碎裂晚期为外侧柱 A 型的可能性是 B 型或 C 型的 72 倍，而灌注 ≤55% 时外侧柱 C 型的可能性是 A 型或 B 型的 33 倍。Yoo 等同样是一个短期随访，结果显示 Perthes 病早期若股骨头骺灌注程度较健侧降低 37% 以上预示股骨头畸形风险升高。国内张华东等也初步确认了 Perthes 病早期增强 MRI 中股骨头灌注程度与预后的相关性。当前研究中 DWI－MRI 或增强 MRI 中评估股骨头骺灌注程度的一致性均良好，但都处于初步研究阶段，仍需要进一步随访。

参 考 文 献

［1］白人驹，张雪林. 医学影像诊断学［M］. 3 版. 北京：人民卫生出版社，2010.

［2］王滨. 临床影像鉴别诊断图谱［M］. 5 版. 北京：科学出版社，2012.

［3］徐爱德，王世山. 骨关节软组织疾病影像鉴别诊断［M］. 北京：中国协和医科大学出版社，2010.

［4］李欣，邵剑波. 中华影像医学：儿科影像卷［M］. 北京：人民卫生出版社，2010.

［5］Brian D. Coley M D. Caffey's Pediatric Diagnostic Imaging［M］. 12th ed. Philadelphia：Elsevier Inc，2013.

［6］孙博，侯中煜. 脊柱与四肢影像解剖图谱［M］. 济南：山东科学技术出版社，2020.

［7］唐汐. 实用临床影像学［M］. 天津：天津科学技术出版社，2020.

［8］孙媛媛. 医学影像诊断与新技术应用［M］. 长春：吉林科学技术出版社，2019.

［9］胥少汀，葛宝丰，卢世璧. 实用骨科学［M］. 郑州：河南科学技术出版社，2019.

［10］韩文冬. 骨科与超声［M］. 昆明：云南科技出版社，2017.

［11］孙永建，余斌，王钢. 儿童骨科测量与评估［M］. 北京：人民军医出版社，2012.

［12］（印）BENJAMIN JOSEPH，张学军译. 小儿骨科诊断［M］. 北京：北京大学医学出版社，2021.

［13］FREDERICK，M. AZAR，et al. 著；唐佩福，王岩，卢世璧译；黄鹏，颉强，卢强，陈顺有分卷
主译. 坎贝尔骨科手术学 第3卷 儿童骨科第13版［M］. 北京：北京大学医学出版社，2018.

［14］（美）约翰·M. 弗林（JOHN M. FLYNN）著；颉强，赵黎，杨建平译. 洛克伍德－威尔金斯儿童
骨折 第8版［M］. 北京：北京大学医学出版社，2019.

［15］李雄涛，沈先涛，伍兴，等. 超声检查在移位较小或没有移位的儿童肱骨外髁骨折中的应用［J］.
中华小儿外科杂志，2017，38（12）：927－931.

［16］SOLDADO F，KNORR J，HADDAD S，et al. Ultrasound－guided Percutaneous Medial Pinning of Pedi-
atric Supracondylar Humeral Fractures to Avoid Ulnar Nerve Injury［J］. J Bone Joint Surg，2015，3（3）：
169－172.

第五章

骨骼的常见发育畸形

第一节 脊 柱 畸 形

一、特发性脊柱侧弯

特发性脊柱侧弯是脊柱侧弯中较常见的一类疾病。脊柱侧弯已呈现逐年增加的趋势，成为继肥胖、近视后，我国儿童、青少年面临的第三大健康"杀手"。特发性脊柱侧弯(idiopathic scoliosis，IS)为最常见的脊柱侧弯，具体原因不明，约占脊柱侧弯总数的80%左右。好发于青少年，女性多见。特发性脊柱侧弯常按发病年龄划分：婴儿型特发性脊柱侧弯(0~3岁)；少儿型特发性脊柱侧弯(4~10岁)；青少年型特发性脊柱侧弯(11~18岁)；成年型特发性脊柱侧弯(>18岁)。诊断需要结合病史等临床资料和各种辅助检查资料排除其他原因导致的脊柱侧弯后方可确诊。

(一)婴儿型特发性脊柱侧弯

婴儿型特发性脊柱侧弯的独特之处在于它与年龄较大儿童所见的特发性脊柱侧弯有很大不同。本型多见于男孩。其发病原因可能与在宫腔的体位及睡眠姿势等有关。婴儿型特发性脊柱侧弯有两种基本类型：消退型和进展型。

1. 临床表现

多数病例在发现后6个月以内得到诊断，常为左侧凸，严重的侧凸可导致心肺功能发育异常、发育性髋关节脱位、脊柱周围神经压迫等一系列问题。

2. 辅助检查

(1)X线检查：站立位脊柱全长正侧位像是诊断脊柱侧弯的基本办法。可根据需要拍摄最大左右弯曲位像、去旋转像以全面了解脊柱侧弯的结构。小龄患儿的配合度都较差，且不同观察者通过X线观察Cobb角有一定的误差。Mehta提出的画肋椎角差(RVAD)法可预测弧度的发展。

(2)特殊影像学检查：包括CT、MRI检查等。

CT：对普通X线检查显示不清的部位有明显的优越性，能清晰地显示椎骨、椎管内和椎旁组织的细微结构。脊柱CT三维重建可直观地反映畸形结构，对手术方式，术中置钉、截骨可提供重要的影像学信息。

MRI：对周围软组织，椎管内的情况有较好地反映。对病变组织的部位、性质、范围等提供重要的资料，但其对骨性结构的显影不如 CT 明显。

其他：脊髓造影有助于脊柱侧弯同时存在的神经系统畸形；肌电图检查可判定神经、肌肉状态；术中脊髓监测可以给术者提供准确安全的信息，确保患者安全，降低脊髓、神经损伤风险。

3. 治疗

（1）非手术治疗：包括观察随访和支具治疗。

观察随访：适用于脊柱侧弯小于 20°的患儿，不需要特殊治疗，每 4～6 月复查时，常规行站立位脊柱全长正侧位 X 线片，观察弧度是否进展。对于消退型不需特殊处理，长期随访即可。

支具治疗：治疗进展型脊柱侧弯有效的非手术治疗方法。对弧度柔韧性小的患者来说，要全天 24 小时使用 Boston 支具或改良的 Milwaukee 支具。经过家长和专家的协同配合判断治疗是否成功。

（2）手术治疗：严重或进展型脊柱侧弯需要手术治疗。

进行型脊柱侧凸的诊断是基于进行性 Cobb 角或肋骨椎体角差大于 20°。对支具治疗和连续石膏治疗不能奏效的患者，需要手术治疗。

（二）少儿型特发性脊柱侧弯

本型分类主要是 3～10 岁儿童之间，这个时间段刚好在小儿生长的两个高峰期之间，在这阶段脊柱生长发育相对稳定。临床上发现脊柱侧弯的平均年龄在 6～7 岁之间，男性患儿稍多于女性患儿。弧度的改变以凸向右侧的胸椎最常见，胸腰段和腰椎弧度少见。本型并发神经轴畸形的概率高达 18%～26%，患儿无明显特殊症状，可通过 MRI 检查发现一些并发症，包括 Chiari Ⅰ型畸形、颈髓积液、胸髓积水、脑干肿瘤、硬脑膜扩张、脊髓纵裂、脊髓栓系和圆锥低位等。对于需要矫形手术治疗的患者术前需行 MRI 检查。非手术治疗的指征与婴儿型特发性脊柱侧弯一致。当一些弧度严重，引起一些并发症时，宜及早进行手术治疗。

（三）青少年型特发性脊柱侧弯

青少年型特发性脊柱侧弯，是一种不明原因的脊柱侧弯，Cobb 角大于 10°，多发生于 10～18 岁的儿童和青少年。特发性脊柱侧凸是最常见的形式，通常在青春期之前易恶化。严重的脊柱弯曲可能导致长期健康问题（如肺部疾病、残疾、背痛、心理影响、美容问题、生活质量下降等）。早期发现并有效治疗轻症脊柱侧弯可以在骨骼成熟前减缓或停止弯曲的进展，从而改善成年期的长期结果。

1. 流行病学

青少年型特发性脊柱侧弯是一种很常见的类型，其与性别有明确的关系，多见于女性患者，女性患者的初潮时间、激素分泌水平等可影响其预后。在日常生活或临床门诊中可依常用的临床特征进行初步筛查。

2. 自然转归

了解本病的转归和自然发展情况对不同时间段选择对应的治疗方式有至关重要的作用。有大量关于 AIS 自然转归的报道，可通过非骨性特征和骨性特征来预测其转归。非骨性特征有患者的性别、第二性征、月经状况和生长高峰速度（PHV）等，而骨性特征的指标有 Risser 征、髋臼 Y 形软骨、骨龄等。

3. 病因

虽然关于 AIS 的研究有很多，但真正的原因尚不明确。目前认为有以下几方面的因素：①遗传因素被普遍认为是可能的病因，然而又没有明确某一单一基因致病，这表明其形成为多因素机制。②神经系统功能障碍是公认的与脊柱侧弯发展有关的风险。③内分泌激素：脊柱侧弯在儿童的生长高峰期发展速度最快，这促使人们研究生长激素在脊柱侧弯病因学中的作用。褪黑激素是另一种被认为参与该疾病发展的激素，参与调节脊柱生长失衡。④周围结缔组织：椎间盘、脊柱韧带和脊柱旁肌肉组织也有报道。在一些病例中，已经观察到钙调蛋白（一种肌板和横纹肌内与钙离子结合的蛋白质）的活性增加，参与调节肌肉收缩、舒张运动。

4. 分型

目前国际上常用的分型有 King 分型和 Lenke 分型。King 分型具有里程碑式的意义，主要分为五型。Ⅰ型：腰弯和胸弯均超过骶骨中心垂线（center sacral vertical line，CS-VL），且腰弯的 Cobb 角较大，其柔韧性较胸弯差（若站立位上胸弯大于腰弯但侧方弯曲像上胸弯更柔软，也归为Ⅰ型）。Ⅱ型：胸弯和腰弯均超过 CSVL，胸弯的 Cobb 角较大，其柔韧性较差。Ⅲ型：单胸弯，其代偿性腰弯不超过 CSVL。Ⅳ型：长胸弯，L5 被 CSVL 平分，L4 包括在弧度以内。Ⅴ型：结构性双胸弯，T1 向上胸弯的凹侧或下胸弯的凸侧倾斜（图 5 − 1）。

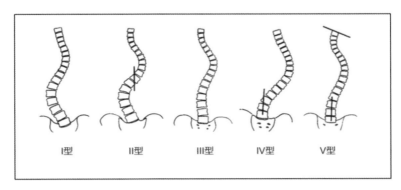

图 5 − 1　King 分型

引自 King HA，Moe JH，Bradford DS，Winter RB. The selection of fusion levels in thoracic idiopathic scoliosis. J Bone Joint Surg Am. 1983 Dec；65（9）：1302 − 13.

5. 临床表现

早期畸形不是很明显，一般不能引起人们的重视。随着生长发育，侧弯可进展迅速，主要表现有：双肩不等高、胸廓不对称、肩胛骨隆起、"剃刀背"。一侧腰部褶皱皮纹，臀部突出，一侧上肢与躯体之间缝隙过大，头部与骨盆不在一条直线上。畸形进一步加重可影响心、肺发育，出现神经系统牵拉或压迫的相应症状。

体格检查：患者应充分暴露，检查者从前后、两侧各个方位仔细观察患者是否存在上述临床表现，还应注意有无色素沉着、皮下肿物及异常毛发和囊性物。进行 Adams 前弯试验：让患者向前弯腰直到后背与地面平行，医生从后方观察背部是否对称，若有一侧隆起，说明脊柱存在旋转畸形，可用 Bannel 介绍的侧弯尺进一步测量倾斜度。检测脊柱失衡时用线从枕骨结节或第 7 颈椎棘突沿棘突垂直放下，观察此线距离臀中沟的距离，正常不应偏离臀中沟 1～2cm。逐个按压，注意是否存在因代偿导致的外观变化不显著的脊柱侧弯，还可确定有无椎体的病变。注意脊柱活动范围和神经系统，同时测量患者的身高体重，便于预测侧弯弧度的进展。

6. 辅助检查

（1）X 线检查，主要包括弧度大小的测量和椎体旋转度的测量。

弧度大小的测量：Cobb 角是测量弧度大小的金标准。选定弧度上、下两端的椎体，上端椎体上缘水平线的垂线与下端椎体下缘水平线的垂线的交角即为 Cobb 角，若是双弯曲，则如同上法测量出一个 Cobb 角，在另一弧度的最下端椎体的水平线的垂线与上个弯曲的下端椎体水平线的垂线相交则为另一弯曲的 Cobb 角。

椎体旋转度的测量：最常用的是 Nash － Moe 法，在后前位 X 线片上依据椎弓根和椎体中线的位置而定，将其分为 5 度。0 度，椎弓根对称；Ⅰ度，凸侧椎弓根移向中线，但未超过第一格，凹侧椎弓根变小；Ⅱ度，凸侧椎弓根已移至第 2 格，凹侧椎弓根消失；Ⅲ度，凸侧椎弓根移至中央，凹侧椎弓根消失；Ⅳ度，凸侧椎弓根越过中线，靠近凹侧。

（2）CT 检查为手术操作提供关键信息。

CT 扫描（特别是三维重建）确定椎体的旋转角度，分析脊柱侧弯的椎弓根解剖结构，在手术中为外科医生提供有关尺寸的关键信息、长度和投影角度，选择正确的椎弓根螺钉尺寸和插入轨迹等，减少椎弓根壁穿孔和神经血管损伤的风险。

（3）MRI 检查可提供椎管内的清晰影像。

磁共振成像（MRI）对脊柱侧弯的椎管内异常可提供清晰影像，可查到脊髓空洞、脊髓肿瘤、脊髓栓系和脊髓纵裂等。MRI 费用较高，不作为常规检查。

（4）发育成熟度的测定在评价特发性脊柱侧弯的治疗中尤为重要，主要包括非骨性特征和骨性特征。

成熟度的测定中非骨性特征有患者的第二性征，常用 Tanner 征判断生长发育特征。骨性特征是对骨龄的测定，可判断特发性脊柱侧弯的自然转归。

手腕部骨龄测定包括 Greulich － Pyle 图谱法、Tanner － Whitehouse Ⅲ 评分系统及在中国常用的 CHN 图谱法。

Risser 征：Risser 征是 Joseph C. Risser 在 1958 年提出的，可作为侧弯治疗的重要指征（图 5 － 2），评估脊柱侧弯中骨骼成熟度的常用标志，在骨盆的正位 X 片上，将髂前上棘到髂后上棘的总长度分为四段。具体分为以下六级，① 0 级：没有骨骺出现；

②Ⅰ级：前1/4有骨骺出现；③Ⅱ级：前1/2有骨骺出现；④Ⅲ级：前3/4有骨骺出现；⑤Ⅳ级：前4/4有骨骺出现，但未与髂骨融合；⑥Ⅴ级：骨骺完全与髂骨融合。当骨化的骨骺与髂骨完全融合时（Risser Ⅴ级），患者的骨骼发育就完全成熟。患儿处于Risser 0级或Ⅰ级（其次是Ⅱ级）说明脊柱生长潜力大，畸形进展的风险较高。

　　髋臼Y形软骨：如果髋臼Y形软骨闭合，说明脊柱生长接近停止。各种测定骨龄的方法都有利弊，大量学者还在进一步研究更加适合临床工作者使用的分型，如将北美和欧洲的 Risser 征差异结合 Y 形软骨（TRC）的成熟度提出了新的 Risser + 系统，Sanders 等人简化 TWⅢ评分而形成的简化 Sanders 系统，可以更好地预测进展，为选择不同的治疗方式提供依据。

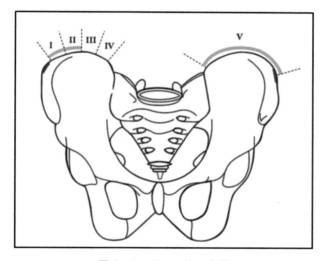

图 5 - 2　Risser 征示意图

7. 治疗

　　（1）非手术治疗：非手术治疗 AIS 患者的主要手段是佩戴支具，其目的是通过限制曲线进展来减少手术的需要。

　　AIS 患者的 Cobb 角小于20°时，每隔6个月随访一次，通过 X 线评估弧度的变化。骨骼不成熟的患者的 Cobb 角在25°~45°之间，需要佩戴支具，定期随访观察角度的变化。用于治疗特发性脊柱侧弯的支具主要有两种类型：胸腰骶矫形器（TLSO）和颈胸腰骶矫形器（CTLSO）。TLSO 类型支具包括 Wilmington 支具、Boston 支具、Lyon 支具等 。CTLSO 类型的支具，如 Milwaukee 支具，通常用于顶点在胸 7 椎体以上的胸侧凸，TLSO用于顶点在胸 7 椎体或以下的胸侧凸，尽管文献中观点不同，大多数作者建议每天至少要戴 20 个小时的支具，需要每 4 ~ 6 月复查一次，评估 AIS 进展的风险。当 Cobb 角大于 50°，且有较高的进展风险时，建议手术治疗。

　　（2）手术治疗：目的是减轻侧弯弧度，融合以防止矫形后弧度再加重。

　　AIS 患者手术的指征为曲线大于50°或快速进展曲线。手术治疗的原则：①矫正脊柱畸形；②稳定脊柱平衡；③尽可能减少脊柱融合的节段。常用的手术方法是后路入路、畸形矫正、截骨植骨、融合内固定。

二、先天性脊柱侧弯

先天性脊柱侧弯(congenitalscoliosis，CS)，是胚胎期脊柱发育异常所导致的一种常见的脊柱畸形。在先天性脊柱畸形中最为常见，约占先天性脊柱畸形的50%，占所有脊柱侧弯的10%左右，仅次于特发性脊柱侧凸。在人群中通常为散发疾病，发病率为0.5‰~1‰，发病早，在胚胎期或出生后早期即可被发现，部分畸形严重，呈进展性，但由于诊断常识缺乏，病变常被家长和医生忽视，直至畸形明显后才被发现。除了导致脊柱侧后凸畸形之外，常合并其他先天性畸形如泌尿生殖系统畸形、心血管畸形和椎管内异常，文献统计约25%的患者合并有脊髓异常，30%的患者存在泌尿、生殖系统畸形，10%的患者有先天性心脏病。而且畸形本身对患儿的胸廓及肺的发育和功能影响较大，故其治疗需要综合考虑患者的年龄、生长潜力，以及畸形的类型、进展潜力等。

1. 病因

目前，先天性脊柱侧弯的发病原因尚不清楚，遗传因素与环境因素均有可能。在胚胎中，椎体发育受到如 FGF、Wnt 和 Notch 等各种信号通路的共同诱导调节。Notch 信号通路中 MESP2、LFNG、HES7 和 JAG1，在正常的椎体发育与分节过程中起到关键调控作用。单核苷酸多态性(singlenucleotidepolymorphisms，SNPs)的关联分析显示，部分候选基因(如 *PAX1*、*DLL3* 和 *TBX6*)的 SNPs 与先天性脊柱侧弯的发生风险有关。研究发现，TBX6 基因中的两个 SNPs(rs2289292 和 rs3809624)与病情具有较高的相关性。此外，拷贝数变异(copynum-bervariants，CNVs)也被认为与先天性脊柱侧弯发病相关。*TBX6* 作为调控体节发生的主要基因，被认为是先天性脊柱侧弯的驱动基因。而对患者 *TBX6* 测序发现的大量无效突变进一步证明 *TBX6* 基因与先天性脊柱侧弯的高度相关性。但目前研究认为杂合的 *TBX6* 短臂缺失或无效突变，并不足以引起疾病发生，只有同时出现反式的 *TBX6* 的三种 SNPs(rs2289292、rs3809624、rs3809627)之一，才会导致先天性脊柱侧弯的表型。除 TBX6 相关的 16p11.2 缺失外，其他复发性 CNVs 如 17p11.2 缺失、20p11 缺失和 22q11.2 缺失也可能与先天性脊柱侧弯有关。Wynne - Davie 对先天性脊柱畸形的遗传学做了经典的研究。对 337 例患者的家族史分析表明，1 个或 2 个椎体前方形成障碍所致的半椎体是一种偶发的异常，未发现在同胞中发病增高的风险。然而，囊性脊柱裂和无脑畸形合并多发性脊柱畸形者，其同胞的发病率达 5% ~10%。除遗传因素外，环境因素被认为也可能与先天性脊柱侧弯的发病相关。在妊娠 4~7 周母体受到内外环境的变化刺激，如缺氧、酒精、维生素缺乏、抗惊厥药物(如丙戊酸)、高热、母体胰岛素依赖型糖尿病和妊娠期糖尿病等。其中，大多数学者认为缺氧是引起先天性脊柱侧弯的主要因素。

2. 先天性脊柱侧弯的分类

先天性脊柱侧弯是由于椎体的发育异常所致，其在脊柱的冠状面、矢状面和水平面上可引起侧凸、前凸、后凸和旋转畸形，临床上常见的先天性脊柱畸形多是侧凸和前凸或者侧凸和后凸的结合，单纯的先天性脊柱前凸或后凸十分少见。

根据脊柱发育的异常，先天性脊柱侧弯可分为三型：

（1）Ⅰ型：形成不良，即半椎体。可谓一个典型的分界完全、单一椎弓根、楔形的半椎体，半椎体也可与相邻锥体相融合。根据半椎体的排列及其与上、下邻椎的关系，又可分为以下亚型。①完全分节型：半椎体与上、下椎体完全分节，存在椎间盘间隙。②不分节封闭型：半椎体与上、下椎体不分节，不存在椎间盘间隙。③部分分节半闭型：半椎体一端与邻椎不分节，另一端与邻椎分节，仅此侧有椎间盘间隙。④两个半椎体位于脊柱的两侧，其间至少有 1 个正常椎体隔开，称为补偿性半椎体脊柱侧凸。

（2）Ⅱ型：分节不全，即一侧椎体阻滞骨桥形成。

（3）Ⅲ型：同时存在形成不良和分节不全或合并肋骨畸形。

3. 自然病史

了解先天性脊柱侧弯的自然发展史对其治疗有很大的帮助。已有较多研究显示，未经治疗的先天性脊柱侧凸中，25% 的侧凸为非进展性，25% 的侧凸为缓慢进展性，50% 的侧凸为快速进展性，每年加重 5°～7°，10 岁以前即可发展为严重侧凸，尤其是在青春期快速生长时会进一步加重。将造成脊柱和胸廓严重畸形，影响心肺功能、消化功能和全身营养状况，不仅影响患儿身心健康，而且会大大缩短患儿寿命。

研究表明，先天性脊柱侧弯有两个进展的高峰期，分别在 2 岁和 8～13 岁，与人类的两个生长高峰相近似。在 Ⅰ 型侧凸中，完全分节的未闭型半椎体的侧凸进展风险最大。进展最快的类型为一侧不分节伴对侧半椎体形成，接着为凸侧连续两个游离的半椎体。重要的是务必要定期进行准确的临床和影像学检查，以预测侧凸是否进展。先天性脊柱侧弯的自然发展史表明侧弯每年进展 10°～12°。所以，不经治疗的先天性脊柱侧弯，其 Cobb 角每年进展 15° 以上则应列为进展性，需要手术治疗。临床上要准确判断侧凸的进展性，及时干预、阻止侧凸加重。而先天性脊柱前凸和后凸是进行性加重的，自然发展预后较差。

两个半椎体位于脊柱的两侧，其间至少有一个正常椎体隔开，称为补偿性半椎体脊柱侧凸，也称为半节状排列交替脊柱侧凸，此种侧凸很轻，加重缓慢。但是有时也会加重，取决于两个半椎体的距离和半椎体的自然病程。

椎体阻滞为两个椎体越过相邻椎间盘融合在一起，即分节不全。然而，典型的分节不全是骨桥，仅发生于一侧，两个邻近的椎体间有完好的椎间盘。骨桥可延伸至 2 个或更多的椎体。由于分节不全的骨桥阻碍，其侧凸加重取决于向凸方生长的程度。

未分节骨桥最常见于胸椎。骨桥位于后方时随着脊柱的前凸而伴有侧凸。如果骨桥在两侧，均跨过相同节段，可发生真正的前凸。未分节骨桥可致骨盆倾斜，但不会引致骨盆高的一侧髋关节半脱位或脱位，除非存在着某些神经方面的异常，引起髋关节周围的肌力不平衡。

虽然先天性脊柱畸形的病变主要在凹侧，但是如果要判断其脊柱畸形加重的可能性，则必须对凸侧的生长潜能做出正确的判断。如果凸侧生长潜能大，则侧凸进展加重的可能性大，反之亦然。生长潜能大小主要根据病变节段的椎间隙和椎弓根来判断。如果病变节段的椎间隙和椎弓根清楚，说明其上、下的骺板发育良好，生长潜能大。

当半椎体与相邻椎体融合时，缺乏生长骺板，其进行性加重的可能性明显减小。同样，Ⅱ型先天性脊柱侧凸因一侧椎体间有较宽大的椎间盘间隙而对侧合并未分节的骨桥，弯曲加重的可能性较大。相反，椎间盘间隙狭窄者则进展缓慢。而对于混合型，应该对畸形节段凸侧和凹侧脊柱生长潜能进行整体的判断和权衡，才能对畸形的进展做出正确的预测。

先天性脊柱侧凸分类是以脊柱的 X 线表现为基础的。影像学检查应包括 X 线检查、CT 及三维重建和 MRI 检查，以充分认识其异常的解剖关系、畸形部位及脊髓的情况。

临床上形成不良与分节不全可同时发生。当半椎体的对侧发生骨桥形成时，则侧凸将严重发展，应行全面检查以了解真正的解剖异常。先天性脊柱侧凸最大的危害是侧凸的加重，故应在严重侧凸进展前做出治疗的决定，避免并发症的发生。

4. 临床诊断

先天性脊柱侧弯的诊断主要依靠明确的临床表现以及早期的病史回顾。首先应了解早期轻度脊柱侧弯的常识，依据病史、症状、体征和 X 线检查诊断多无困难。大多数先天性脊柱畸形都是在进行常规检查时偶然发现的。应注意的是畸形的部位、形态、侧凸的僵硬度、剃刀背的高度，双肩是否等高，以及是否存在代偿性侧凸和躯干的失代偿等。应遵循的一个原则是："如果有一处先天畸形，就要寻找其他异常"。在胎儿发育 20～28 周就可以探知畸形情况，但只有 1/4 的畸形在出生后第一年内即被诊断。目前，诊断的主要方式为体格检查结合影像学检查。随着测序技术的不断发展，基因检测也逐渐被应用于先天性脊柱侧弯的诊断中。一项对国人先天性脊柱侧弯患者全外显子组测序发现，*TBX6* 相关的先天性脊柱侧弯患者占 9.7%（41/424），*RYR1*、*MYH3* 等其他相关基因的致病突变患者占 8.2%（35/424），CNV 患者占 0.9%（4/424），总诊断率高达 18.6%。随着基因测序覆盖度与准确度的增加，联合应用 CNV 分析等方法提高了该病的诊断率。

5. 治疗

先天性脊柱侧弯与其他脊柱畸形的治疗相似，主要包括保守治疗与手术治疗两类。对于畸形轻、进展风险低的先天性脊柱畸形，可考虑临床观察。而对于畸形复杂的患者，可采用石膏或支具治疗来控制，以避免急性加重造成后期治疗的困难。石膏矫形治疗早发性脊柱侧弯已取得较好的临床疗效，但在先天性脊柱侧弯中的应用报道较少，石膏或支具矫形也可用于推迟手术治疗的年龄。全身麻醉下系列石膏的主要并发症为皮肤压伤、肺功能损害，以及反复全身麻醉对患者发育的潜在影响等。

（1）非手术治疗：一般包括观察和支具治疗。

观察：适用于自然病史不清楚和进展可能性不大的病例，对封闭型半椎体或混合型脊柱侧弯可予以观察，而对单侧不分节骨桥畸形的患者则不适宜观察。一般为每 4～6 月随诊一次，常规行站立位脊柱全长正侧位 X 线检查，婴幼儿也可行卧位检查，注意站立位和卧位 X 线片的差异，以避免评估上的错误。在两次生长高峰的观察尤为重要，是确立进一步检查方法的关键。

支具治疗：先天性脊柱侧弯是由于脊椎发育异常所形成的结构性改变，侧弯往往非常僵硬，支具治疗效果差，对于部分紧张缓慢的先天性脊柱侧弯患者，支具是唯一有效的非手术治疗方法。长弯、柔韧性好、胸腰段的侧弯对支具治疗的效果反应最好。而对短节段十分僵硬的侧弯以及单侧不分节骨桥患者支具治疗无效，不适宜采用。

（2）手术治疗：大多数先天性脊柱侧弯畸形呈进展性，需要手术干预。目前用于治疗先天性脊柱侧弯的术式有很多种，选择时需要考虑患者的年龄、畸形的类型及自然史。目前常用的主要的手术方式可以分为四类：融合手术、非融合手术、融合与非融合混合技术及生长调节技术。

适当的早期积极处理可采用较为简单的手术方法。而侧凸较为严重时，手术变得更为复杂，风险也更高。因此在首诊时，应根据影像学检查推测畸形椎体的生长趋势，判定合理的治疗方案。

融合手术：包括原位融合术、半椎体切除短节段融合术以及其他截骨矫形植骨融合术。原位融合术是早期治疗脊柱畸形的手术方法，手术成功的关键在于充分的植骨融合。但由于该术式只进行椎板融合，不能对侧弯有所矫正，便也不能控制侧弯的进展，矫形率有限，目前已经很少采用。半椎体畸形是最常见的先天性脊柱侧弯类型。其中非嵌合的完全分节的半椎体拥有完整的生长潜力。半椎体切除有两个作用：一是控制侧弯进展；二是矫正侧弯。该术式可以早期通过短节段融合达到满意的矫形效果。但是对严重僵硬的先天性脊柱侧弯患者，如果他们的骨骼发育接近或达到成熟，可考虑行截骨矫形融合术。而对于骨骼发育未成熟者，若畸形累及范围短，可在截骨术后使用短节段融合；若畸形累及范围长，可在截骨完成后采用短节段融合，术后配合支具或联合生长棒等非融合技术来治疗。

非融合手术：适用于骨骼发育未成熟、累及范围长的畸形。因为需要在对此类患者获得畸形矫正的同时，保留脊柱侧的生长潜力，保障患儿胸廓及肺的发育，而早期融合会导致短躯干及胸廓发育不良。目前，非融合手术主要包括传统生长棒技术、磁控生长棒技术（magnetically controlled growing rod，MCGR）、纵向可撑开人工钛肋（vertical expandable prosthetic titanium rib，VEPTR）、Shilla 技术等，其中生长棒的应用最为广泛。

生长调节技术：用于治疗先天性脊柱侧弯的生长调节技术主要为骨骺阻滞术。骨骺阻滞术是通过凸侧融合来抑制凸侧的生长而允许凹侧的继续生长以矫正畸形。可通过前后路凸侧骨骺阻滞来治疗先天性脊柱侧弯，也可通过单纯前路或后路骨骼阻滞来矫正先天性脊柱前凸或后凸。主要适用于年龄小于 5 岁、畸形较轻但进行性发展、畸形累及范围≤4 个节段且凹侧具有充分的生长潜能。若适应证选择恰当，可获得比较好的治疗效果。

三、特殊类型脊柱侧弯

（一）神经肌肉型脊柱侧弯

神经肌肉型脊柱侧弯是指由于神经或骨骼肌肉系统疾病引起的一种脊柱侧弯，其特点是大脑、脊髓、周围神经、神经肌肉接头处或肌肉失去正常功能，伴随脊柱畸形。最为常见的是由于上运动神经元病变造成的肌肉功能障碍，表现为肌肉痉挛、强直；

而脊髓前角细胞或下运动神经元病变，或原发的肌肉病变则会导致弛缓性瘫。

常见神经肌肉病变包括：脑瘫、脊髓灰质炎（小儿麻痹症）、Duchenne 综合征及进行性肌营养不良症等。国际脊柱侧凸研究会将可以引起神经肌肉型脊柱侧凸的疾病分为：

1. 神经源性疾病

（1）源于上运动神经元：a. 脑瘫。b. 脊髓小脑变性，包括①遗传性共济失调（Friedreich's ataxia）；②进行性神经性肌萎缩（Charcot Marie – Toothdisease）；③罗 – 雷病（Roussy – levy disease）。c. 脊髓空洞症。d. 脊髓肿瘤。e. 脊髓损伤。

（2）源于下运动神经元：a. 脊髓灰质炎。b. 其他的病毒性脊髓炎。c. 周围神经损伤。d. 脊髓肌肉萎缩，包括①家族脊髓性肌萎缩（Werdnig – Hoffmann disease）；②青少年脊髓性肌萎缩（Kugelberg – Welander disease）。e. 家族性自主神经功能异常综合征（Riley – Day Syndrome）。

2. 肌源性疾病

（1）先天性多发性关节挛缩症。

（2）肌营养不良：①Duchenne's 肌营养不良；②肢带肌营养不良；③筋膜关节囊 – 肱骨肌营养不良。

（3）纤维型不对称肌萎缩。

（4）先天性肌张力减退。

（5）肌强直性营养不良。

最基本的发病机理均是脊柱周围的肌力不平衡，作用于椎体终板。神经肌肉型脊柱侧弯通常发病较早，在儿童及青少年生长期呈快速发展，而在骨骼成熟后仍继续发展；侧弯多数较长，呈 C 形，可累及到骶骨，往往合并骨盆倾斜，脊柱后凸畸形也较常见。由于患者活动的限制及原发病，可合并营养不良、心肺功能障碍、胃肠道功能障碍、全身状况差，且易合并髋脱位及下肢畸形，乃至肢体运动功能的丧失。目前外科手术是治疗神经肌肉型脊柱侧弯唯一的有效方法。当出现以下情况时可考虑手术治疗：心肺功能明显受限；不用手不能维持坐姿；骨盆倾斜明显，腰椎坍塌，季肋部顶在髂嵴上，引起局部疼痛，或出现严重的腰痛等。神经肌肉型脊柱侧弯手术常伴随较高的并发症发生率。其死亡率为其他脊柱手术的五倍。神经肌肉型脊柱侧弯患者术中失血超过自体血总量 50% 的发生率为其他患者的七倍。

与特发性脊柱侧弯相比，神经肌肉型脊柱侧弯患者的全身状况差、累及范围广、多存在不同程度的残疾，且手术常伴随较高的并发症发生率，常见的有呼吸系统并发症、神经损伤、感染、内固定相关并发症及假关节形成等。

（二）神经纤维瘤病合并脊柱侧弯

神经纤维瘤病（neurofibromatosis，NF）是一种以神经嵴细胞异常增殖为特征的罕见的常染色体显性遗传病，该病是因为染色体 17q11.2 上的神经纤维蛋白基因突变而发生。在临床上，通常分为两种类型：1 型神经纤维瘤病（neurofibromatosis type 1，NF – 1）和 2 型神经纤维瘤病（neurofibromatosis type 2，NF – 2）。

其中脊柱侧弯是 NF-1 最常见的骨骼表现，在所有脊柱侧弯的病例中，神经纤维瘤病的患者只占 3%。临床上，将 NF-1 引起的脊柱侧弯分为两种类型：营养不良型和非营养不良型，营养不良型脊柱侧弯有典型的影像学特征：①侧弯曲线短而锐利。②脊柱侧弯较僵硬，脊柱柔韧性通常小于 30%。③骨骼改变，包括椎体扇贝样改变，椎体旋转，椎体楔形变，肋骨铅笔样变，椎间孔扩大，椎弓根变细或缺失。④椎旁肿瘤。⑤硬脊膜扩张。由于其独特的病理特征，营养不良型脊柱侧弯比非营养不良型脊柱侧弯起病早、预后差。目前关于 NF-1 如何引起脊柱侧弯的具体机制尚未阐明，早期有研究发现 NF-1 的致病基因位于 17q11.2，它可以编码神经纤维蛋白，这种神经纤维蛋白功能还不完全清楚，但已知它能激活 ras-GTPase，它能促进活性 ras-GTP 水解为非活性 ras-GDP。神经纤维蛋白的减少或完全丧失导致 ras 的激活，ras 反过来调节下游信号通路包括涉及丝裂原活化蛋白激酶（MAPK）、蛋白激酶 B（PKB）、磷脂酰肌醇 3 激酶（PI3K）的信号通路和雷帕霉素（mTOR）激酶的哺乳动物靶点。这些途径的激活具有多种细胞效应，但通常刺激细胞增殖和存活。目前，关于其致病机制的研究大多是根据临床现象得出的，具体的分子机制有待进一步研究。对于营养不良型脊柱侧弯的治疗，不建议采用支具治疗，因为其临床进展通常较快。尤其当侧弯曲线具有 3 个肋骨铅笔改变或 3 个以上营养不良特征时，建议早期手术治疗。对于 NF-1 引起的极重度脊柱侧弯，若快速矫正僵硬的畸形会增加神经系统并发症的风险，而且这类患者骨骼量差，不足以提供足够的支撑。可进行术前的牵引以降低神经系统并发症的发生率。

四、儿童脊柱后凸畸形

脊柱后凸畸形（Kyphosis）指的是脊柱的异常后凸畸形。这种脊柱疾病通常发生在胸椎，有时也可累及颈椎，造成背部疼痛、肌肉疲劳及单侧的肌肉僵硬，严重时甚至可造成呼吸困难，儿童脊柱后凸畸形临床并不少见，胸椎后凸的正常范围为 20°～45°（Cobb 角）。根据年龄的估计及种族差异，50° 可能是正常值的上限。当超过此上限时，会导致过度后凸。

（一）发病机制

新生儿脊柱保持整体的屈曲状态，在学步前阶段没有明显变化。在婴儿开始坐位时，随着脊柱的轴向负重线在矢状面上下降到旋转轴线的前面，胸腰椎继续弯曲。骨盆和髋部被动屈曲。当婴儿开始站立时，抗重力肌群产生姿势性脊柱曲线，脊柱的正常矢状面上的轮廓开始出现。由于头部位于旋转轴线的前方，颈椎出现前凸并造成重心后移。由于髋部和骨盆处于屈曲位置，竖脊肌必须对抗这些屈曲的部位，从而使下肢处于更垂直地均衡负重的位置。进而引起腰椎前凸增加。胸椎则与婴儿期屈曲姿势一致，继续保持后凸姿势。

（二）病因

儿童脊柱后凸畸形主要可分为姿势型、Scheuermann 及先天性后凸畸形。

姿势性后凸畸形：这是后凸畸形的最常见形式，由姿势不良引起。姿势性驼背通常发生于青少年中，并且女孩的发病率显著高于男孩。在大多数情况下，这种后凸畸形可以通过物理治疗和运动来矫正，不需要任何手术介入。

Scheuermann 后凸畸形：这种类型的后突畸形常始于青春期，是由椎骨的"楔形"改变引起的，可导致脊柱侧凸的发展。需要 X 射线才能识别这种类型，但是目前学者尚不明确该病的发病机制。

先天性后凸畸形：这是后凸畸形最罕见的形式。先天性后凸畸形（出生时发现）是由胎儿期的椎骨异常发育引起的，并可能导致椎骨融合在一起。通常是指由于先天性原因造成脊椎结构异常，进而导致的发生于脊柱任何部位的病理性后凸畸形。临床上，先天性脊柱后凸并不常见，但其自然发展过程险恶，常常会发展为严重的畸形，甚至导致截瘫。先天性脊柱后凸按其发生原因可以分为三种类型：1 型为椎体形成缺陷，即半椎体；2 型为椎体分节不良；3 型即同时具有 1 型和 2 型特点

脊柱后凸也可由其他疾病引起，包括椎骨压缩性骨折、退行性脊柱关节、强直性脊柱炎、脊柱感染（如脊柱结核）、肌营养不良、脊柱肿瘤。

（三）临床表现

患者因胸椎圆背畸形程度增加而偶尔出现背痛。患者的疼痛症状通常局限于肩胛间区域（畸形的顶点）或腰椎区域，体格检查可以发现，在直立状态下会出现胸椎后凸增加和肩部倾斜。头颈部前倾继发于颈椎前凸增加。腰椎前凸增加和腹肌力量减弱会导致腹部轻度隆起。Adam 试验可出现与轻度脊柱侧弯相关的躯干轻微不对称。从侧面看，Adam 试验显示胸椎陡峭的角状后凸。这种畸形不易通过改变姿势或被动手法治疗进行纠正。腰椎前凸通常是可逆的，但颈椎前凸可能会变得固定。虽然神经系统检查正常，但在这些患者中可以看到大腿后侧肌肉紧张或紧缩。患有腰椎 Scheuermann 病的青少年通常表现为进行性腰痛，有时合并有臀部和下肢放射痛，这种疼痛会影响睡眠。体格检查示正常腰椎前凸明显丧失，腰椎区域扁平僵硬，肌肉痉挛，腰椎活动受限且伴有疼痛。通常不会出现脊柱侧凸，神经系统检查往往是正常的。

（四）诊断

脊柱后凸的诊断通过站立位脊柱全长正侧位 X 线片进行诊断。标准的脊柱侧位 X 线片：患者直立站立，臀部和膝盖伸展，手臂自然地平伸与肩同高。正位可显示轻度脊柱侧弯并显示轻微的椎体旋转。侧位片显示胸椎后凸 >40°。脊柱后凸的诊断标准：在后凸顶点处三个连续相邻椎体的前缘楔形变 >5°；椎体骨骺环不规则，合并变平和楔形变；椎间盘间隙变窄；不同程度的 Schmorl 结节。

（五）治疗

1. 非手术治疗

观察：①姿势性过度后凸（圆背畸形可通过姿势调整纠正）；②后凸角度小于 60°，仍处于生长期的患者；③后凸角为 60°～80°，骨骼发育已接近成熟；④患儿应每 6 月复查站立位脊柱全长 X 线片，如果出现疼痛症状，建议行功能锻炼。

支具或者矫形器治疗：骨骼相对未成熟（Risser 征≤2 级）和已经在外观或功能上不可接受（通常 >60°）且已知为进行性加重的畸形。

2. 手术治疗

适用条件：①严重和进展的先天性后凸畸形，超过 45°或后凸畸形伴有神经功能损害甚至肌力减退；②疼痛、僵硬畸形、弯曲超过 70°～75°或进行性畸形，以及不可接受的外观畸形 Scheuermann 后凸畸形患儿。

手术方式包括：脊柱内固定、后路融合、截骨矫形术。

五、儿童腰椎滑脱

腰椎滑脱是指由于病理或外伤等原因引起腰椎上一椎体沿下一椎体上缘的斜面向前下方向滑移，部分患者会因此诱发腰痛甚至出现马尾神经损害症状。这种疾病最早是由产科医生注意到的，比利时产科医师 Herbiniaux 发现骶骨前方的一个骨性突起可以导致分娩困难，因此他被认为是最早描述腰椎滑脱的人。术语"spondylolisthesis"由 Kilian 在 1854 年首先应用，这个词源自希腊语，spondylo 的意思是椎体，olisthesis 的意思是沿光滑的路滑动或滑倒。

（一）发病机制

儿童腰椎滑脱的发生机制尚不十分明确，大多为发育不良型和峡部裂型。脊柱在任一运动节段上均存在剪切力，在腰骶部由于椎间隙是倾斜角度最大的，所以剪切应力最为明显，上一椎体对下一椎体有向前滑移、旋转的趋势。在生理重量负荷下，腰椎保持相互间的正常位置关系有赖于关节突关节、完整椎间盘的纤维环、周围韧带、背伸肌收缩力量和正常的脊柱力线。任何一种或数种抗剪切力机制的减弱或丧失均将导致腰骶部不稳，久之产生滑脱。滑脱的椎体可引起或加重椎管狭窄，刺激或挤压神经，引起腰痛、下肢痛、下肢麻木，甚至大小便功能障碍等症状。另外，滑脱后腰背肌的保护性收缩可引起腰背肌劳损，产生腰背痛。多数病例为第 5 腰椎椎体沿骶骨上缘斜向前下方滑移，其次为第 4、第 5 腰椎间滑脱。

本病可因先天性、损伤性、病理性、退行性、椎弓裂等不同原因所致。临床上最多见为老年患者退行性腰椎滑脱，而儿童腰椎滑脱主要常见类型为发育不良型和峡部裂型。先天性发育不良或各种原因导致峡部不连等椎体后方结构破坏时，即可能发生腰椎滑脱。腰椎滑脱后由于脊柱轴向力线改变，躯干重心前移，腰椎前凸代偿性增加，进一步增加椎体所承受的剪切力，形成恶性循环，以致腰椎滑脱程度不断增大，乃至发展为重度腰椎滑脱。

（二）分类

1. 根据病因学分类

（1）Wiltse－Newman－Macnab 分类法：将腰椎峡部裂和腰椎滑脱分为五种类型。Ⅰ型（发育不良性）为椎体及其附属结构先天性发育异常；Ⅱ型（峡部性）指基本病变在关节突峡部，包括峡部裂型（ⅡA型）、峡部延长型（ⅡB型）和峡部急性骨折型（ⅡC型）3种亚型；Ⅲ型（退行性）指退行性因素引起的腰椎滑脱；Ⅳ型（外伤性）表现为外伤导致腰椎后柱结构的急性骨折；Ⅴ型（病理性）由影响骨骼质量的疾病引起。

（2）Marchetti‐Bartolozzi分类法将腰椎峡部裂和滑脱分为两种主要类型：发育型和获得型，发育型又分为高发育不良型和低发育不良型；获得型包括外伤性、医源性、病理性和退行性4种亚型。

2. 根据滑脱程度分类

Meyerding分级法：根据侧位X线片，对腰椎滑脱的椎体，对应其下位椎体滑移的百分比判断严重程度。Ⅰ度腰椎滑脱＜25%；Ⅱ度腰椎滑脱介于25%～49%之间；Ⅲ度腰椎滑脱在50%～74%之间；Ⅳ度腰椎滑脱在75%～99%；Ⅴ度腰椎滑脱，指椎体滑移至下一椎体水平以下，即所谓完全滑脱（图5‐3）。

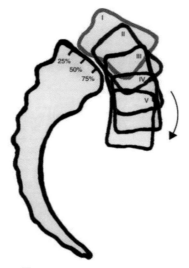

图5‐3 Meyerding分级法

引自：Koslosky E, Gendelberg D. Classification in Brief: The Meyerding Classification System of Spondylolisthesis. Clin Orthop Relat Res. 2020 May；478（5）：1125‐1130.

3. 其他分类分型

Mac‐Thiong‐Labelle分型：这种分型方法是根据滑脱继续进展的风险大小和预期治疗效果情况，对滑脱的严重情况进行升序排列，主要依据以下三个因素：①腰骶部椎体滑脱的程度（轻度滑脱、重度滑脱）。②发育不良的程度（轻度发育不良、高度发育不良）。③矢状面上骨盆局部平衡情况（依据PI、SS和PT的大小进行评估，PI临界值为60°，SS临界值为40°）。但此分型中关于高度发育不良的具体评判标准过于复杂，导致组间的可信度稍差。另外，分型中未评估脊柱整体平衡情况，而脊柱整体失平衡是判断滑脱手术方式和影响术后临床满意度的关键因素之一。

（三）临床表现

儿童腰椎滑脱所引起的临床症状有很大的变异性，并非所有的滑脱都有临床症状，且不同的患者可能临床症状的表现及轻重均不相同。这除了与脊柱周围结构的代偿能力有关外，还取决于继发损害的程度，椎管狭窄、马尾及神经根的受压及继发脊柱畸形引起的外观改变等。

主要症状包括以下几方面：

1. 局部症状

（1）腰骶部疼痛：多表现为钝痛，极少数患者可发生严重的尾骨疼痛。疼痛可在劳累后出现，或于一次扭伤之后持续存在。站立、弯腰时加重，卧床休息后减轻或消失。

（2）腰椎前凸增加，臀部后凸。滑脱较重的患者可能会出现腰部凹陷、腹部前凸，甚至躯干缩短、走路时出现摇摆。

（3）触诊滑脱上一个棘突前移，腰后部有台阶感，棘突压痛。

2. 神经损害症状

（1）坐骨神经受累：表现为下肢放射痛和麻木，这是由于峡部断裂处的纤维结缔组织或增生骨痂可压迫神经根，滑脱时神经根受牵拉；直腿抬高试验多为阳性。

（2）间歇性跛行：若神经受压或合并腰椎管狭窄则常出现间歇性跛行症状。

（3）马尾神经受牵拉或受压迫症状：滑脱严重时，马尾神经受累可出现下肢乏力、鞍区麻木及大小便功能障碍等症状。

3. 继发脊柱侧弯畸形

表现出脊柱正常生理曲度消失的相关症状，如双肩不等高、骨盆倾斜、剃刀背畸形等。

（四）诊断

1. X 线检查

通过仔细观察，正位 X 线片：可能发现在椎弓根阴影下有一密度减低的斜行或水平裂隙，多为双侧。明显滑脱的患者，滑脱的椎体倾斜，下缘模糊不清。能清楚显示椎弓崩裂形态。侧位 X 线片：可以显示腰椎滑脱征象，并能测量滑脱分度。斜位 X 线片：可以清晰显示峡部病变。在椎弓崩裂时，峡部可出现一带状裂隙，称为苏格兰（Scotty）狗颈断裂征。动力位 X 线片：可以判断滑移的活动性，对判断有无腰椎不稳价值较高。腰椎不稳的 X 线诊断标准有过伸、过屈位片上向前或向后位移 >3mm 或终板角度变化 >15°。

2. 腰椎 CT

腰椎滑脱的 CT 表现主要有：①双边征；②双管征；③椎间盘变形。出现滑脱水平的纤维环变形，表现为前一椎体后下缘出现对称的软组织影，而下一椎体后下缘无椎间盘组织；④峡部裂隙出现在椎弓根下缘平面，走行方向不定，边缘呈锯齿状。三维 CT 或矢状面多幅重建可以明确椎间孔变化及滑脱程度。

3. 腰椎磁共振

核磁共振检查(MRI)可观察腰椎神经根受压情况及各椎间盘退变程度,有助于确定减压和融合范围。

(五)治疗

1. 非手术治疗

儿童腰椎滑脱多为轻度滑脱,无明显临床症状,少数患者可出现腰痛、下肢放射痛等症状,其程度与患者活动量相关。无明显症状者一般无须特殊治疗,定期行 X 线检查即可。对于临床症状较轻的患者,大多可以通过佩戴支具、腰背肌和腹肌锻炼等保守治疗取得良好效果。

2. 手术治疗

一般经过 6 个月系统的非手术治疗症状不缓解、滑脱进展及合并有神经症状的患者,考虑手术治疗。峡部裂型滑脱程度轻微,无明显椎间盘退变及神经症状的患者,可行峡部裂修补术以及原位固定融合术;该技术的优点在于使不连接的峡部恢复骨性连接,从而最大限度地恢复解剖结构和保留病变节段活动能力。对于有神经压迫症状者,应行减压融合固定术,而目前对需要手术治疗的儿童腰骶滑脱患者是否进行椎间融合,以及固定的节段选择仍然存在一定的争议。目前对于腰骶滑脱合并脊柱侧弯畸形患者,建议一期先对滑脱者进行手术处理,术后脊柱侧弯畸形者侧弯会有一定程度的改善,后期再根据侧弯进展畸形进行相应的干预。

2006 年 Mac - Thiong - Labelle 提出了一种旨在指导儿童和青少年发育不良性腰椎滑脱外科治疗的新的临床分型方法,按发育不良性腰椎滑脱严重程度逐级分型,并提出供参考的手术治疗方案(表 5 - 1)。在以往许多临床研究中,腰椎滑脱手术方案的制定主要根据滑脱程度,此分型方法则融入了发育不良程度及矢状位脊柱 - 骨盆平衡等因素,可定量分析各个参数,评估发育不良严重程度及矢状位平衡情况,有利于术前全面评估患者滑脱病变情况,并指导制订合理的手术方案。

表 5 - 1 Mac - Thiong - Labelle 分型及治疗推荐

滑脱程度[①]	发育不良程度[②]	脊柱 - 骨盆矢状位平衡评估[③]	推荐的治疗方案
轻度滑脱(0, Ⅰ or Ⅱ度)	低度	骨盆投射角小(PI)/骨倾斜角小(SS)(胡桃夹型)	峡部修复(0 或 Ⅰ度)或 L5 - S1 原位 PLF ± 内固定 ± 复位[④](Ⅱ度)
		骨盆投射角大(PI)/骨倾斜角大(SS)(剪切型)	L5 - S1 原位 PLT ± 内固定 ± 复位[④](Ⅱ度)
	高度	骨盆投射角小(PI)/骨倾斜角小(SS)(胡桃夹型)	L5 - S1 原位 PLT ± 内固定 ± 复位[④](Ⅱ度)
		骨盆投射角大(PI)/骨倾斜角大(SS)(剪切型)	L5 - S1 原位融合(PLT)内固定 ± L4 和骨盆固定 ± 复位[④](Ⅱ度)

续表

滑脱程度①	发育不良程度②	脊柱 – 骨盆矢状位平衡评估③	推荐的治疗方案
重度滑脱（Ⅲ or Ⅳ度）	低度	骨倾斜角大（SS）/骨盆倾斜角小（PT）（平衡型骨盆）	L4 – S1 原位融合内固定术（PLT）±骨盆固定±部分复位④
		骨倾斜角小（SS）/骨盆倾斜角大（PT）（后倾型骨盆）	部分复位联合 L4 – S1 后外侧融合内固定±L5 – S1 椎体间融合（IF）
	高度	骨倾斜角大（SS）/骨盆倾斜角小（PT）（平衡型骨盆）	部分复位联合 L4 – S1 后外侧融合内固定±L5 – S1 椎体间融合（IF）
		骶骨倾斜角小（SS）/骨盆倾斜角大（PT）（后倾型骨盆）	部分复位 L4 – S1 后外侧融合内固定 L5 – S1 椎体间融合（IF）
Ⅴ度滑脱	高度		360 融合 + 内固定 + 复位

注：①根据 Mererding 法划分滑脱程度。②根据表中的诊断标准评估发育不良程度高低度。③当滑脱角度 >10°，Dubousset 腰角 <100° 或 SDSG 腰角 15 时建议纠正腰后凸畸形。④PLT 为后外侧融合；F 为椎体间融合，可使用 ALIPTLIP 和 PLIF 技术。

六、儿童颈椎畸形

（一）颅底凹陷症

颅底凹陷症是枕骨大孔周围的颅底骨向上陷入颅腔，迫使其下方的寰枢椎（齿状突）升高进入颅底，可合并部位的其他骨发育异常（如椎体分节障碍、寰椎融合障碍），也可合并神经结构畸形（如 Chiari 畸形、小脑扁桃体下疝和脊髓积水等），这些畸形可见于 30% 的颅底凹陷症患者。本病男性多见，男、女之比为 3：2；好发于青少年，以 10～30 岁最多见，亦有些患者发病较晚。

1. 病因

颅底凹陷的主要发病原因为先天性骨质发育不良，由于在胚胎发生学上，神经管在寰枕部闭合最晚，所以先天性畸形容易发生在此区。少数可继发于其他疾病。颅底凹陷可分为两种类型。①先天型：又称原发性颅底凹陷，伴有寰枕融合、枕骨变扁、枕骨大孔变形、齿状突向上移位甚至进入枕骨大孔内致使枕骨大孔前后径缩小。在胚胎发育 2～3 周时，由于胚胎分节的局部缺陷，寰椎不同程度地进入枕骨大孔内，有时与之融合等。近年来有人发现本病与遗传因素有关，即同一家族兄弟姐妹中可有数人发病。②继发型：又称获得型颅底凹陷，较少见，常继发于骨炎、成骨不全、佝偻病/骨软化症、类风湿性关节炎或甲状旁腺功能亢进症等，导致颅底骨质变软，变软的颅底骨质受到颈椎压迫而内陷，枕大孔升高有时可达岩骨尖，且变为漏斗状同时颈椎也套入颅底，为了适应寰椎后弓，在枕大孔后方可能出现隐窝，而寰椎后弓并不与枕骨相融合。

2. 临床表现

患者可因畸形的程度及并发症的不同，症状与体征差异较大，一般症状可有头痛、眩晕、耳鸣、复视和呕吐等，患者可有头颈部偏斜，面颊不对称，颈项粗短，后发际低，颈部活动受限且固定于特殊的角度位置，正常的颈椎前突消失及外貌异常，患者常诉颈部强直，多以进行性下肢无力和行走困难为首发症状，起病一般隐匿，逐渐加重，亦可在头部外伤后突然发病或加重，即在头部轻微外伤或仰头或屈颈过猛后出现肢体麻木无力，甚至发生四肢瘫痪和呼吸困难等，症状反复多次发作，整个病情呈进行性加重。

多数患者症状进展缓慢，偶有缓解，有些患者可无症状，仅在 X 线检查时发现有枕骨大孔区畸形，颅底凹陷，患者可有颈短、发际低、颅形不正、面颊耳郭不对称，但无明显神经系统症状(图 5 - 4)。

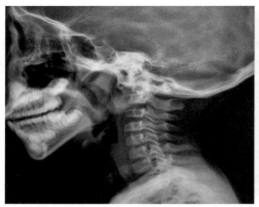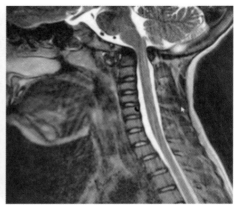

图 5 - 4 软骨发育不良患者(男，7 岁)

神经系统症状及体征主要表现为枕骨大孔区综合征，其主要临床表现为：

(1)上颈神经根刺激症状。主要是由于颅底畸形骨质刺激和压迫寰枕筋膜、韧带和硬脊膜，使其发生增生、肥厚或形成纤维束带，压迫上颈神经根，患者常常诉说枕部慢性疼痛，颈部活动受限，感觉减退，一侧或双侧上肢麻木、疼痛、肌肉萎缩、强迫头位等。

(2)后组脑神经障碍症状。常因脑干移位、牵拉或蛛网膜粘连，使后组脑神经受累，进而出现吞咽困难、呛咳、声音嘶哑、舌肌萎缩、言语不清、咽反射减弱等延髓性麻痹的症状，以及面部感觉减退、听力下降、角膜反射减弱等症状。

(3)延髓及上颈髓受压体征。主要因小脑扁桃体下疝，局部病理组织压迫延髓及上颈髓和继发脊髓空洞症所致，患者表现为四肢无力，感觉障碍，锥体束征阳性，尿潴留，吞咽、呼吸困难，手指精细动作障碍，位置觉消失；有时出现脊髓颈胸段单侧或双侧节段性痛，温觉消失，触觉和深感觉存在，这种分离性感觉障碍为脊髓空洞症的特征表现。

(4)小脑功能障碍。以眼球震颤最为常见，多为水平震颤，亦可为垂直或旋转震颤，晚期可出现小脑性共济失调，表现为步态不稳，说话不清，查体可见指鼻试验不准，跟－膝－胫试验不稳，闭目难立征阳性等。

（5）椎动脉供血障碍。表现为发作性眩晕、视力障碍、恶心呕吐、共济失调、面部感觉障碍、四肢瘫痪及延髓性麻痹等临床症状。

（6）颅内压增高症状。早期患者一般无颅内压增高，一旦出现说明病情严重，而且多为晚期，症状系发生梗阻性脑积水所致。个别出现较早的患者可能为合并颅内肿瘤或蛛网膜囊肿的原因，患者表现为剧烈头痛、恶心、呕吐、视盘水肿，甚至发生枕骨大孔疝，出现意识障碍，呼吸循环障碍或突然呼吸停止而死亡。

3. 影像学特点

1）X 线检查

（1）钱氏线（Chamberlain's line）：亦称腭枕线。头颅侧位片上由硬腭后缘向枕大孔后上缘作一连线，即为钱氏线。正常人齿状突在此线的 3mm 以下，若超过此限，即为颅底凹陷症。

（2）麦氏线（McGregor's line）：也称基底线。由硬腭后缘至枕骨鳞部最低点连线，即麦氏线。正常齿状突不应高出此线 6mm，若超过即为颅底凹陷症。

（3）Bull 角：硬腭平面与寰椎平面所成的角度，即 Bull 角。正常小于 13°，大于13°即为颅底凹陷症。

（4）基底角：由鼻根部至蝶鞍中心和蝶鞍中心至枕大孔前缘两线形成的角度，即基底角。正常为 109°～148°，平均 132.3°，颅底凹陷症时此角增大。

（5）克劳指数（Klaus's index）：齿状突顶点到鞍结节与枕内隆突间连线的垂直距离。正常为 40～41mm，若小于 30mm 即为颅底凹陷症。

（6）二腹肌沟连线（Fishgold 线）：在颅骨前后位断层片上做两侧二腹肌沟的连线，从齿状突尖到此线的距离，正常为 5～15mm，若齿状突顶点接近此线甚至超过此线即为颅底凹陷症。

（7）双乳突连线：正位片上，两乳突之间的连线正常时此线正通过寰枕关节，齿状突可达此线或高出此线 1～2mm。颅底凹陷症时超过此值为异常。

（8）Boogard 角：枕大孔前后缘连线和枕骨斜坡所形成的角度。正常为 119.5°～136°，颅底凹陷症时此角增大。

（9）外耳孔高度指数：头颅侧位片上外耳孔中心点或两侧外耳孔连线中点至枕骨大孔前后缘连线向前延长线的距离，即为外耳孔高度指数。正常为 13～25mm，平均17.64mm，小于 13mm 即为颅底凹陷症。

2）CT 扫描

主要是显示脑组织及脑室的改变，有时可行脑室造影 CT 扫描。在脑室内注入非离子水溶性造影剂后行 CT 扫描可观察到脑室大小，中脑水管是否通畅及第四脑室及脑干的改变，并可勾画出小脑扁桃体下缘的位置。

3）MRI 检查

MRI 是诊断本病最好的检查手段之一，尤其在矢状位可清楚地显示中脑水管、第四脑室及脑干的改变，小脑扁桃体下疝的程度及颈髓受压的情况，便于决定手术治疗方案。

4. 治疗

（1）非手术治疗。颅底凹陷常导致颅后窝和上颈部椎管有效空间缩小，故治疗的目的在于给予足够空间进行减压术。对于偶然发现的无症状者，一般不需要治疗，应嘱患者防止头颅部外伤及过度剧烈头部屈伸。对症状轻微而病情稳定者，可以随访观察。

（2）手术治疗。一旦出现进行性加重，应手术治疗，手术方式主要为枕骨下减压术。但必须指出，症状轻微患者即使影像学发现畸形也不宜手术。目前手术指征为：①有延髓和上颈髓受压表现者。②有小脑征症状及颈神经症状，并呈进行性加重者。③有颈神经根受累和伴有脊髓空洞者。④有脑脊液循环障碍或颅内压增高者。⑤伴有颅后窝肿瘤或蛛网膜囊肿者。

（二）游离齿状突畸形

游离齿状突畸形（os odontoideum）也称游离齿突小骨，是齿状突畸形中最为常见的一种枢椎畸形之一。其是正常齿状突被小骨代替，皮质骨分布于小骨周边，与枢椎椎体无骨连接，枢椎椎体与齿状突呈不连续的状态。该疾病是否需要治疗仍是医学中讨论的问题，但可以确定的是，其可能导致寰枢关节脱位、失稳等情况，此时便需要外科手段进行干预。此类畸形并非少见，尽管目前尚缺乏大规模的筛选性研究，估计此类畸形约占枕颈部畸形的80%。

1. 病因

（1）先天性病因。齿突游离小骨多为具有规则形状和光滑边缘的圆形或椭圆形，甚至很多患者并没有枕颈部外伤史，故认为这部分患者的病情为先天性缺陷。其病因为前寰椎、C1生骨节、C2生骨节发育并骨化导致了枢椎形成，临床病例回顾中发现常常与Down综合征、寰椎枕骨化等先天性畸形同时存在，并且此类家族性病例越来越多，这可能与BMP4和PTX1等基因片段的异常相关，或与胚胎发育6~8周时枢椎软骨原基发育缺陷有关，后齿突与寰椎前弓未能及时分节导致齿突游离小骨。在临床中发现，即使部分患者无明显外伤病史或有极易被忽略的轻微外伤，仍可能致骨骺损伤、隐匿性骨折，从而导致骨缺血坏死，最终形成齿状突游离小骨。一般将此归为先天因素，且目前无较好的检测方法，患者在患病初期重视程度不高。

（2）获得性病因。鉴于大部分齿突游离小骨病情患者出现过枕颈部外伤，认为其病因为获得性。从解剖结构角度看，齿突基底部的血供受限，即使是轻微的创伤，在反复发生的情况下也会导致齿突应力性骨折。而患者如果在儿童时期（5岁前）患有未被识别的齿突隐匿性骨折，骨折近端与血管距离较远，会出现坏死现象，导致骨化重塑，其上部分区域供血丰富从而产生齿突游离小骨。研究表明，一些患者在外伤前后的齿突游离小骨诊断不同，外伤前为正常齿突，外伤后则为异常，故认为齿突游离小骨为后天获得性。

（3）两种病因共存。由于两种病因解释方法均不能完全解释所有病例，因此对于齿突游离小骨形成病因仍处于探索研究阶段。先天性病因难以解释齿突游离小骨与枢椎椎体间缝隙高度问题，其较枢椎上关节面水平更高，获得性病因难以解释齿突游离小骨与寰椎前弓间软骨联结，因此可能是两种病因共同致病，如齿状突腰部发育不够粗大，外力易致该处骨折，齿状突向头颅侧移位，上述症状未能及时发现。另外，齿状突在骨折后原有的血供被破坏，出现骨吸收，在长期寰枢关节异常活动的刺激下骨折端变圆滑，出现皮质化。

2. 临床表现

齿状突游离小骨的存在会导致寰枢关节不稳或脱位，常表现为枕颈区疼痛，颈部僵硬、活动受限，斜颈，头晕，四肢麻木、无力等，没有特有的临床症状，因此容易误诊、漏诊，其诊断主要依赖影像学的表现，而且单纯诊断齿状突游离小骨是没有实际临床意义的，要同时评估寰枢椎间的稳定程度和是否有脊髓压迫。临床分型主要分为：①无症状型；②局部症状型（颈部疼痛、斜颈、头痛等）；③颈髓压迫症状型；④基底动脉缺血型。

3. 影像学特点

（1）X 线检查。初步诊断时需要关注颈椎张口位及颈椎侧位 X 线片，患者的检查中会发现齿状突呈游离状，与枢椎椎体分离；还可通过侧位 X 线片予以放射学测量，得到不稳定指数、寰齿后间距和椎管最小值，从而判断其压迫情况。整个检查可行性高、成本低，是最为常用的诊断辅助手段（图 5 - 5）。X 线检查常用于初步诊断、评估上颈椎不稳的程度并间接推断脊髓受压情况。

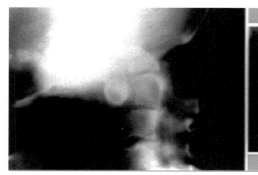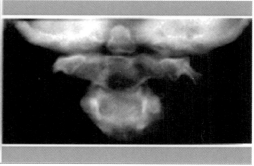

图 5 - 5　颈椎侧位及张口位 X 线片

（2）CT 检查。CT 二维或三维重建的诊断意义在于得到更为清晰的骨结构影像，对齿状突畸形类型、寰枢关节脱位进行判断。由于此疾病合并其他颈椎畸形的情况极为常见，单单使用 X 线检查可能会出现漏诊，附加 CT 检查可更为清晰明了，且还可采用薄层 CT 扫描得到椎动脉走行情况，能清晰显示出椎动脉走行是否正常，并在术中能有效保护椎动脉，术前结合有限元分析及 3D 打印，可在术前预先设计置钉方式、位置及指导选择螺钉入路及内固定方法（图 5 - 6，图 5 - 7）。这些都可以作为制订个性化治疗方案的参考因素。

（3）MRI 检查。MRI 可对寰枢关节脱位和脊髓受压情况进行检查。髓内局部信号变化、神经胶质增生等可作为齿状突游离小骨患者伴有脊髓病的诊断参考。MRI 可显示脊髓有无新鲜、陈旧损伤等信号改变，对确定齿状突游离小骨与齿状突新鲜骨折的鉴别具有良好的诊断价值(图5-8)。

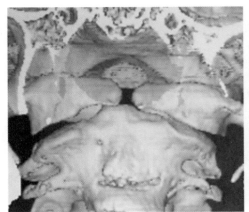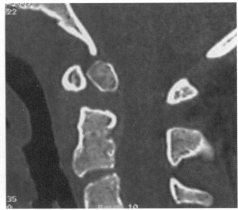

图5-6　颈椎CT及重建

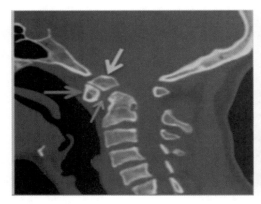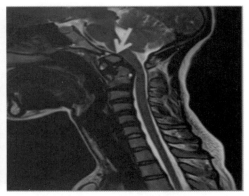

图5-7　颈椎CT　　　　　　　　　图5-8　颈椎MRI

4. 治疗

在临床诊治中发现，有一些患者齿状突游离小骨没有明显的临床症状，对于患者的身心影响不大，在治疗时也可以先选择颈椎牵引、颈托外固定等保守治疗。随访发现病情缓解，未见寰枢关节不稳的情况。但年龄增加可致颈椎退变、椎管可供脊髓缓冲的空间减少以及脊髓的适应力慢慢减弱，其产生的压迫会使得患者表现出一些临床特征，此时我们称之为症状性齿状突游离小骨。除了上述的类型，也有患者因外伤患病，脱位或半脱位的寰枢椎使得寰枢椎稳定性下降并出现脊髓压迫症状，此时也为症状性齿状突游离小骨。

在治疗方式上，非症状性齿状突游离小骨可以先行非手术治疗，监控病情变化情况，一旦出现枕颈部疼痛、寰枢椎不稳和持续神经症状，则行手术治疗。而症状性齿状突游离小骨则需要直接行手术干预。手术方法包括枕颈融合术或寰枢椎融合术，二者均属于局部稳定融合手术。

（三）短颈畸形

Klippel－Feil 综合征（短颈畸形）：由于颈椎先天性分节障碍引起的一种疾病。Klippel－Feil 综合征（KFS）的发病率为 1/40 000 ～1/42 000，男女发病比例为 1.3∶1。

1. 病因病理

正常情况下受孕后 14 天，原肠胚产生间充质细胞，形成将来的头、心血管及轴旁中胚层与侧中胚层。在胚胎 20～30 天，轴旁中胚层沿头尾方向分化为球状分节的结构，称之为体节。成熟后体节分化为 3 个部分：生骨节，形成椎体部分；生肌节，形成肌肉部分；生皮节，形成皮肤部分。生骨节要经历再分节的过程，由头部至尾部形成椎体。Klippel－Feil 综合征就是由于基因突变或者其他因素作用下，引起的分节与再分节障碍所导致，一般分为 3 种类型：Ⅰ型，为多个颈椎椎体融合；Ⅱ型，为仅 1～2 个椎间隙相邻的椎体发生融合；Ⅲ型，为颈椎融合同时合并胸段或腰段椎体的融合畸形。

2. 临床表现

KFS 的典型临床特征可表现为短颈畸形、后发际线低和颈椎活动受限三联征，在临床上既可作为单独畸形出现，也可合并其他系统畸形，包括脊髓、泌尿系统、心脏、胃肠道、眼、耳等。但并非所有患者都具有上述特点，Gray 等认为只有 32% 的患者出现典型的三联征。

（1）颈部短粗：常不太明显，但仔细观察其颈部较正常人变短。面部不对称，从乳突至肩峰的两侧颈部皮肤增宽，呈翼状颈。

（2）后发际低平：主要表现为后发际明显低于正常人。

（3）颈椎活动受限：由于椎体的融合，使颈椎的活动范围明显受限，旋转和侧弯受限尤为明显。多节段和全节段融合活动受限明显，单节段和下节段融合不太明显。

（4）上颈椎融合引起的短颈畸形，常合并枕颈部畸形，多在早期出现神经症状，主要表现为枕部不稳引起的脊髓受压表现。

（5）中低位颈椎融合引起的短颈畸形，早期多不伴有神经症状。随着年龄的增长，在融合椎体上、下非融合颈椎节段的活动度增加，劳损和退变也相继发生。退行性变包括椎体后缘骨质增生和韧带结构增厚、钙化，上述病理变化将导致椎管狭窄，颈脊髓硬膜外的缓冲间隙减小，一旦遇到轻微外伤即可引起神经症状，故此类患者几乎都是在遭受轻微外伤后出现明显的神经症状。其临床特点是创伤轻、症状重，可造成四肢瘫痪，而 X 线检查又不表现出明显的骨损伤征象。

3. 影像表现

短颈畸形在 X 线正侧位片上很难清楚地显示畸形部位，表现有以下几点特征：

（1）颈椎两个或两个以上椎体和附件的部分或全部融合。

（2）一个或多个椎间隙消失或部分消失。

（3）椎体扁而宽，有时为半椎体畸形。

（4）融合椎体的邻近颈椎节段增生、退变。椎管矢状径减小形成椎管狭窄。

（5）可合并其他畸形。

屈伸拉动力性颈椎侧位片，融合椎体节段失去正常颈椎的圆滑曲线，椎间隙不发生变化。

MRI能够明确地显示颈椎融合的节段，并可确定脊髓受压部位和严重程度，为治疗方案的选择提供可靠的依据，值得注意的是在婴幼儿因椎体未完全骨化，融合椎体间有透明带类似椎间盘，仔细观察会发现此透明带比正常椎间隙窄。

4. 治疗

（1）单纯中下位颈椎融合引起的短颈畸形。

早期常无神经症状，不需特殊处理，但应注意避免颈椎过度活动，防止外伤、延缓颈椎退变的进程。晚期因颈椎退变引起椎管狭窄出现脊髓受压症状者，可根据脊髓受压部位行前路或后路减压术。

（2）上颈椎融合引起的短颈畸形。

可在早期出现神经症状，应予以高度重视。对无神经症状者，应随访观察，防止颈部外伤，减少颈部活动或局部颈托固定，对出现神经症状者，可采用相应的减压和稳定手术。

（3）短颈畸形创伤合并引起脊髓损伤但不伴有骨性损伤者。

应先采用非手术治疗，如颅骨牵引或枕颌带牵引，症状消失后给予头、颈、胸石膏固定；伴明显骨折脱位者，则先采用颅骨牵引使之复位，然后根据神经症状变化情况选择治疗方案。

第二节　先天性肌性斜颈

先天性肌性斜颈（congenital muscular torticollis，CMT）是儿童常见的一种肌肉骨骼疾病，发病率为0.3%～0.9%，其特征是胸锁乳突肌间质增生和纤维化导致的挛缩，引起颈部活动受限，严重者可导致颅面部畸形及脊柱畸形，严重影响颜面部美观并导致头颈部的功能异常。

一、病因

CMT的真实病因不明。可能病因包括胎位不正、宫内空间狭小、产伤、感染和血管损伤。人们对先天性肌性斜颈进行了深入研究，包括对尸体胸锁乳突肌筋膜室解剖和灌注进行研究；对3例先天性肌性斜颈患者进行压力测定，以便在活体确证这一筋膜室的存在；临床回顾对48例CMT患儿的出生体位与挛缩侧的关系；等，这些研究使学者们推测CMT可能是患儿在子宫内或围生期发生筋膜间室综合征的结果。

二、临床表现

有时患儿一出生即可在颈部胸锁乳突肌处触摸到硬结，大部分在出生后2周内可触摸到。在患儿刚出生时或出生数周内，受累胸锁乳突肌常能触摸到小硬结。患儿常同时伴有斜头畸形和面部不对称。先天性肌性斜颈多发生于右侧，它可以累及胸锁乳突肌整块肌肉，但病变更常见于肌肉锁骨附着端附近。硬结在 1 个月或 2 个月内达到最大尺寸，之后可保持不变或缩小，通常在 1 年内消失。如果硬结不消失，则肌肉将永久性纤维变性、挛缩，导致斜颈。临床研究表明，难产婴儿更易患先天性肌性斜颈，合并其他肌肉骨骼疾病的概率也增加，如内收跖畸形、发育性髋关节发育不良和马蹄内翻足。据报道，先天性肌性斜颈患儿中，合并先天性髋关节脱位或髋臼发育不良的发病率为 7% ～20% 。对于这些患者应进行细致筛查，必要时应进行超声检查。

三、诊断和鉴别诊断

患儿出生后头部逐渐向患侧倾斜，同时颈部一侧胸锁乳突肌可见质地较硬的瘤样肿块。随着患儿年龄增长，病情不断发展加重，会造成头部向患侧倾斜、面部向健侧倾斜，颈部向前倾斜的表现(图 5 -9)。几个月之后，患儿侧面部会发生相对萎缩，面部发育不对称、双侧眼裂，甚至可能引起其他相关的继发性畸形，如颈椎侧弯、斜视等症状。

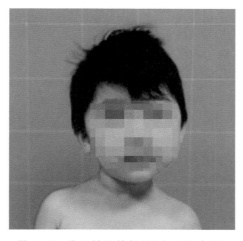

图 5 - 9 先天性肌性斜颈(女，28 个月)

因此，对于这些患者儿应进行细致筛查，必要时进行超声检查。超声检查是一种有效的影像学检查方法，具有无痛苦、无创伤等优势，能够对先天性肌性斜颈进行早期明确诊断，从而为患儿后续的治疗提供依据，有重要的临床价值。超声影像表现可见一侧胸锁乳突肌棱形增大，内部有肿块回声。肌肉条纹增粗、变短、扭曲，严重时还会出现中断。通过对比正常的胸锁乳突肌，能够表现出明显的差异性和特征性。在超声检查中，如果结果显示胸锁乳突肌有明显增强回声，说明患儿存在纤维化改变，应当及时采取手术方法治疗。

临床上应排除脊柱畸形引起的骨性斜颈，必要时行颈椎 X 线检查；还应排除视力障碍引起的代偿姿势性斜颈和颈肌麻痹导致的神经性斜颈。

四、治疗

先天性肌性斜颈婴儿期多采用保守治疗，包括手法推拿、颈部功能锻炼等。医师应指导家长用手法牵拉胸锁乳突肌，将婴儿的下颌转向受累胸锁乳突肌侧的肩关节，同时头部斜向对侧。先天性肌性斜颈通常可以通过以上综合疗法在 1 岁之内得到缓解。

当患儿保守治疗疗效不佳，出现胸锁乳突肌挛缩和典型头颈偏斜等病情加重时则需要手术治疗，以防面部畸形加重。早期手术治疗可预防这些畸形。理想情况下，患儿应在学龄期前接受手术治疗，以便有足够时间通过生长发育来重塑面部不对称，同时使手术解剖及松解过程更容易。

先天性肌性斜颈的手术治疗，包括单极胸锁乳突肌松解术，适用于轻度畸形；单极松解联合乳突部分切除的双极胸锁乳突肌松解术适用于中、重度斜颈。这类传统外科手术在患侧锁骨内侧或耳后做开放切口并离断松解胸锁乳突肌的胸骨头、锁骨头。近年来随着儿童腔镜技术的发展，经腔镜治疗先天性肌性斜颈，具有肌纤维分离准确、对神经血管损伤小、瘢痕不明显等优点，选择"耳后入路"和"经腋入路"的腔隙维持方式有 CO_2 充气建腔法和机械支撑建腔法，腔镜下需在颈阔肌或颈阔筋膜和胸肌筋膜间解剖分离，不损伤颈阔肌层次疏松清晰且血管分支更少。由于操作不当易出现的并发症主要有皮下积气、皮肤灼伤和瘀斑、神经血管损伤等。

第三节　发育性髋关节发育不良

发育性髋关节发育不良(developmental dysplasia of the hip，DDH)是儿童常见的骨骼肌肉疾病之一，具有很高的致残率，如 DDH 未在早期及时治疗而进展，可引起步态异常、慢性疼痛，在成年后早期发展为髋关节骨关节炎，不得不行髋关节置换术。

一、病因与流行病学

发育性髋关节发育不良是最常见的四肢畸形，不同地区和种族发病率差异很大。美国为 9.1‰ ~ 13.3‰，白种人发病率高，黑种人低，黄种人介于两者之间，这与遗传因素、生活习惯和环境密切相关。20% 的病例有家族史，女性发病率是男性的 5 ~ 9 倍，临床统计头胎、臀位和羊水过少都是该病的高危因素。DDH 的确切病因不明，主要包括机械因素学说、激素诱发关节松弛学说、原发性髋关节发育不良学说及遗传学说等。

二、临床表现和诊断

髋关节发育异常是指一系列髋臼和股骨头解剖结构和相互关系的异常，包括髋臼发育不良、髋关节半脱位及髋关节脱位三种病理类型。不同年龄段 DDH 的临床表现差异较大，体格检查方法也不尽相同，病理改变通常随年龄的增长而逐渐加重。

1. 新生儿

可出现臀纹、腿纹不对称，体格检查最基本的手法是屈髋外展活动，在患儿安静放松时轻柔地进行操作，通过屈髋外展活动可以初步筛查出脱位并可复位（Ortolani 阳性）和怀疑脱位不可复位（外展受限、Ortolani 阴性）的患儿。此期患儿病理改变表现为髋关节不稳定。

（1）Ortolani 试验（图 5-10）：婴儿平卧，检查者的示指和中指置于婴儿大转子外侧，拇指置于大腿内侧，屈髋 90°，旋转中立位。轻柔地外展髋关节，同时示指、中指推动大转子向上方抬起，如果感受到复位弹响即为阳性，用于证实已经脱位并可复位的髋关节。

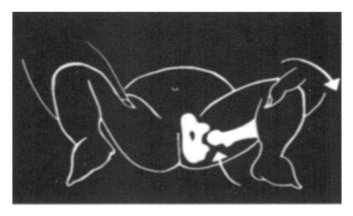

图 5-10　Ortolani 试验

（2）Barlow 试验（图 5-11）：婴儿平卧，检查者双手置于婴儿双膝，屈髋 90°位，逐渐内收大腿，与此同时拇指在大腿内侧施加向后和向外的应力，如果感受到股骨头从髋臼后缘弹出的弹响并在放松应力下迅速复位，即为阳性，说明髋关节不稳定，用于证实可以脱位的病例。

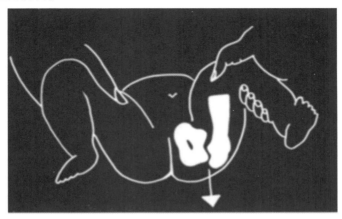

图 5-11　Balow 试验

由于 DDH 的病理改变程度不同，Ortolani 试验和 Barlow 试验不能发现双侧脱位无法复位的病例和髋关节尚稳定的髋臼发育不良病例。

2. 3月龄以上的婴儿

随着脱位程度的增加和继发性病理改变，如果髋关节脱位不可再复位，将出现如下特殊体征：髋关节外展受限、双下肢不等长及臀纹不对称。

3. 已学步行走的儿童

可以出现患侧肢体短缩，跛行（单侧脱位）或摇摆步态（双侧脱位），可有腰前凸增加（双侧脱位）、Trendelenburg 征（单腿直立试验）阳性等。

三、临床分型

所有患儿均拍摄标准骨盆正位 X 线片，摄片时要求：骨盆位置对称，双髋关节中立位，双侧髌骨及足尖向上；髋关节 MRI 扫描时的体位与骨盆正位片相同，对于不配合的患儿需要先镇静。应用 PACS 系统（Picture Archiving and Communication Systems，Neusoft，Shenyang，China）进行图像传输及测量。

（一）Tönnis 分型

骨盆正位 X 线片上，按照 Tönnis 分型标准对 DDH 脱位程度进行分型。经髋臼外上缘画垂直线即 P 线（Perkin's 线），经双侧三角软骨的顶点画 P 线的垂直线即 H 线（Hilgenreiner's 线），以股骨头的骨化中心为参考点，分型为如下四型。Ⅰ型：骨化中心位于 P 线内侧；Ⅱ型：骨化中心位于 P 线外侧且位于 H 线下方；Ⅲ型：骨化中心与 H 线重合；Ⅳ型：骨化中心位于 H 线上方（图 5-12）。

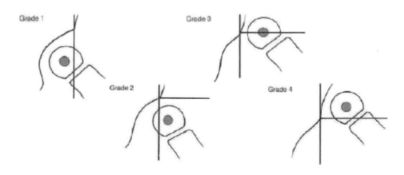

图 5-12 Tönnis 分型标准

（二）IHDI 分型

骨盆正位 X 线上，按 IHDI 分型方法进行分型。经髋臼外上缘做垂直线即 P 线（Perkin's 线），经双侧三角软骨的顶点画 P 线的垂直线即 H 线（Hilgenreiner's 线），然后做 H 线与 P 线形成的外下象限的角平分线即 D 线。以股骨近端干骺端的中点（H 点）为参考点，分型为如下四型。Ⅰ型：H 点位于 P 线的内侧（包括 P 线）；Ⅱ型：位于 P 线与 D 线间（包括 D 线）；Ⅲ型：位于 D 线与 H 线之间（包括 H 线）；Ⅳ型：位于 H 线上方（图 5-13）。

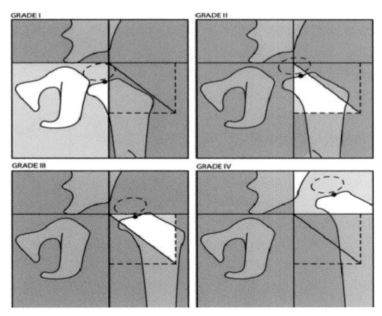

图 5 – 13　IHDI 分型

四、筛查和影像学检查

（一）筛查

筛查包括出生时对新生儿的临床体格检查，以及出生后（出生后 42 天内、4 ~ 6 个月）对婴幼儿的健康筛查，包括外展受限、臀纹不对称和双下肢不等长。

由于髋关节超声检查技术及其诊断水平的逐渐提高，欧美等大多数国家已经建立了一套利用超声检查进行的相对完善的筛查体系，可以早期发现并及时治疗患病的婴幼儿，从而获得更理想的预后。美国矫形外科协会（AAOS）建议对存在 DDH 高危因素者早期进行影像学检查，但并不推荐对所有新生儿进行 DDH 超声普查。2017 年中华医学会小儿外科分会小儿骨科学组制定的 DDH 诊疗指南推荐对所有婴幼儿进行 DDH 临床筛查，出生后 4 ~ 6 周为筛查的重要时间点，不要晚于 4 ~ 6 周。对临床体格检查阳性或存在 DDH 高危因素者（臀位产、阳性家族史和怀疑髋关节不稳定）建议行超声检查。

（二）影像学检查

DDH 的影像学检查主要包括超声、X 线、CT 及 MRI 检查，根据需要行关节造影。基于 CT 检查数据，可以通过个性化 3D 打印骨骼模型，可以显示髋臼前倾、后倾程度及髋臼缺损的主要部位（前方、侧方还是后方），对于选取不同的截骨方式、截骨方向及截骨角度有重要指导意义。

1. 超声检查

对小于 6 个月的婴幼儿，髋关节超声检查是 DDH 的重要辅助检查方法，主要包括静态超声、动态超声和静态动态联合超声，重点评估髋关节形态、股骨头位置和髋关节稳定性。Graf 检查法依据髋关节标准冠状位切面声像图，观察髋臼形态及股骨头与髋臼的位置关系，并测量 α 与 β 角（图 5 – 14）。Harcke 检查法对髋关节屈曲横切面进行加压扫查，检查时使用 Barlow 和 Ortolani 试验手法活动髋关节，超声动态显示股骨头与髋关节的相对位置，判断髋关节的稳定性，可将髋关节分为五种类型：稳定髋关节、松弛髋关节、可脱位髋关节、可复位髋关节、不可复位髋关节，该方法更加依赖操作者的经验。

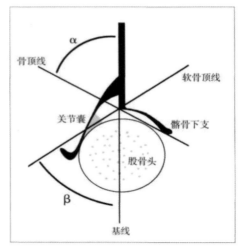

图 5 – 14　超声视图

2. X 线检查

可用于大于 4 个月的高危患儿，尽管 X 线检查对诊断新生儿期的髋关节发育不良并非十分准确，但是 X 线检查可提示严重的髋臼发育不良或畸胎型髋脱位。髋脱位患儿随着年龄的增长和软组织逐渐挛缩，X 线检查变得更为可靠，而且有助于诊断和治疗。最常用的参照线包括 Perkins 垂线和 Hilgenreiner 水平线，这两条线均用于估计股骨头的位置。另外，患髋脱位的年长儿童，Shenton 线是中断的。正常的股骨近端干骺端的鸟嘴样部分位于 Perkins 方格内下象限。新生儿期的髋臼指数通常 <30°，数值增加提示可能性髋臼发育不良。在髋臼"Y"形软骨闭合前，最常用的评价指标是髋臼指数（AI），正常新生儿平均 27.5°，6 个月时平均 23.5°，2 岁时平均 20°，12 岁后基本稳定在 15°左右，脱位的髋关节髋臼指数明显增大。在髋臼"Y"形软骨闭合后，可以测量中心边缘角（CE 角），CE 角是 Perkin's 线与髋臼外缘和股骨头中心连线的夹角，6～13 岁时 CE 角 >19°，14 岁时 CE 角 >25°。

3. 关节造影

髋关节造影可以提供髋关节形态的动态检查信息，可以显示关节囊、盂唇、圆韧带及关节软骨等结构，主要用于复位时动态观察阻碍髋关节复位的结构，判断髋臼股骨头是否达到中心性复位（图 5 – 15）。造影时患儿取平卧位，正前方入路：进针点位于腹股沟中点股动脉外下方 1cm 处，垂直入针；内侧（内收肌下方）入路：进针点位于内收长肌下方，针尖指向同侧肩锁关节。术中透视：造影池 <2mm，为满意的中心复位；造影池 2～7mm 且无明显间置物，提示部分病例通过石膏固定后的"靠港"效应可以达到复位；造影池过宽（>7mm）或同股骨头直径比 >16%，或臼缘软骨（Limbus）内翻、股骨头位于臼缘软骨以外，均提示头臼间有软组织嵌顿并阻挡复位，此时应结合复位安全角考虑切开复位。

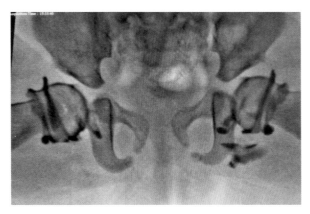

图 5 - 15 关节造影图

4. CT 检查

基于 CT 测量数据，可了解患儿股骨近端前倾情况，便于术者准确进行股骨近端的旋转截骨，可明显改善手术效果，有效缩短手术时间，术中和术后并发症概率也进一步减少，提高了手术的成功率。

5. MRI 检查

MRI 在识别软骨及软组织上的巨大优势，近年来被大量研究，术前 MRI 可全面、清晰地观察到髋关节结构，对手术方案选择有重要指导意义；术后 MRI 可用于评估手术疗效及复位后病情演变。其局限性如下：低龄患儿难以配合，需要灌肠麻醉后进行检查；术中无法评估复位质量。

五、治疗

对于 DDH，早发现、早诊断、早治疗的理念已成为儿童骨科医生的共识。治疗原则主要包括：获得良好的中心复位、维持稳定的复位、促进髋关节的正常生长发育、避免发生股骨头坏死（avascular necrosis，AVN）。目前对于 <18 个月的患儿大多数可行保守治疗：①对于 <6 个月的患儿使用 Pavlik 挽具治疗；②仍不能复位或 6 ~ 12 个月的患儿可在全身麻醉下进行闭合复位石膏外固定术，对于脱位较高者术前一般可辅以牵引；③12 ~ 18 个月的患儿保守治疗成功的概率随年龄增大而下降。如经保守治疗，患髋可达到稳定的同心圆复位，即可有很大的重塑和正常发育的潜力；如仍有残余畸形，便会增加退变的风险从而导致继发性骨关节炎，后期需行髋臼重建手术。

（一）挽具或支具

髋关节屈曲外展挽具或支具是治疗 0 ~ 6 个月 DDH 患儿的主要方式，操作简便，治疗成功率较高，AVN 发生率低。最常用的是 Pavlik 挽具，其他还有各种固定或半固定的外展支具，如 Von Roson 外展支具、Ottobock 外展支具、Ilfeld 外展支具等。

Pavlik 挽具的作用原理：

（1）股骨头相对于髋臼有一定活动度，保证关节软骨的营养和头臼间的力学刺激，髋关节及膝关节屈曲位，允许髋关节最大外展，一定程度上限制内收。

（2）屈髋屈膝下实现更大的外展角度。

（3）屈髋屈膝下放松股二头肌，复位更稳定。

（4）依靠自身重力产生自然外展获得复位。

Pavlik 挽具的适应证：可复位的 DDH。Pavlik 挽具用于小于 3 个月的 DDH 患儿有很高的成功率，但用于年龄超过 4 个月或 Graf Ⅳ 型患儿成功率明显降低。

Pavlik 挽具的禁忌证：①畸胎型（先天性）髋脱位；②伴明显肌力不平衡，如脑脊膜膨出；③伴病理性韧带松弛或关节僵硬，如艾当综合征、多发关节挛缩症；④年龄 >6 个月。

Pavlik 挽具治疗的并发症：①Pavlik 病，如果佩戴后长期无法复位，持续后脱位的股骨头可挤压髋臼，导致髋臼后壁损伤；②股骨头坏死；③过度屈曲导致的向下脱位或股神经麻痹。

（二）人类位石膏

目前多数学者建议 Pavlik 吊带治疗 DDH 超过 3 周仍未获得稳定复位则应更换其他治疗方法，牵引后闭合复位石膏裤治疗是最常用的治疗方案。因此佩戴 Pavlik 吊带治疗失败或首诊年龄大于 6 个月的 DDH 患儿，建议闭合复位石膏裤治疗，用于 DDH 复位后复位的维持，石膏固定的目的为促进髋臼发育、防止股骨头坏死。人类位指髋关节屈曲 95°～100°、外展 40°～50°、旋转中立位。人类位石膏应防止外展大于 55°～60°，否则会增加股骨头坏死的风险（图 5-16）。注意股骨大转子处的石膏塑形，保证髋关节稳定。建议石膏固定时间为 3 个月，6 周时可更换石膏，评估复位，3 个月后更换为外展石膏或支具继续固定 3～6 个月，之后可改为间断外展支具。

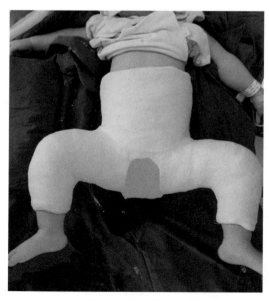

图 5-16　DDH 患儿人类位石膏固定术后

（三）复位前牵引

以往认为术前牵引可以减轻髋关节脱位程度，降低髋关节周围肌肉及关节囊的张力，有利于术中髋关节复位，可以减少股骨头坏死的风险和切开复位的概率。但其有效性近年来受到了诸多质疑，在更多的文献中牵引并未降低股骨头坏死的发生率；且在实际操作中，牵引多为垂直悬吊牵引，理论上并不能放松髂腰肌和内收肌，因而无法增加闭合复位的成功率。还有许多骨科医师术前并未采用牵引治疗，因为他们认为可以通过股骨截骨来达到更好的复位，从而减轻关节囊内的压力，降低股骨头坏死的发生率。因此，术前牵引尚存在较多争议，不推荐在闭合复位前常规行牵引治疗。

（四）闭合复位及切开复位

1. 闭合复位

主要用于 6～18 个月 DDH 患儿的复位治疗，在全身麻醉下进行，术中可行髋关节造影证实复位效果。复位前根据内收肌是否紧张行内收长肌切断术，必要时同时切断髂腰肌肌腱。

2. 切开复位

最主要的目的是实现股骨头中心复位，维持髋关节的稳定性，在 DDH 的手术治疗过程中处于核心地位。如果 DDH 没有达到稳定的中心复位，则应考虑切开复位，可采用内侧入路或前方 S－P 入路（年龄＞1 岁的患儿）。不管采用何种入路，关节囊周围及关节囊内阻碍复位的组织松解至关重要，关节囊外主要考虑的是紧张的内收肌和髂腰肌肌腱等，葫芦型缩窄的关节囊需要处理；关节囊内需要清除囊内脂肪组织，切断肥大的圆韧带，松解髋臼横韧带。

关节镜在 DDH 的治疗中可以用于辅助闭合复位，也可以联合骨盆及股骨截骨用于切开复位。可以在关节镜下辅助清除关节囊内的脂肪组织，切断肥大的圆韧带，修整髋臼横韧带，从而复位髋关节。关节镜手术的缺点是对 DDH 患儿囊外的组织的松解不彻底，不能进行关节囊重建，复位效果难以保证，二次手术及再脱位的可能性增大，所以关节镜在 DDH 患儿的治疗中尚未广泛开展。

3. 截骨术

随着患儿开始学步行走及年龄的增长，患儿髋关节脱位的程度逐渐增大，肌肉软组织挛缩逐渐加重，治疗也更加复杂，对年龄超过 1 岁半、身高大于 80cm、体重大于10 kg、髋臼指数大于40°的患儿，以及闭合复位失败的患儿，切开复位联合截骨术可能是更佳的选择，联合手术可以使股骨头的包容性更好，获得更好的影像学结果及临床效果。骨盆截骨术又可分为三类：改变髋臼方向、改变髋臼形态和挽救性手术。

（1）Salter 截骨术：骨盆截骨术中最经典的术式，属于改变髋臼方向的手术，为完全髂骨截骨，以耻骨联合为合页旋转（图 5－17）。Salter 的截骨线是从髂前下棘到坐骨大切迹，以耻骨联合为支点，整个髋臼向前、向外翻转，增加股骨头的包容性，而髋臼的形态和容积保持不变。其适应证主要为 18 个月～6 岁耻骨联合未骨化的患儿，主要纠正髋臼的前外侧发育不良。

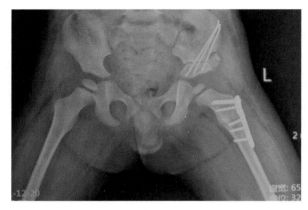

图 5 - 17　DDH 患儿行骨盆 Salter 截骨、股骨短缩去旋转截骨术后

（2）Pemberton 和 Dega 截骨术：这两种手术方式都是通过不完全髂骨截骨来改变髋臼形态，分别以"Y"型软骨和骨盆后柱为合页进行旋转，原则上均可用于 1 岁半以后的患儿，但 Pemberton 截骨对小龄患儿应慎重，最好用于 3～8 岁的患儿。

Pemberton 的截骨线是从髂前下棘上方到髋臼"Y"形软骨中心上方，以"Y"形软骨为铰链，使髋臼顶向下、向外移，减少髋臼容积，增加股骨头的包容。Pemberton 截骨术适用于"Y"形软骨未闭合的 DDH，对于股骨头较小而髋臼指数较大的患儿尤其适用，主要禁忌证是股骨头膨大或髋臼较小导致的严重头臼不匹配。

Dega 截骨术是另一种较常用的改变髋臼形态的截骨术式，与 Pemberton 截骨术不同的是，Dega 截骨术是以"Y"形软骨上方不完全性骨折的髂骨（骨盆后柱）作为铰链，改变髋臼的方向。

Steel 三联截骨术主要用于不适合 Salter 截骨术及髋臼成形术的大龄 DDH，这类患儿"Y"形软骨及耻骨联合已经闭合，Steel 三联截骨术需要将耻骨、坐骨及髋臼上方的髂骨均截断，使髋臼旋转和倾斜，达到增加股骨头覆盖的目的。

Bernese 髋臼周围截骨术是一种适用于青少年及年轻成人的保髋手术，手术采用 Smith - Petersen 一个切口完成坐骨、耻骨、髂骨及髋臼后柱截骨，通过髋臼骨块的旋转，改善股骨头的覆盖，减缓关节磨损速度，推延骨性关节炎和髋关节置换的时间。

（3）挽救性手术：通常用于年龄较大及行翻修手术的 DDH，主要包括造盖术、Chiari 截骨术等。造盖术目前使用的范围已经非常狭窄，该术式不改变髋臼容积及髋臼方向，不切开关节囊，仅仅是在髋臼顶部增加骨片使髋关节不至于向上脱位，主要用于髋臼发育不良且无法通过改变方向或髋臼容积来纠正的患儿，如大龄 DDH 患儿。Chiari 截骨术的截骨线是从髋臼唇上方一直到坐骨切迹，然后通过远端骨盆向内侧平移来增加髋臼的容积。

（4）股骨截骨术：主要包括股骨短缩截骨及股骨去旋转截骨，一般应用于 2 岁之后的 DDH 患儿，其主要目的是减轻头臼间的压力、纠正过大的前倾角，有利于髋臼股骨头同心圆复位，降低术后股骨坏死及再脱位的发生。

六、治疗后转归及处理

DDH 治疗后最常见的并发症是残余发育不良及股骨头坏死，建议 DDH 患儿手术治疗后随访至骨骼成熟，髋关节 MRI 检查有利于明确头臼匹配、髋臼软骨外缘覆盖及股骨头坏死情况。

1. 头臼中心复位

停止治疗后观察，每 3~6 个月摄片一次。

2. 头臼复位，但残余髋臼发育不良

表现为髋臼陡直、髋臼指数 >24°、Shenton 线连续。应佩戴外展支具(尤其是夜间)，密切随访至骨骼成熟，观察髋臼包容改善情况及是否出现半脱位。一般认为可以观察到 4~5 岁，若髋臼指数和 CE 角无改善则考虑手术干预(图 5-18)。

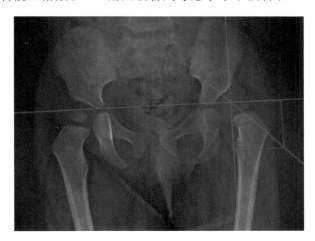

图 5-18　左股骨头位于 Perkins 方格外下象限，髋臼指数(AI)为 30°

3. 术后再脱位

若闭合复位后不稳定，安全角小，人类位石膏难以维持复位，应放弃闭合复位而行切开复位，联合行骨盆和股骨截骨术。若切开复位后再脱位，术后再脱位的发生主要与手术方式及术中操作有关，多数学者认为是可以避免的，术中未完全清除阻碍复位的软组织，较大的前倾角及颈干角未能完全纠正，术中髋臼指数纠正不满意，手术方式的选择不当均与术后再脱位有关。翻修手术通常比较困难，手术前应充分评估患儿髋关节情况，寻找再脱位原因，然后再选择合适的手术方式。对于软组织清除不彻底的患儿应再次行切开复位术，另外视具体情况加做骨盆截骨术和(或)股骨截骨术。

4. 残余半脱位

表现为 Shenton 线不连续，通常伴有髋臼发育不良。可佩戴外展位支具，密切随访，观察 6~12 个月。如果 X 线片显示有持续存在的半脱位应手术矫正。

5. 残余股骨头坏死

目前认为旋股内侧动脉分支受影响以及股骨头与髋臼的压力过高是发生股骨头坏死的主要原因。手术处理残余股骨头坏死的主要方式为各类截骨术，手术目的是使受累的股骨头置于髋臼的包容下，使其修复和塑形。通过截骨术使股骨头及髋臼保持同心圆关系，减轻股骨头压力，促进股骨头血供重建，避免股骨头坏死继续加重。对于残余严重股骨头坏死的患儿，全髋关节置换是不可避免的，但对于年轻患儿需要非常慎重，在股骨头塌陷之前尽量选择保髋治疗，尽可能地推迟髋关节置换的时间。

总体来说，DDH 的早期诊断和早期治疗至关重要，治疗方法是获得髋臼股骨头的同心圆复位，降低远期并发症发生率，使 DDH 不正常的髋关节最大限度地恢复到正常的解剖结构和生理功能，达到重建的目的。

第四节　儿童髋关节内翻畸形

儿童髋关节内翻畸形(简称髋内翻)是一种发育异常，其特征是股骨颈的原发软骨缺损，股骨颈干角异常减小，股骨颈短缩，大转子相对过长，患侧肢体短缩。典型的畸形要么在出生时不存在，要么足够微妙而不能在当时被识别。受影响的患者几乎总是在行走年龄后发现，甚至直到青春期出现跛行步态才被发现。这种疾病具有特殊的放射学特征和独特的临床表现，应该区别于后天性髋内翻畸形和髋内翻合并先天性股骨头缺损。然而，在文献中，关于这种疾病的术语和分类存在混淆和争议。髋内翻目前分为"先天性"或"发育性"两类。

一、流行病学

发育性髋内翻很少见。根据报道，其发病率为 1/25 000。发生率在种族间、男女间无明显差异，左、右侧发病率无明显差异。30%～50% 为双侧发病。双侧病例可能容易伴有骨骼发育不良，双侧髋内翻患者进行体检和影像学检查时，应进一步寻找骨骼发育不良的证据。该病有家族遗传倾向，除了遗传性相关的骨骼发育不良之外，发育性髋内翻多为常染色体显性遗传。

二、病因及发病机制

该病的发病机制尚不清楚，可能是多因素的。目前广泛接受的是由股骨近端内侧原发性软骨内骨化缺陷所致。股骨下颈内侧骨化缺陷引起颈干角减小，在负重时通过骨板的压应力不垂直骺板而产生剪切力，然后异常的骨和软骨疲劳，导致畸形进行性进展。也有其他学者提出胎儿在子宫内过度的压力导致股骨颈发育受到抑制的学说，还有血管损伤导致股骨颈发育停止，股骨颈局部骨或软骨错误导致局部发育不良等学说。

三、临床表现

这种畸形通常到行走年龄才发现，大多数在 2～6 岁发现，表现为无痛性跛行，无痛性跛行由臀中肌无力和单侧轻微的肢体不等长所致。对于双侧患者，通常表现为蹒跚步态，类似于双侧 DDH。

体格检查患侧大转子明显突出，位置较对侧高。大转子的相对过度生长，髋外展肌的起点和止点彼此接近，Trendelenburg 实验阳性。患侧髋关节的外展和内旋受限。内旋受限是因为股骨扭转、股骨头前倾减小甚至后倾。外展受限主要是大转子高位撞击髋臼外侧所致。单侧病例存在缩短，但骨骼成熟时很少超过 3cm。部分病例有一定的家族史。

四、影像学表现

正位 X 线片上显示患侧髋关节的颈干角减小，股骨近端骺板增宽。在股骨颈内侧邻近骺板的一块三角形骨块，两条透光线穿过颈部形成倒置的 V 形（图 5 - 19），这是先天性髋内的翻特征性表现，但并非普遍。侧位 X 线片上股骨颈前倾减小，甚至后前倾，CT 扫描可测量股骨扭转的程度。部分患者合并髋臼发育不良，股骨颈内翻越严重，髋臼和眉弓的斜率越大。

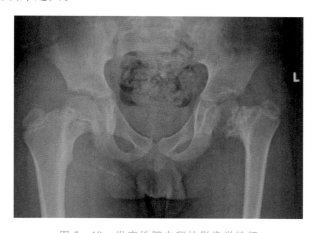

图 5 - 19　发育性髋内翻的影像学特征

注：大转子相对过度生长，股骨颈缩短，股骨头和股骨颈内翻畸形，骺板垂直
方向，股骨颈内上方倒 V 形透亮影围成的三角骨块。

根据 Weinstein 及其同事的描述，在正位 X 线片上，通过测量颈干角、头干角或 Hilgenreiner - Epiphyseal 角（H-E 角），可以量化受累髋关节内翻畸形的程度（图 5 - 20）。Weinstein 等对 100 个正常髋关节进行研究，H-E 角平均为 16°。他在一项对 22 例髋内翻患者的研究中，发现当 H-E 角大于 60° 时，畸形会不断发展，需要手术矫正。H-E 角小于 45° 的髋关节保持稳定或改善，因此可以保守治疗，角度在 45° ~ 59° 之间的髋关节预后不确定，必须通过连续 X 线检查观察其发展。在其他一系列手术治疗的患者中，H-E 角对预后的价值也得到了证实。

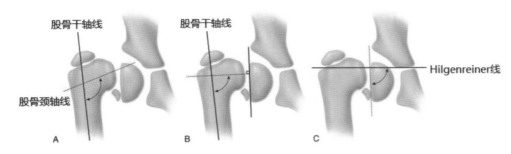

图 5 - 20　在发育性髋内翻 X 线量化股骨近端畸形程度

注：A. 颈干角：股骨干与股骨颈轴线的夹角。B. 头干角：股骨头骨骺线的垂线与股骨干轴线的夹角。Hilgenreiner – epiphyseal 角（H-E 角）：Hilgenreiner 线与平行于股骨头骺板线的夹角。

五、病理生理学

发育性髋内翻的确切原因尚不清楚，但这种情况可能是由于股骨颈内侧部分软骨内骨化的原发缺陷所致。在胎儿发育早期，股骨近端骨骺呈月牙形延伸至股骨上端，很快分化为股骨颈骨骺和粗隆骨骺两部分。内侧颈部成熟早，从而延伸股骨颈。股骨头骨骺的骨化中心在出生后的 3 ~ 6 个月出现。月牙形骨骺的外侧部分成熟为大转子，大转子二级骨化中心在 4 岁时开始出现。颈干角和股骨上端长度由这两个部位的相对生长量决定。根据 Von Lanz 和 Wachsmuth 报道，1 岁时股骨颈干平均为 148°，逐渐减小至成人 120°。

髋内翻的解剖描述最早由 Hoffa 于 1905 年，Helbing 于 1906 年，Schwarz 于 1913 年发表。随后 Barr，Camitz，Zimmerman 和 Burckhardt 发表了相关报道。在对胎儿股骨头标本的研究中发现，股骨颈内侧干骺端可见大量纤维组织而非松质骨。因此，机械薄弱的股骨颈可能在肌肉力量和体重的压力下被动变为内翻成角，股骨头骺板在薄弱的股骨颈处可以向下移动。对股骨颈薄弱部分的支撑是 Pauwels 所描述的"Y"形外翻截骨术的基本原理的一部分。患者股骨头骺板活检标本通常显示无序的软骨细胞柱，而且数量相对减少，没有正常骺板典型正常排列。

Chung 和 Riser 描述了一例 5 岁，在外翻截骨 2 年后死亡的发育性髋内翻患儿。尸检发现患侧髋臼容积和股骨头更小，股骨颈更短，骨板较正常侧更宽。靠近骺板的干骺端和内侧颈升动脉的血管数量都是减少的，股骨颈骨骺和干骺端之间缺少支持内侧颈部的骨小梁网。

六、治疗

该病治疗的目的是纠正内翻和旋转畸形，同时纠正下肢的长度差异。许多不同的截骨术和固定方法已被描述。然而，手术的目标始终是纠正内翻和旋转畸形，同时纠正腿长差异，将骨骺从垂直位置旋转到更水平的位置，将剪切应力转换为压应力。这有助于股骨颈骨化缺陷的正常骨化和愈合，最终，纠正外展肌张力可以改善步态。

是否有症状和 H-E 角量大小是决定是否需要手术矫正的主要决定因素。当 H-E 角≥60°时，建议采用某种形式的外翻截骨，H-E 角 <45°时通常不需要手术，H-E 角在 45°~59°时可能需要手术矫正，也可能不需要，必须密切随访通过连续 X 线摄片观察畸形有无进展。有症状的跛行、Trendelenburg 步态或畸形进行性加重的患者应行外翻截骨术。

外翻截骨术可以在转子下或转子间水平进行。理论上将 H-E 角减少至 16°是最理想的，但这种程度的矫正很少能达到。有研究表明，如果将 H-E 角降低至小于 38°，95% 的患者没有复发的证据，将 H-E 角减小至小于 30°~40°，预后良好。旋转也应校正到前倾 10°~20°。

大多数学者建议对有畸形严重的患者，骨发育足够，能保障内固定安全情况下应早期行外翻截骨术。尽管有学者介绍了多种固定方法，如外固定支架、克氏针等。但是，解剖钢板和动态髋部加压钢板是大多数学者喜欢的内固定方式。

Borden 等描述了一种外翻截骨技术（图 5 - 21），通过外侧入路暴露股骨粗隆区和骨干近端，在术中透视机下进行粗隆间外翻截骨术，使用 PHP 进行固定，术后髋人字石膏外固定。

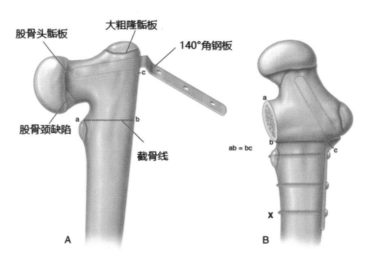

图 5 - 21　Borden 股骨粗隆间外翻截骨术

注：A. 截骨线，平行于股骨颈上缘插入 140°的钢板。B. 以钢板为杠杆内收近端骨块矫正内翻畸形。股骨干外展，近端骨块的外侧皮质靠近股骨干上端。（引自：Borden J，Spencer GE Jr，Herndon CH：Treatment of Coxa vara in children by means of a modified osteotomy，J Bone Joint Surg Am 48：1106，1966.）

更复杂的截骨术是 Pauwels 所描述的楔形 Y 形转子间截骨术。如上所述，粗隆间 Y 形截骨术的目的是使股骨头骺板垂直于所产生的压缩力，并减少股骨颈的弯曲应力。股骨干上端的内侧移位使股骨颈变宽，转移股骨颈中压力方向以消除弯曲引起的拉应力。并用远端骨折块向上移位的内侧部分"支撑"股骨颈内侧。手术必须在术前精确计划（图 5 - 22）。

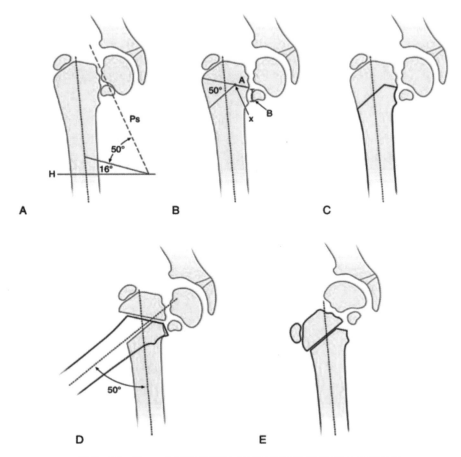

图 5-22　Pauwels"Y"形截骨术矫正发育性髋内翻的术前规划

注：A. 绘制股骨干轴线、骨骺线（Ps）和与在向小转子下几厘米平行于 Hilgenreiner 的线（H）。从 H 线和 Ps 线的交点开始画出第三条线，从水平线向上倾斜 16°，测量第三条线与 Ps 线之间的夹角，这就是需要截除楔形骨块的大小（此病例为 50°）。B. 从大转子基部到股骨颈三角形骨块画线，此线代表粗隆间上方截骨线。沿这条线取点 x，使 A 段（股骨远端碎片的内侧面）与 B 段（股骨颈内侧三角骨块的基部）长度相等。从 x 开始，根据需要的矫形量（在本例中为 50 度）画出下方截骨线。C. 在第二张透明纸上，画出 B 中所描述的远端股骨干及轴线。D. 旋转第二张纸，使远端骨块外展、内上方移位，直到与第一张纸上的近端截骨线重合。两张纸上股骨干轴线的夹角应与切除楔形骨块的角度相等（本例为 50°）。再在第二张纸画出股骨近端形态，此时第二张纸中的图像就是预期矫形后的股骨形态。E. 然后旋转第二张纸至股骨为中立位置，并在其上绘制髋臼轮廓，此为 Pauwels"Y"形外翻闭合截骨术预期 x 线外观表现。（引自：Pauwels F：Biomechanics of the normal and diseased hip，New York，1976，Springer）

七、并发症

畸形复发是常见的并发症，有作者报道畸形复发率为 30%～70%，这可能与矫正不足相关，评估后可能需要重新截骨。股骨头骨骺早闭，有作者报道在髋关节手术中发生率高达90%，通常发生在术后1~2年，这种现象并非是手术造成的骺损伤，可能是股骨近端骨骺内在异常外翻后再经受压应力所致。骺板早闭可导致大粗隆过长、髋内翻复发和肢体短缩。为了预防畸形复发，建议在发现股骨近端骨骺早闭时尽早行大粗隆骨骺固定术，如果畸形已经复发应行外翻截骨术。严密观察肢体长度差异，必要时进行干预。

第五节　Legg – Calve – Perthes

Legg – Calve – Perthes disease(LCPD)最早于1910年由Legg(美国)、Calve(法国)和Perthes(德国)报道，故称为Legg – Calve – Perthes综合征(LCPD)，简称Perthes病。是一种自限性病变，是全身骨软骨病中发生率高、致残重的一种骨软骨病，是股骨头血供受到破坏，导致股骨头骨骺和软骨下骨坏死、骨化核停止生长。最终坏死的骨骺吸收、被新生骨替代。在愈合过程中的再吸收阶段，股骨头的机械性能变弱，股骨头变扁(扁平髋)，随着时间推移，股骨头重新骨化、过度生长(巨大髋)，在骨骼成熟之前塑形为不同的球形状态。2~14岁儿童均可发病，其中4~8岁儿童多见。多见于男童，男童与女童的发病比例为4：1~5：1，多为单侧病变，双侧病变发生率占10%。发病率约为1/10 000，自然病程一般2~3年。

一、病因

LCPD的发病的准确原因是不明确的，可能是多因素的。有些较早的研究表明，遗传性凝血障碍(蛋白质C或S缺乏，V因子leiden突变和低纤溶血质)可能是大多数LCPD的主要原因，然而，随后的研究中没有证实这些发现。也有研究提出其他的病因，包括易感性儿童(异常的生长与发育)、创伤、极度活动、注意力不集中、遗传性因素、被动吸烟、滑膜炎后遗症等。一般认为，本病的病因可能不是单一的，而是多因素的。

二、病理

病理变化包括骨坏死，继之骨吸收和新骨形成，以及股骨头重新塑形等一系列过程。病理改变通常分为四期：①滑膜炎期：病理改变只局限于髋关节的软组织。滑膜和关节囊水肿和充血。关节渗液增多，以滑膜增厚水肿为主。②坏死或塌陷期：病理改变主要是骨髓的坏死，骨小梁断裂成片状或压缩成块，骨细胞的细胞核消失，坏死的骨髓和死骨聚集成坏死团，在坏死团内偶见残余存活的骨组织。股骨头坏死的部分可发生塌陷。③碎裂期：毛细血管和单核细胞组成的连接组织侵入坏死区，吸收坏死的骨小梁碎片，由不成熟的新生骨组织代替。④重塑期：新骨形成，正常骨组织取代坏死骨组织。由于股骨头的过度生长，可产生巨髋症和股骨颈增宽。

三、自然病程

在一项回顾性研究中，发现坏死期的时间平均为 6 个月（范围为 1 ~ 14 个月），碎裂期平均持续时间 8 个月（范围为 2 ~ 35 个月），愈合期为 51 个月（范围为 2 ~ 122 个月）。LCPD 病程及发展因人而异。受疾病严重程度、发病时年龄、影像学改变程度等影响。大多数儿童在 12 ~ 18 个月期间出现中度症状，随后症状完全消除，恢复正常的活动。通常，早期发病（<6 岁）的患者病情轻，病程短；6 ~ 9 岁发病的患者症状较轻，9 岁及以上发病的患者病情较重，病程长，预后最差。

四、临床表现

（一）分期

Waldenström 观察到该病的临床过程是多变的，1922 年 Waldenström 根据影像学表现分为四期。Ⅰ期：坏死期；Ⅱ期：碎裂期；Ⅲ期：修复期；Ⅳ期：后遗症期。2003 年 Joseph 等对 Waldenström 分期进一步细化，分为 7 个阶段：Ⅰa 期、Ⅰb 期、Ⅱa 期、Ⅱb 期、Ⅲa 期、Ⅲb 期和Ⅳ期（表 5-2，图 5-23）。

（二）症状

患儿通常表现为跛行，一般由父母首先注意到此异常。剧烈的身体活动会加重跛行，休息会减轻跛行。第二种最常见的症状是疼痛，可能发生在腹股沟、髋关节前区或大转子周围。部分患者表现为膝关节或大腿前部疼痛，容易漏诊。

表 5-2　Waldenström 分期

分期	阶段	影像学表现
坏死期	Ⅰa	股骨头骨骺部分或全部硬化，股骨头骨骺高度没有下降
	Ⅰb	骨骺硬化，骨骺高度下降。没有骨骺碎裂的迹象
碎裂期	Ⅱa	硬化的骨骺开始碎裂。在正位或侧位均可见 1 或 2 个垂直裂缝
	Ⅱb	碎裂进展。碎裂的骨骺外侧未见新骨形成
愈合期	Ⅲa	坏死的骨骺周围可见早期新骨形成。新骨的质地不正常；它是"多孔的"，覆盖不到骨骺宽度的 1/3
	Ⅲb	新骨质地正常，已生长到骨骺宽度的 1/3 以上
后遗症期	Ⅳ	骨愈合完成，股骨头可残留不同程度的畸形，如股骨头扁平状或马鞍状、股骨颈增宽、髋内翻、股骨头骺板早闭、股骨缩短等

引自：Joseph B, Varghese G, Mulpuri K, Narasimha Rao K, Nair NS. Natural evolution of Perthes disease: a study of 610 children under 12 years of age at disease onset. J Pediatr Orthop. 2003；23（5）：590 – 600.

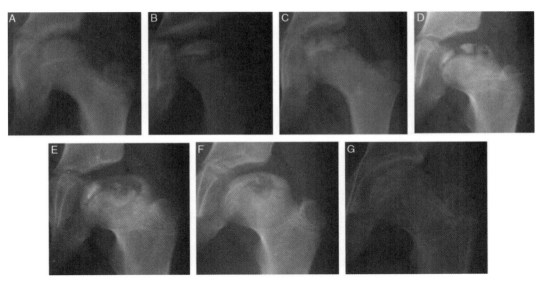

图 5 – 23 改良 Waldenström 分期

注：A. Ⅰa 期；B. Ⅰb 期；C. Ⅱa 期；D. Ⅱb 期；E. Ⅲa 期；F. Ⅲb 期；G. Ⅳ期（引自：Joseph B，Varghese G，Mulpuri K，Narasimha Rao K，Nair NS. Natural evolution of Perthes disease：a study of 610 children under 12 years of age at disease onset. J Pediatr Orthop. 2003；23（5）：590 – 600）

（三）体征

主要表现为跛行，髋关节活动受限，尤其是外展和内旋受限，屈曲活动往往无明显受限。患侧 Trendelenburg 试验阳性。在疾病早期及轻型患者，髋关节跛行及髋关节活动受限往往比较轻。根据病情的持续时间和严重程度，可能存在不同程度的臀肌和股四头肌萎缩。

五、影像学表现

X 线检查是临床诊断的主要依据，必须拍摄高质量的 X 线片，包括双髋关节的骨盆正位和"蛙式位"片，以便了解股骨头病变的确切部位和破坏程度。通常，根据改良的 Waldenström 的分类，疾病在不同的阶段，表现不同，也可能存在其他影像学改变：干骺端囊性变、骺板破坏、骨骺早闭、大粗隆过长、继发性髋臼发育异常、骨质疏松等。

MRI 是 LCPD 早期诊断和可视化股骨头和髋臼关系的精确成像方式。MRI 的不同模式，如灌注和扩散 MRI 和延迟钆增强 MRI（dGEMRIC），可能为这种疾病的病理生理学和预测提供新的见解。在一项比较研究中，MRI 在早期诊断中比其他成像方式更准确，MRI 的诊断准确率为 97%～99%，而 X 线摄影的诊断准确率为 88%～93%，闪烁成像的诊断准确率为 88%～91%。

其他影像学也可为诊断及治疗提供帮助，如闪烁成像、关节造影、超声波检查法、计算机断层扫描等。

由于 LCPD 患者的临床过程和最终结果差异很大，研究人员试图根据早期 X 线检查结果分型来指导治疗和预测疾病的预后。

（一）Catterall 分级

1971 年引入的 Catterall 分级系统是 LCPD 患者治疗的一个里程碑。根据股骨头骨骺受累范围分为 4 型。Ⅰ 型：仅股骨头前部骨骺受累。Ⅱ 型：股骨头前部骨骺受累，有死骨形成。虽然受累节段可能塌陷，但骨骺高度保留。Ⅲ 型：大部分骨头骨骺被累及，未受影响的部分位于中央的内侧和外侧。Ⅳ 型：所有骨骺均被累及。Catterall 认为，Ⅰ 组和 Ⅱ 组患者预后良好，不需要医疗干预；Ⅲ 组和 Ⅳ 组患者需要治疗。

Catterall 还描述了他认为可以用来预测预后的五个危险因素：股骨头外侧半脱位、骨骺外侧的"V"形透亮区（Gage 征）、骨骺外侧的钙化、干骺端囊性变和水平状骨骺线。这些迹象的存在可能预后较差。

（二）Salter - Thompson 分级

Salter - Thompson 分级是基于股骨正位和侧位软骨下骨折的范围。骨折线（范围）不到股骨头顶部 50%，为 A 型，预后良好；超过 50%，为 B 型，股骨头受累率超过一半。由于软骨下骨折可以在疾病的早期碎裂阶段观察到，预后一般较差。它的优点是早期 X 线片即可确认软骨下骨折及其范围，在疾病早期该型比 Catterall 或外侧柱分型更易确定。然而，只有大约 30% 的患者可见软骨下骨折，对大部分不出现软骨下骨折的患者没有帮助。

（三）外侧柱分型

外侧柱分型是进入碎裂期时股骨头外侧部分在正位 X 线片上的变化。1992 年提出的分类包括三型：A、B 和 C 型，Herring 和同事在 2004 年修改了分类，增加了一个中间组，B/C 型（表 5 - 3，图 5 - 24）。

与 Catterall 分型相比，外侧柱分型具有更大的观察者之间可靠性，是一个更好的预后指标。其他研究人员注意到，该分型有助于指导治疗。外侧柱分型和 Catterall 分型最适用于破碎中期，早期的应用已经被证明会导致判断不准确。

表 5 - 3　外侧柱（Herring）分型

分型	影像学表现	预后
A 型	外侧柱密度变化很小、高度无丢失	预后均良好
B 型	外侧柱高度 >原有高度 50%	骨龄 >6 岁患儿预后差
B/C 型	外侧柱狭窄（2～3mm），外侧柱高度 >原有高度 50% 或者外侧柱高度为原有高度的 50%。	新增加的分型，提高分型与预后的一致性
C	外侧柱高度 <原有高度 50%	预后差

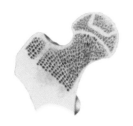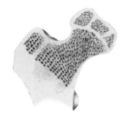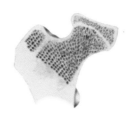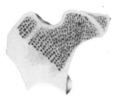

图 5 - 24 Herring 外侧柱分型图

引自：Tachdjian Pediatric Orthopaedics(第五版)第 17 章 Legg - Calvé - Perthes Disease

（四）最终结果的分类

Stulberg 和他的同事根据骨骼成熟时股骨头形状和髋臼适合度影像学表现分为五型（表 5 - 4）。Ⅰ 型髋关节：股骨头形状完全正常。Ⅱ 型髋关节：股骨头呈球形（正片和蛙腿侧位片上的同心圆），但也可能出现以下一种或多种异常：髋大、颈短或髋臼倾斜。Ⅲ 型髋关节：股骨头较椭圆形，圆周偏离大于 2mm。Ⅳ 型髋关节：股骨头变平；然而，有作者认为当负重区域有大于 1cm 的扁平区域为 Ⅳ 型。Ⅳ 型髋关节的运动范围与股骨头的圆柱形形状相匹配，导致屈伸范围几乎正常，但旋转弧度很小；通常情况下，当髋关节屈曲时，髋关节外旋，并随着伸展恢复到中立位置。这种运动被比作牛髋关节的运动，它是扁平的，更像圆柱形而不是圆形。在 Ⅲ 型和 Ⅳ 型中，髋臼的轮廓与股骨头的轮廓一致（称为对称性变形）。Ⅴ 型髋关节：股骨头塌陷，但髋臼轮廓没有改变（称为不对称性变形）。在平均 40 年的随访中，发现这个分型系统与髋关节关节炎的发展相关。Ⅰ 型和 Ⅱ 型患者有良好的长期预后，而 Ⅲ 型、Ⅳ 型和 Ⅴ 型患者在成年晚期分别有 58%、75% 和 78% 的骨关节炎证据。Ⅴ 型髋关节患者在成年早期出现疼痛性关节炎。

表 5 - 4 Stulberg 分型

分型	影像学表现	关节匹配性
Ⅰ 型	正常股骨头	球形匹配
Ⅱ 型	圆形股骨头，在圆周 2mm 范围内，正侧位相同的同心圆	球形匹配
Ⅲ 型	股骨头椭圆形，髋臼匹配头部	非球形匹配
Ⅳ 型	股骨头承重部位变平 1cm 以上，髋臼也变平	非球形匹配
Ⅴ 型	股骨头塌陷，髋臼未变平	非球形不匹配

尽管早期的研究发现在 Stulberg 分类上观察者之间的一致意见不令人满意，在最近的研究中，其他研究者在建立了一些定量标准的研究中表现出良好到极好的观察者间一致性。Herring 和他的同事改进了分类技术（图 5 - 25），用圆规在股骨头上画一个最合适的圆。如果圆与 AP 和侧位 X 线片吻合误差在 2mm 以内，则将髋关节归为 Ⅱ 型。如果头部向外 2mm 以上，则为 Ⅲ 型。若股骨头负重区压扁 1cm 或以上，则归为 Ⅳ 型。

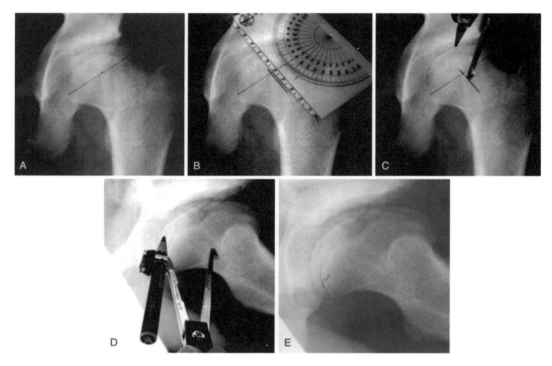

图 5－25　一种区分 Stulberg Ⅱ型和Ⅲ型髋关节的方法

患儿 7 岁 6 个月发病，外侧柱分型 B 型，接受活动范围锻炼治疗。A. 在正位片上股骨头最宽的部分画了一条线。这条线的中心做记号。B. 一条垂线竖立在这条线的中心。C. 画一个最合适的圆来匹配股骨头的表面。D. 在蛙氏侧位片上，用相同的半径在股骨头表面画一个最合适的圆。E. 本例中，在蛙氏侧位片上，圆未能落在股骨头表面 2mm 范围内。这个头被分类为 Stulberg Ⅲ型。如果两个圆都落在距离头部 2 毫米的范围内，则属于 Stulberg Ⅱ型。（引自：Herring，JA，Kim，HT，Browne，R：Legg－Calvé－Perthes disease. Part Ⅰ. Classification of radiographs with use of the modified lateral pillar and Stulberg classifications，J Bone Joint Surg Am 2004：86：2110，2004.）

六、鉴别诊断

Meyer 发育不良表现为股骨头骨化核延迟出现，随后出现多个骨化颗粒区，常发生在小于 4 岁的男孩。这些变化可能是单侧，也可能是双侧的，头部逐渐骨化。不经过密度增加、软骨下骨折、碎裂和塌陷的阶段，头部不会发生变形。

髋关节结核早期症状和体征与 Perthes 有相似之处，故需注意鉴别。髋关节结核有较明显的全身症状，如低热、盗汗、全身消瘦、食欲差、血沉快，髋关节活动明显受限，逐渐加重而致活动功能障碍。X 线片显示髋关节间隙狭窄，关节骨质破坏。而 Perthes 病则全身症状不明显，关节活动轻微受限，血沉一般正常。

其他全身系统疾病，如血红蛋白病、白血病、淋巴瘤、特发性血小板减少性紫癜和血友病、黏多糖病、甲状腺功能减退症，以及药物引起的骨坏死、多发骨骺发育不良、先天性髋内翻、克汀病等均需与 Perthes 病相鉴别。

七、治疗

目前的大多数治疗方法都基于包容治疗的理念。多年来，这一概念已演变为包括非手术治疗和手术治疗。

Harrison 和 Menon 表示，"如果股骨头包含在髋臼内，那么就像果冻倒进模具一样，当重建后应该是与髋臼相同的形状"。据报道，1929 年由 Parker 发明的"贝式石膏"标志着这一概念最早地应用于治疗（图 5 – 26），随后多种支具被研究应用。

由于 LCPD 的严重程度因人而异，治疗困难重重，不同的治疗中心对该疾病的治疗方法也有很大差异。目前的方法一般是基于患者的年龄、疾病的阶段、疾病的严重程度来选择。对 6 岁前发病的患儿多采用非手术包容治疗。

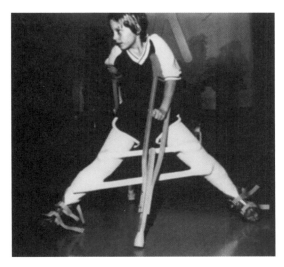

图 5 – 26　Parker 石膏，被称为 Petrie 石膏，保持臀部大约 45°外展和 5°～10°内旋，膝盖轻微弯曲患者走路时前后挂着拐杖（引自：Herring JA：Legg – Calvé – Perthes disease，Rosemont，Ⅲ，1996，American Academy of Orthopaedic Surgeons）

（一）非手术治疗

1. 对症治疗

治疗 LCPD 相关症状的主要方法是卧床休息（有牵引或无牵引）或不负重的局部休息。非负重治疗需要轮椅、拐杖或助行器辅助。短期使用非甾体类抗炎药物治疗疼痛和不适也可能有好处。尽量避免长期使用这些药物，因为它们可能会对新骨形成产生负面影响。

2. 非手术包容

许多不同的支架已经发展为 LCPD 患者包含股骨头非手术。所有的支架都能外展受影响的髋关节，大多数允许髋关节屈曲，一些控制肢体的旋转。然而，在开始包容疗法之前，恢复"易激"髋关节的正常活动范围是很重要的。卧床休息、牵引和减轻负重在这方面是有益的。Petrie（贝式）石膏也是一种常用的方法。

（二）手术包容

一般认为，年龄大于 6 岁以上，病变处于 Catter Ⅱ～Ⅲ 期以上，髋关节半脱位、Herrin B 型及以上分型，有临床危象征者需要手术治疗。

1. 股骨截骨术

自 20 世纪 60 年代以来，股骨内翻旋转截骨术已被用于"包容"LCPD 患者的股骨头。一项长期、前瞻性、多中心研究表明，在接受股骨内翻截骨术或 Salter 骨盆截骨术治疗的特定患者群体中，结果有所改善。这些治疗在大多数患者疾病的初始阶段进行。术后效果较好的组为发病年龄大于 8 岁的儿童，在碎裂期出现外侧柱 B 型或 B/C 型髋关节。年轻的患者在没有手术的情况下表现良好，而那些发展为侧柱 C 型髋关节的患者预后不良的发生率最高，并没有显示手术治疗有更好的结果。尚未发现手术能改善发病时 6 岁以下儿童的预后。

股骨截骨术的某些方面本身也是有争议的。对于内翻和旋转股骨头的程度有不同的意见。在一个系列中，术前颈轴角度平均为 137°，术后即刻内翻角度为 116°，最终随访时角度为 129°。术后颈干内翻角为 100°～110° 也被推荐。这并不被认为是过度的，因为股骨颈倾向于向更正常的颈干角度重塑。一些研究人员建议增加 30° 内翻，而不考虑颈干角度。然而，另一些人认为术后内翻的数量应限制在股骨头刚好位于髋臼外侧缘下方所需的范围内，而且角度绝不应小于 105°。也有作者建议，如果在疾病早期进行内翻截骨术，将内翻矫正限制在 10°～15°。如果在疾病的后期进行内翻截骨术，可能需要更大的内翻矫正以包容畸形的股骨头。

2. 骨盆截骨

1962 年，Salter 为 LCPD 患者进行了第一例骨盆截骨术。他的手术指征包括 6 岁后发病，头部受影响中等或严重，失包容。术前先决条件是股骨头畸形程度最低（由关节造影术确定），髋关节无应激性，活动范围无明显限制。此外，髋关节必须能够外展 45°，股骨头必须与髋关节在那个位置相匹配。

3. 股骨和骨盆联合截骨术

股骨截骨术与骨盆截骨相结合也被推荐用于严重的预后不良的风险高的 LCPD 患者，手术适应证为股骨头外侧半脱位、外侧钙化和干骺端明显改变。这种两种手术入路比单独任何一种手术都能提供更大的股骨头覆盖范围。在更严重的情况下，为了在手术后保持对股骨头的包容，可能需要对髋关节进行长时间的支架或石膏固定。

4. 外翻截骨

对于 LCPD，外翻截骨术最初被推荐用于治疗外展铰链关节，因扁平的股骨头干扰外展。如果关节内收时，头和髋臼一致，但在中立位或外展位时，头和髋臼不一致，则进行手术。肢体外展后最明显的结果是步态的改善。外翻截骨术也有改善股骨头圆度的报道。其他报告的优点包括：中央头部碎片的愈合；改善关节空间、关节运动和腿长；减少半脱位；减少疼痛。

5. Chiari 骨盆截骨

虽然 Chiari 骨盆截骨术已经被一些外科医生用作 LCPD 患者的主要手术，另一些医生则认为它困难、苛刻，甚至不安全。Chiari 截骨术通常用于股骨头愈合，但仍位于外侧。它也被推荐用于年龄较大的儿童，表现为髋关节疼痛，明显的股骨头畸形，以及关节造影术显示的头和髋臼之间的不协调。然而，这种手术的实际好处是未知的，因为即使没有得到治疗，股骨头的圆度通常会逐渐改善，直到患者达到骨骼成熟。

第六节　上肢先天及发育性畸形

一、先天性高肩胛症

先天性高肩胛症为较少见的一种先天性畸形。1863 年由 Enlenber 首先描述，肩胛骨的位置相对于胸廓先天性向上升高，肩胛骨通常是发育不良和畸形的。1891 年 Sprengel 报告 4 例，故本病又称 Sprengel 畸形。

（一）病因

其病因还没有完全阐述清楚。胚胎期第 3 个月末，两侧肩胛带应从颈部下降到胸廓的上部。先天性高肩胛症是肩胛带下降不完全的结果。

（二）病理改变

骨骼和肌肉均有异常。胸带胚基形成的改变和肩胛骨冈下脊柱缘骨骺早期生长的改变使肩胛骨发育不良，肩胛骨高宽比明显变小，大约 50% 的患者有一个额外的骨组织，即肩甲颈椎骨，由骨、软骨、纤维或几种组织混合构成。肩胛骨周围的肌肉常发育不良，斜方肌下部可缺如，菱形肌和肩胛提肌常发育不良或部分纤维化。可能存在其他先天性异常，如颈肋、肋骨畸形和颈椎异常。

（三）临床表现

高肩胛畸形主要影响患儿的外部美观及肩关节的活动功能。两侧肩部不对称，患侧肩胛骨的上角可达 C4，其下角可达 T2。患侧肩部外展受限，肩部活动受限继发于肩胛骨活动范围减小。先天性高肩胛症目前多采用 Cavendish 分级，共分为四级。Ⅰ级：畸形非常轻，双肩是等高的，在穿衣后畸形不可见。Ⅱ级：畸形轻，双肩几乎等高。不穿衣时可见患侧肩胛骨上内角隆起（图 5 - 27）。Ⅲ级：患侧肩胛骨增高，畸形容易看见（图 5 - 28）。Ⅳ级：严重畸形，患侧肩胛骨内上角位于枕部附近，肩部有皮蹼，并呈短颈畸形（图 5 - 29）。Rigault 提出了影像学的分级。Ⅰ级：肩胛下角低于 T2，高于 T4 的横突。Ⅱ级：肩胛下角位于 T2 与 C5 横突之间。Ⅲ级：肩胛下角高于 C5 横突。

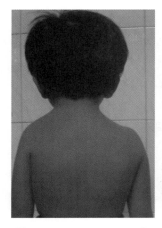
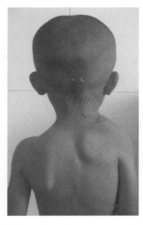
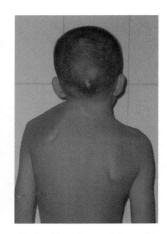

图 5 - 27　Cavendish Ⅱ 级　　　图 5 - 28　Cavendish Ⅲ 级　　　图 5 - 29　Cavendish Ⅳ 级

　　三维 CT 检查在先天性高肩胛症的治疗中运用越来越广泛(图 5 - 30，图 5 - 31，图 5 - 32)。通过三维 CT 检查，能清晰地显示先天性高肩胛症的骨性病理改变，通过旋转可以在任意角度观察，并能定量测量具体反映肩胛骨的形态，有利于术前更全面地了解病理改变。术前三维 CT 检查便于手术操作方案的制订，避免了手术操作的盲目性，减少医源性并发症的发生。MRI 能很好地显示肩胛骨与脊柱之间的纤维连接，能对病理有更好的了解。

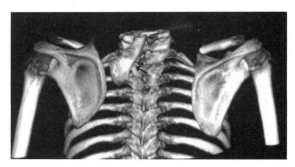

图 5 - 30　黑色箭头所指为三维 CT 图像中的肩椎骨

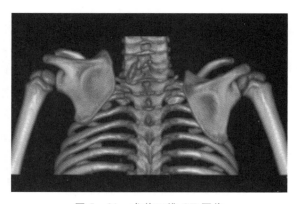

图 5 - 31　术前三维 CT 图像

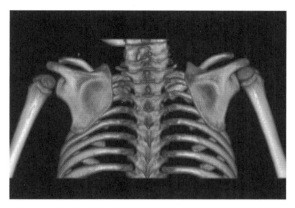

图 5 - 32　术后三维 CT 图像

（四）治疗

如果畸形和功能受限均不严重，则不需要进行手术治疗。如果畸形和功能受限均严重，则需要根据患者的年龄合并畸形的严重程度进行手术治疗。手术需要软组织松解、肩胛骨上极切除、肩胛颈椎骨切除中一种或者多种结合。先天性高肩胛症的手术方法很多。

1961 年提出的 Woodward 术式，用于功能受限的患者。患儿全麻后取俯卧位，取后背正中直切口，从 C1 至 T9。切开皮肤、皮下组织后，将大、小菱形肌的肌起点自棘突上剥离、翻起，整个肌膜翻向外。显露肩椎骨，从肩胛骨的上角处切断肩椎骨，若为纤维条索，也行切断。切断斜方肌，助手协助下推肩胛骨，将斜方肌和大、小菱形肌向下缝回到棘突上。缝合斜方肌上端游离缘，深筋膜适当下移缝合，斜方肌下段过松部重叠缝合。改良方法包括切除肩胛骨的上极和内侧缘。

Green 术式是游离肩胛骨的所有肌肉附着点，分离肩椎骨索带，旋转肩胛骨。将肩胛骨下移至更为正常的位置，将其缝在背阔肌袋中。用钢丝将肩胛骨牵引到髂骨，维持肩胛骨的矫正位置。

臂丛神经损伤是术后严重并发症，为预防臂丛神经损伤，有学者建议对 8 岁以上儿童，畸形在 Ⅲ ~ Ⅳ 级，拟行肩胛骨下移术者，应同时行锁骨截骨术，以避免臂丛神经麻痹发生。但是，也有学者认为在大龄儿童中，除非十分必要，一般不行锁骨截骨术，如行锁骨截骨术，最好行术中肌电图监测，预防神经损伤的发生，也可行术中唤醒试验，以确定是否有臂丛神经的损伤。

总之，儿童先天性高肩胛症的治疗要做到个性化，术前计划好手术方案，术中轻柔操作，术后及时地指导功能锻炼，才能取得良好的手术效果。

二、先天性上尺桡骨关节融合

先天性上尺桡骨关节融合指先天性尺桡骨近端连接，前臂不同程度的旋前位固定，是一种少见的畸形。该病发病率为 0.02%，约 60% 为双侧受累，男性、女性发病率大致相等。该病有遗传倾向，表现为常染色体显性遗传，可能来自父系。

（一）病因病理

畸形系纵向分节发育障碍所致。正常情况下，桡尺骨起源于同一中胚层组织所衍化出来的软骨棒。在胚胎期第五周左右，上肢的下部就逐渐离开躯干。此软骨棒在成熟后发育成桡骨和尺骨，处于不完全旋前、旋后位置。骨性连接是因软骨未分离或两骨近端的间隙中充满中胚层组织，并发生骨化。先天性上尺桡骨关节融合有三种类型。第一型是真性桡尺骨融合，是桡骨和尺骨紧密融合在一起，融合区无骨皮质。桡骨头缺如或与尺骨完全融合；桡骨干轻度向前、外弯曲，桡骨长而粗。第二型是近端与尺骨干上方融合，桡骨头畸形并向后脱位。第三型是桡骨与尺骨纤维性连接。尺桡骨近端有一短的、厚的纤维样骨间膜连接，或者畸形的桡骨头被厚的纤维样骨间膜固定于尺骨上，为非真性骨性融合，但旋转功能完全丢失。

（二）临床表现

桡骨和尺骨间连接，前臂不能旋转活动且固定在中度或过度旋前位，前臂不能旋后，手心不能向上，肩关节可代偿一部分前臂的旋转功能，对畸形不严重者容易漏诊。由于前臂固定的位置，产生不同程度的功能障碍，有些动作影响日常生活，如不能转动门的把手、扣纽扣或使用餐具等。过度旋前的患儿，功能障碍更为显著，手掌向后，仅能手背接近嘴。

患侧前臂较正常细，呈扭曲状。在桡骨头部位的皮肤有一小凹陷，是桡骨头向前、向后移位或发育不全所致。

X线片：肘关节正、侧位片可见，桡骨、尺骨近端融合畸形。有时上端桡尺骨连接部是软骨和纤维性组织，在X线片上不显影，容易误诊，但患肢具有桡尺骨的外形改变和两骨间距不对称等特征，尚容易诊断。

（三）治疗

先天性上尺桡骨关节融合并非单纯的骨骼畸形，前臂还有广泛的软组织畸形和挛缩，单纯的切骨手术来恢复前臂的旋转功能，多导致失败。应根据患者的年龄、融合的位置，前臂的功能，单侧还是双侧等因素，严格掌握手术适应证和手术方法。

文献中报道了许多手术选择，但在适应证或手术方法上没有普遍的共识。手术选择包括恢复活动为目的手术和改变固定畸形位置的手术。恢复活动手术有融合切除 ± 血管间置术。改变固定畸形位置的手术包括旋转截骨术、桡骨头切除术和 Ilizarov 方法。

手术适应证不统一。以前，有严重功能限制或旋前大于60°的畸形推荐手术治疗。有学者建议是对所有双侧病例进行手术，具体建议为非优势侧矫正至旋前后0～20°，优势侧旋前30°位置。也有学者认为双侧均矫正至旋前45°位置。手术的风险包括融合复发、骨不连、骨筋膜室综合征和神经血管损害。

三、桡骨头脱位：先天性/陈旧性

（一）分类

桡骨头脱位见于先天性脱位和陈旧性孟氏骨折所致的脱位，先天性桡骨头脱位是最常见的先天性肘关节异常，60%的病例为双侧性。根据桡骨头脱位方向可分为后方、前方及侧方脱位，以前、后方脱位多见，前者占70%左右，前脱位是孤立的异常，后脱位常伴有其他畸形，常是其他综合征的一部分。

（二）病因病理

先天性桡骨头脱位、陈旧性桡骨头脱位的病理改变不同（图5-33）。一般认为是由于肱骨小头发育不全导致桡骨头脱位，桡骨头呈圆形，很少和肱骨小头相关节。但是不同的类型病理变化可能不一样。肱桡关节间无瘢痕组织大约1/3患者可出现上肢其他地方的异常。前臂往往是发育不全，尺骨可能短缩伴下尺桡关节异常。陈旧性桡骨头形态与先天性桡骨头脱位不同，桡骨头关节面有正常的凹面。尺骨弓形变，即尺骨全长侧位片上，尺骨鹰嘴与尺骨远干骺端连线与尺骨干后缘中点距离超过1mm，肱桡关节间可见瘢痕组织。

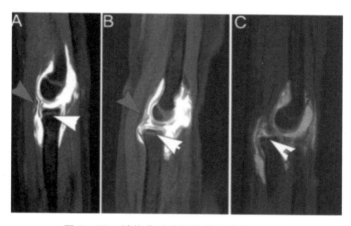

图5-33　肘关节磁共振矢状面成像（MRI）

注：A. 正常儿童：肱桡关系正常，有完整的关节囊及环状韧带（红色箭头），桡骨头关节面呈凹形（白色箭头）；B. 先天性桡骨头脱位：桡骨头前脱位，有完整的关节囊及环状韧带（红色箭头），桡骨头关节面呈凸形（白色箭头）；C. 陈旧性桡骨头脱位：桡骨头前脱位，关节囊及环状韧带卡压于肱桡之间（红色箭头），桡骨头关节面呈凹形（白色箭头）。（引自：Qiang Jie，Bing Wang，et al. Double ulnar osteomy for the treatment of congenital radial head dislocation. Acta Orthopaedica et Traumatologica Turcica . 2019，11）

（三）临床及影像学表现

先天性桡骨头脱位婴儿出生时往往不易被发现，一般患儿肘部少有症状，大多在3~5岁时才被发现，大多是因肘部外伤就诊而发现，有时偶然发现肘部前外侧包块就诊而发现。陈旧性桡骨头脱位常常有外伤史，但部分患者不能描述确切的外伤史。先天性/陈旧性桡骨头脱位通常没有运动功能丧失，但部分患者随着病程延长，桡骨头过长，可能出现肘关节屈曲活动受限，有的可出现疼痛或弹响，个别情况如脱位的、过长的桡骨头突然卡压与肱骨小骨头前方不能活动，有的患者还可伴有肘外翻畸形。

X线片上显示桡骨干轴线不经过肱骨小头，桡骨头多呈卵圆形，桡骨颈变细，肱骨小头发育差。正常的桡骨头在 MRI 上呈长方矩形，关节面中心盘状凹陷；而先天性桡骨头脱位患儿桡骨头呈椭圆形，关节面无盘状凹陷，轻度凸起似圆屋顶状。

（四）治疗

大多数病例无须治疗。因肱骨小头发育不全和桡骨头继发变化，试图将先天性脱位的桡骨头复位一般不会成功。对于后天性脱位，最常见的是继发于漏诊或延误诊断的前臂孟氏骨折脱位，复位桡骨头是可取的，通常能成功，主要包括肱桡关节切开复位；环状韧带还纳或修补；尺骨截骨恢复长度和纠正弯曲畸形。

手术治疗的指征是患者有明显的疼痛症状和功能障碍。对于较大儿童，切除先天性脱位的桡骨头能减少疼痛的症状，但它不太可能改善患者的活动范围。如果症状严重可以在任何年龄安全地进行此手术。

四、肘内翻畸形

肘内翻畸形是一种肘部复杂的三维畸形，由肘关节冠状面的内翻、矢状面的过伸、水平面的内旋畸形三个部分组成。肘关节完全伸直、旋后的情况下，前臂轴向外侧偏离 5°～15°为正常肘关节生理外翻，此角度称为提携角。当提携角小于正常值时即可认为存在肘内翻畸形。

（一）病因及病理

先天性肘内翻畸形极为少见，肘关节的骨化从妊娠 12 周开始于肱骨远端骨骺，此时骨骺发育不良可导致骨骺向中线倾斜，从而减小肘关节的提携角，导致先天性肘内翻。后天性肘内翻畸形常并发于肱骨远端骨折，尤其是继发于尺偏型肱骨髁上骨折，其发病机制存在两种学说：骨折畸形愈合和骨折导致肱骨远端骨骺生长发育不平衡。骨折畸形愈合主要见于肱骨远端骨折尺偏移位未能完全矫正或固定后尺侧再移位、骨折远端向内旋转、尺侧骨皮质嵌插、受压塌陷、前臂屈肌肌群牵拉等。骨骺生长发育不平衡主要见于骨骺损伤受刺激导致骨骺发育迟缓、停滞、过度生长。目前多数学者认为是这两种机制共同作用下导致了肘内翻畸形。

（二）临床表现

肘内翻畸形一旦发生很难通过自我塑形矫正，不仅影响美观，而且存在很多晚期并发症，如创伤性肘关节炎、肘部肌力发育不平衡、迟发性尺神经炎等。

（三）治疗方法

肘内翻畸形治疗以肱骨髁上截骨矫形内固定手术为主。选择手术治疗主要依据有：

（1）健侧 - 患侧提携角 > 20°或肘内翻畸形，已影响外观，家长有手术意愿。

（2）肘关节功能恢复良好，因为手术后长时间的内固定会阻碍肘关节的功能训练，但手术时机选择不宜过晚，因为长期肘内翻异常的力线影响会导致外侧髁膨大、滑车及内侧髁萎缩、尺骨鹰嘴脱位、迟发性尺神经炎等终身畸形。

（3）年龄最佳时机为骨折愈合后半年以上。手术不但可以改善上肢力线、矫正肘内翻畸形，同时通过改变关节面的倾斜度重新进行韧带的力学分布，并可以减轻因为肘关节不稳产生的一系列症状。早期治疗患侧肘关节的功能和形态尚未出现继发性改变，同时截骨断端在术后愈合、塑形能力较强。

手术方法主要有以下几种：

（1）肱骨远端外侧闭合楔形截骨是治疗儿童肘内翻畸形的经典手术方式，也是最常见的手术方式。其主要手术步骤为从肱骨远端外侧入路，分离肌肉、韧带、骨膜等软组织，暴露肱骨远端及鹰嘴窝上缘，在鹰嘴窝上缘 1～2cm 处做平行于肘关节面的截骨线，通常保留部分内侧骨皮质，使其作为闭合铰链防止截骨时断端过度移位以及便于截骨后固定，将截骨面外侧部分对合，予以内固定。外侧髁会形成膨大的骨性凸起。

（2）倒"V"形截骨（图 5 – 34），Yun 等设计倒"V"形截骨治疗肘内翻，以及肱骨远端"L"形截骨（图 5 – 35）能较好地解决肱骨远端外侧髁突起。

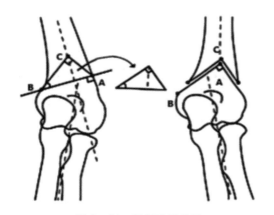

图 5 – 34　倒"V"形截骨

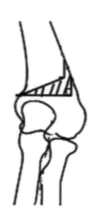

图 5 – 35　肱骨远端"L"形截骨

（3）穹顶式截骨（图 5 – 36）。

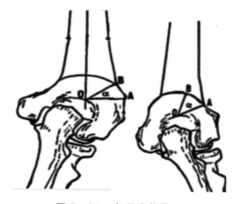

图 5 – 36　穹顶式截骨

（4）数字化设计导航模板辅助截骨。传统的截骨方式大多只能解决肘内翻冠状面的内翻畸形，而对于其旋转畸形难以得到很好的纠正。术前利用计算机模拟测量截骨时相关数据，重建与之形态相符合的导板模型，通过3D打印技术打印出导航模板，术中将导航模板与肱骨远端相匹配，克氏针固定后沿模板上下截骨面进行截骨，精确解决旋转畸形。

（5）固定方式的选择，肘内翻截骨术断端本质上是一种新的肱骨髁上骨折，但其目的是为纠正肱骨髁上骨折所带来的肘部畸形，因此对断端贴合程度、稳定性要求更高，需要更为坚强的内固定以减少肘内翻复发或骨不连。低龄儿童选择克氏针固定（图5-37），大龄儿童选择接骨板或外架固定。

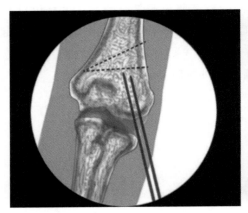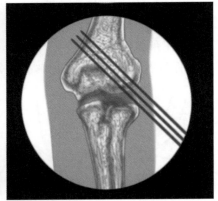

图5-37　外侧闭合截骨克氏针内固定

五、多指/并指畸形

先天性多指畸形（polydactyly）指正常手指以外的赘生手指或手指孪生畸形，可为手指指骨赘生、单纯软组织赘生或伴有掌骨赘生，是临床上最常见的手部先天性畸形，可以与并指同时存在。多指畸形可以分为桡侧多指、尺侧多指及中央型多指；可以是单个手指多指，也可以是多个手指多指，通常位于拇指桡侧或小指尺侧。多指常合并某些畸形或综合征。

（一）桡侧多指畸形

又称为复拇指畸形（thumbduplication），是一种最为常见的手部畸形，表现为拇指孪生指桡侧或尺侧多指。其中桡侧多指最常见。桡侧多指畸形男性多于女性。右手多于左手，具体原因尚不十分明确，遗传因素是其发病原因之一。

1. 临床表现及分类

复拇指畸形表现为拇指的桡侧或尺侧存在另一个手指，或拇指两侧均有多指，复拇指畸形的两个拇指常不等大。而且均有不同程度的发育不良或畸形，复拇指可为二节或三节指骨复拇指畸形。根据其形态和发育状况有以下几种分类方法。①按形态学分型：主次型复拇畸形；镜影型复拇畸形；龙虾钳型复拇畸形。②根据临床和X线片表现（Wassel分型）：Wassel I 型是末节指骨分叉，但二者有一共同骨骺，与正常的近节指骨形成关节；Wassel Ⅱ型是末节指骨完全分开，每一节指骨有各自独立的骨骺，分别与正常的近节指骨形成关节；Wassel Ⅲ型是双末节指骨合并近节指骨分叉，但掌骨正常；Wassel Ⅳ型是双近节指骨，每一近节指骨有自己的末节，双近节指骨独立或以一个共同的骨骺与正常的掌骨形成掌指关节，发生率最高；Wassel Ⅴ型是叉型掌骨，每一头有自己独立的近节指骨及末节指骨，占 10%；Wassel Ⅵ型是完全分开的第一指；Wassel Ⅶ型是三节拇指，或一个正常拇指合并三节拇指成分。

2. 手术时机的选择

3 岁前患儿要对主要的畸形予以矫正，对于简单畸形且能够耐受麻醉与手术的患儿，手术可以提前至出生后 3～6 个月，比如漂浮拇畸形的矫正及部分多拇畸形单纯切除术。畸形复杂需要延迟到患儿 1 岁左右。

3. 治疗原则

复拇指畸形均需手术治疗。其目的是尽可能恢复拇指的正常解剖结构，不仅要重建一个有功能的拇指，而且要尽可能达到外形基本正常。其治疗原则是：切除赘生拇指，保留近似正常的拇指，计划切除的赘生拇指的皮肤、肌腱、关节侧副韧带应暂做保留，便用于矫正保留拇指的畸形。

4. 复拇畸形的手术方法选择（简单切除、截骨矫形和软组织重建术、BC 术等）

（1）Wassel Ⅰ型、Wassel Ⅱ型、Wassel Ⅲ型和 Wassel Ⅳ型中两指等大者（图 5－38）：可采用两指整合术（Bilhaut - Clouquet 术），即切除两指中间部分的指甲、软组织、指骨，将保留的各种组织成分分别予以修复，使之形成一个指。近年来由于一些并发症（分裂甲及甲背骨嵴）的发生，治疗要求技术掌握熟练，操作精细，以及尽可能选择关节外病例，避免在指间关节上手术。

（2）Wassel Ⅳ型，主次型复拇畸形（图 5－38），切除次要指后，矫正保留手指的偏斜畸形。切除桡侧的多指，修整掌骨头并行掌骨截骨，修复关节囊；将止于多指桡侧的拇短展肌分离，重新固定于保留指近节指骨基底部桡侧。

（3）多指为三节指（图 5－39），切除次指、修复关节囊和肌肉止点。主次指均为三节指，必要时切除次指、将主指缩短，使之形成两节指。

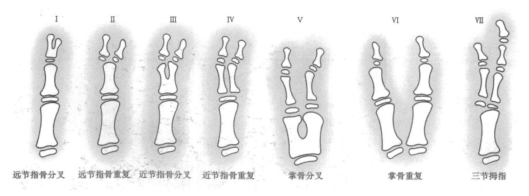

| Ⅰ | Ⅱ | Ⅲ | Ⅳ | Ⅴ | Ⅵ | Ⅶ |
| 远节指骨分叉 | 远节指骨重复 | 近节指骨分叉 | 近节指骨重复 | 掌骨分叉 | 掌骨重复 | 三节拇指 |

图 5－38　Wassel 分型

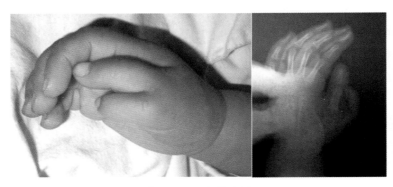

图 5 – 39   多指病例

（二）尺侧多指

1. 流行病学

多指畸形发生在尺侧多为常染色体显性遗传，具有不同的表型，可以是双侧发病，黑色人种更多见，在非洲裔美国人中其发病率约为 1∶143 活产婴儿，而白色人种的发病率为 1∶1339。

2. 分型和治疗原则

多指可为外形发育较好（A 型），或发育低下呈漂浮样（B 型）。B 型可以在婴儿时直接结扎其根部，将其安全截除。用缝线或止血钳结扎在手指根部，手指逐渐产生干性坏死、脱落，残留不美观的小包块或小肉球是最常见的并发症。A 型需通过外科手术切除，同时将相关重要的功能结构（如尺侧副韧带和小指外展肌）移位到邻近手指。

（三）中央型多指

除手的桡、尺侧缘多指外，其他手指的多指为中央型多指。该型多指较其他类型少见，发生率依次为环指、中指、示指。

治疗取决于多指的类型及范围，中央型多指如果是一个发育尚好且具有功能的额外手指，则没有必要为了恢复正常的手指数目将其切除。独立且运动功能有限的中央型多指可以行系列截除，将邻近手指移位或重建掌骨头间韧带（或两者都进行），以恢复正常的指间距离。

（四）并指

先天性并指是指相邻手指的软组织或骨（或这两种成分同时）发生的病理性融合，通常是由于正常手指分化和指蹼间隙形成不良引起的。

1. 流行病学

并指畸形是手部常见的先天畸形，发病率约 1∶2000，其中 50% 为双侧发病。10% ～ 40% 有家族遗传史，通常为常染色体显性遗传。在单独发生的并指畸形中，中环指指蹼最易受累，为 57%，之后是环小指指蹼，为 27%。拇示指、示中指指蹼受累及最少。

2. 病理和分类

先天性并指畸形的病理改变主要是皮肤、骨骼、血管、神经的畸形。并连手指的皮肤往往不足以覆盖每一个独立的手指。其深部异常的深筋膜包括一层连续、增厚的指侧方筋膜，从正常指蹼位置延续至手指并连部分全长。

手指并连达指端时称为完全性并指，异常指蹼位于指端至正常指蹼水平间时称为不全性并指。仅有皮肤或软组织并连称为单纯性并指。手指关节通常没有异常，屈、伸指肌腱结构基本是独立的，指血管神经束的分叉水平可能较正常稍远。骨性结构异常为复合性并指的主要标志。

3. 治疗方法

并指畸形可以带来外观、功能及发育等多方面的问题。手的外形出现异常，完全性的复杂性并指患者的外形异常尤其明显。虎口的并连将阻碍手的抓、握和捏的功能，第二、三、四指蹼并连可限制手指的独立活动，特别是外展功能。长度较短的手指与中指并连，由于牵拉作用导致中指偏斜向短的手指一方，同时引起近侧指间关节屈曲挛缩，且随着生长发育逐渐加重。多数并指畸形都需要手术治疗。并指矫形手术中重要的手术原则包括手术时机、分期、指蹼重建、并指分离技术，以及皮肤缺损的覆盖，术后包扎和护理等方面(图 5 - 40)。

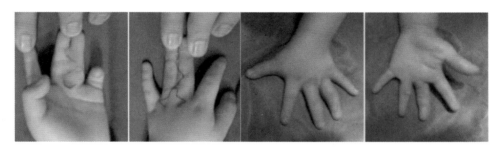

图 5 - 40　中指并指术前皮瓣设计及术后外观照

六、先天性狭窄性腱鞘炎

也称先天性拇指扳机指(congenital trigger thumb)，是指拇长屈肌腱在腱鞘内滑动受阻，处于屈曲或伸展状态的拇指指间关节在被动活动时产生像枪的扳机一样的阻挡感。先天性扳机指中，绝大多数为先天性拇指扳机指，拇指扳机指的发生率要比其他手指多 10 倍。拇指扳机指多为单侧，双侧者仅占 30%(图 5 - 41)。

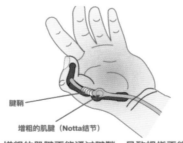

腱鞘
增粗的肌腱（Notta结节）
增粗的肌腱不能通过腱鞘，导致拇指不能伸直。

图 5 - 41　狭窄性腱鞘炎发病示意图

（一）病因及病理

本病病因尚不清楚，与其解剖因素有关的有：①籽骨异常，使其间的腱鞘狭窄；②腱鞘异常；③肌腱异常。

（二）临床表现

先天性拇指扳机指的临床表现主要为拇指指间关节屈曲畸形，被动活动无法伸直，用力被动伸拇指指间关节时疼痛；有时偶尔能被动伸直，被动伸直时有卡压感，但很快就恢复屈曲畸形位。拇指掌指关节掌侧可扪及一硬节为其特征，称为 Notta 结节。发生于单侧者，双侧对比则更易发觉。一般来说该病的诊断相较十分容易。

（三）治疗方法

拇指扳机指的治疗包括非手术治疗和手术治疗，拇指扳机指有自愈的可能，Dinham 和 Meggitt（1974）发现 12% 的拇指扳机指在 6 个月龄内自愈。2 岁以内，未形成 Notta 结节的患儿，嘱咐患儿家属用手指按摩或用小夹板外固定，使拇指处于伸直状态，并辅以物理治疗观察疗效。

手术治疗一般采用全身麻醉下，止血带下进行。于拇指掌指关节横纹处做横行切口。切开皮肤，显露拇长屈肌腱鞘，并可见拇长屈肌腱上有一明显的 Notta 结节。将狭窄的拇长屈肌腱鞘 A$_1$ 滑车纵行切开或部分切除。此时拇指即可伸直，拇长屈肌腱能滑动自由，彻底止血，缝合手术切口。术后 2 天伤口换药，尽量少用敷料，便于手指活动，逐步伸屈功能锻炼（图 5－42）。

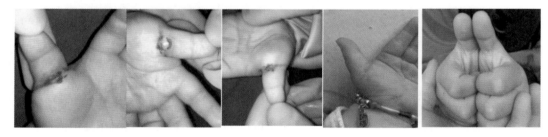

图 5－42　拇指扳机指手术松解术

第七节　下肢先天及发育性畸形

一、膝内、外翻

（一）概述及临床表现

儿童膝内翻和膝外翻属于下肢成角畸形，下肢成角畸形分为生理性和病理性两种。

根据儿童膝内翻和膝外翻发生的原因可分为两种：生理性和病理性。所谓的生理性膝内翻和膝外翻，也就是发育性的膝内翻和膝外翻，是小儿生长发育过程当中的自然现象，婴儿出生后都是 O 型腿（膝内翻），通常在孩子学走路时家长慢慢注意到孩子 O 型腿（膝内翻）这种情况，从而带孩子就诊，但这种情况是正常的，随着孩子站立和行走，上述现象会逐渐消失，大约 1 岁半～2 岁时会自然变直。随着孩子生长发育，慢慢出现 X 型腿（膝外翻），3～4 岁时候最明显，之后随着继续生长发育，又会慢慢变直，在 7 岁时趋于稳定，残留大约 6° 的外翻。

而病理性的膝内翻（O 型腿）和膝外翻（X 型腿），是指由于某种原因引起的膝内翻或膝外翻，通常不能随着生长发育自行纠正，且随着生长发育逐渐加重，往往需要临床干预。常由孩子骨代谢异常、内分泌疾病、外伤、感染或肿瘤等原因引起，例如创伤后胫外翻、佝偻病引起的膝内翻、Blount 病引起膝内翻等。

（二）儿童膝内、外翻的判断

当儿童存在膝内翻或膝外翻表现时，如何判断是生理性的还是病理性的，可以从以下几方面考虑：①双腿内翻或外翻是否对称，一般生理性的都是对称的；②下肢表现是否与年龄相符，一般 2 岁以内是膝内翻，2 岁以后是膝外翻；③有无其他异常表现，如异常面容、异常皮肤表现及异常家族史等。

（三）病理性膝内、外翻的治疗

病理性下肢成角畸形常发生步态异常，外观异常及肢体疼痛，需要手术干预。手术干预的方法有截骨矫形内固定术、截骨矫形外固定术、永久性骺阻滞术及生长引导技术，但以生长引导技术更受到推崇。

生长引导技术因其方法简单，手术创伤小，并发症少，患儿和家长容易接受，近几年在国际和国内受到欢迎。

1. 生长引导技术的历史演变

1933 年，Phemister 提出了骨骺阻滞技术（epiphysiodesis），这是一项永久骨骺阻滞方法，采用这种方法的患儿需要准确确定实施手术的年龄，否则可能出现畸形矫正不足或矫正过度。但是，目前在精确预测小儿骨骺生长潜能方面尚有困难。1945 年，Blount 设计了 U 型钉（U staples）或称作 Blount 钉（Blount staples）。这是一项临时骨骺阻滞技术，但是 U 型钉缺少弹性张力，对骺板产生持续的压力，有可能导致骨骺永久性闭合，而且，临床应用发现，U 型钉发生脱出、断裂的并发症较多。1998 年，Metaizeauu 设计了骺板空心螺钉（cannulated screw）。由于空心螺钉穿过骺板，对骺板直接产生损伤，而且空心螺钉也缺少弹性张力，所以仅限于应用在青春期的患儿。

2003 年，Steven 在对上述三种生长引导技术方法对比和总结的基础上，设计出了 8 字钢板，也称为两孔钢板。8 字钢板汲取了上述三种方法的优点，规避了缺点，临床应用效果良好，成为生长引导技术的代表。8 字钢板具有弹性张力，两枚空心螺钉可以随着骺板的生长，逐渐张开，因此不容易发生钢板、螺钉的移位和断裂，不穿过骺板，不会对骺板产生直接损伤。其弹性张力对骺板的持续压力小于 U 型钉，没有引起骺板永久闭合之虞。8 字钢板技术更关注成角旋转中心，采用 8 字钢板矫治的下肢成角畸形，在取出 8 字钢板之后，成角畸形很少反弹。手术操作相对于传统的截骨矫形手术，

8 字钢板技术几乎没有血管神经损伤的风险，术后可以很快下地活动。

2. 儿童下肢力线的变化

一个健康的孩子从出生到青少年，下肢的力线（轴线）存在一个生理性的变化过程。新生儿期有大约 15°的膝内翻；18~24 个月左右，下肢力线变直；婴幼儿期之后，逐渐出现膝外翻，约为 12°；青少年和成人约存在 4°~6°的膝外翻。这种生理性的下肢成角现象，可以随着孩子的成长发育自行矫正，不需要治疗，只需要观察即可。

小儿下肢成角畸形呈三维变化，冠状面表现有：髋内翻、髋外翻、膝内翻、膝外翻、踝内翻、踝外翻等；矢状面表现有：膝关节屈曲、膝关节过伸等；旋转畸形有：股骨前倾、胫骨内旋、距骨内翻等。8 字钢板技术适用于任何形状、任何年龄的骺板，也适用于任何疾病造成的肢体成角畸形（包括佝偻病），由佝偻病等导致的下肢成角畸形也适用于 8 字钢板技术。此类疾病患儿的骺板，常常被称为"脆弱骺板"，但这不是 8 字钢板技术的禁忌证。8 字钢板技术适用于三个平面的肢体成角畸形，而不局限于冠状面下肢畸形，由神经肌肉疾病引起的膝关节矢状面的屈曲畸形，Blount's 病的胫骨旋转畸形都可以采用 8 字钢板技术予以矫正。迄今为止，8 字钢板技术适用的患儿至少要存在 6~12 个月以上的生长潜能，否则将不能起到矫治作用。

3. 生长引导技术临床应用

（1）适应证：①具有生长潜能的患儿，患有一个或多个下肢成角畸形，或者肢体过度生长；②传统上选择截骨术矫正肢体成角畸形的病例；③下肢机械轴偏移正常范围。

（2）禁忌证：①生理性下肢成角畸形；②生长发育成熟的患儿；③骨骺病理性闭合，由感染和（或）创伤导致。

4. 术前评估

首先要明确和鉴别小儿下肢成角畸形的性质，生理性的成角畸形无须治疗，只有病理性成角畸形才需要干预。如果在区分生理性和病理性有困难时，可以先观察 6 个月，之后再做决定。其次，患儿的骺板必须是开放的，骺板已经闭合的病例 8 字钢板技术将不起作用。

临床上还有一类患儿，既有肢体不等长，同时又伴有肢体成角畸形。此类患儿的处理方案有两种：一是采用组合式 Ilizarov 骨外固定器一期同时矫正成角畸形和肢体延长；二是可以先采用 8 字钢板技术矫正膝外翻，待膝外翻矫正后，二期再行骨延长术。具体采用哪种方案，应依据患儿年龄，骨骺的开放程度，手术医师的经验而定。通常是，如果患儿年龄较大，骨骺已经闭合或者接近闭合，采用一期 Ilizarov 技术矫正比较好；如果患儿年龄较小，骨骺开放，可以采用分期手术方案。

5. 影像学评估

术前需要拍摄一张站立位双侧下肢全长正位 X 线片（图 5-43），下肢不等长的患儿需要在短缩的一侧用适当高度的垫板垫高，使骨盆保持水平，同时，两侧髌骨要朝向正前方。这张 X 线片对评估下肢不等长的长度差异，下肢成角畸形的程度均非常有帮助。通过拍摄片子还可以观察到髋关节和踝关节可能存在的病理改变。对矢状位成

角畸形的病例还需要拍摄侧位片，对膝外翻
的病例建议拍摄髌骨的轴位片，以观察是否
合并髌骨移位、半脱位或者脱位。因此，拟
开展生长引导技术的机构，首先影像科要具
备能够拍摄下肢全长片的条件。

因为8字钢板技术对已经发育成熟、骺
板闭合的患儿不起作用，所以，作为筛选条
件，应对相应部位的骨骺拍摄正侧位片，以
观察和评估骺板的开放程度，必要时可以选
择 CT 或 MRI 检查。如果在确定患儿是否已
经发育成熟上有困难，还可以拍摄骨龄片，
协助临床判断。

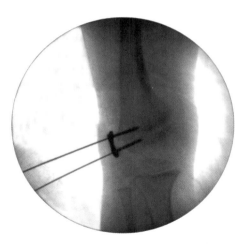

图 5 - 43　骨骺阻滞技术中透视片

6. 手术操作技术

（1）8 字钢板位置：内翻放置于外侧，外翻放置于内侧。

（2）肌肉下，骨膜外。

（3）螺钉长度不超过骺板宽度的一半。

（4）矢状面放置于骨干中央。

7. 术后处理

（1）鼓励患儿术后尽快下地活动，或进行被动关节
活动。

（2）对于术后活动恢复慢的患儿，可以辅助进行下肢
行走或关节功能康复锻炼。

（3）帮助患儿消除术后恐惧心理，如果能够忍受，建
议尽快恢复学习和日常生活，包括体育活动。

（4）术后定期复查，进行 X 线检查评估（图 5 - 44），
如果下肢机械轴线恢复正常，或者略微矫枉过正，即可取
出 8 字钢板。

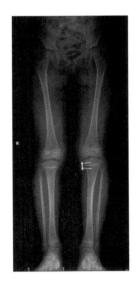

图 5 - 44　骨骺阻滞技术
后随访 X 线片

8. 并发症

理论上分析，8 字钢板技术潜在的问题可能有：发生
骺板早闭，矫正过度，矫正效果反弹（复发），伤口迟发性
深层感染，钢板或螺钉断裂、移位等。

9. 截骨手术

对于发育成熟或接近发育成熟的病理性膝内外翻儿童
只能采用截骨手术治疗，包括即刻矫正、逐渐矫正，截骨后可使用内固定或外固定进
行支架固定。

总之，骨骺未闭合之前的儿童存在生长发育的潜力，这个时期的儿童如果患有肢
体过度生长导致的肢体不等长，以及不同原因造成的病理性下肢成角畸形，可以采用

生长引导技术，依靠自身的生长发育能力，自动调节后予以矫治。对于发育成熟或者接近发育成熟的病理性膝内、外翻儿童只能采用截骨手术治疗。

二、下肢不等长

首先我们必须为下肢不等长进行定义。下肢是否有成角畸形，脱位，或髋、膝、踝、足等关节的挛缩以至于出现肢体外观过长或过短；下肢的某个节段（股骨、胫骨、足）是否存在真正的解剖异常。为了避免混淆，我们定义下肢不等长为下肢的各个解剖节段的结构性或真正的长度差别（股骨、胫骨、足）。而若不是由于解剖节段差别导致的下肢不等长则称为姿势性或外观性不等长。例如，膝关节屈曲挛缩或髋关节脱位导致的短缩就是外观性不等长。功能性下肢不等长（真性和外观性不等长的总称）是决定治疗的最重要的因素，犹如年龄、骨骼成熟度和生长潜力对未来下肢不等长的结果同样重要。按日历计算的年龄指出生后的年龄（简称为日历年龄），而骨龄则指按照一套"标准"测量得到的骨骼的成熟度，我们依据它预测将来的生长。

（一）病因学

在过去，肢体长度不平等通常是脊髓灰质炎的残余部分。通过接种疫苗，这种原因现在已经很罕见了。儿童腿长不平等的可能原因列表很长，但一般来说，它可以分为先天性的、发育性的或后天性的原因。

先天性原因：包括先天性股骨缺损（包括股骨近端局灶性缺损）、腓骨缺损、胫骨半纤维症、脊髓脊膜膨出、特发性半肥大或半萎缩（异位体）和脊柱闭合障碍。

发育性原因：随着生长而发展，包括先天性畸形足畸形、内生软骨瘤病、骨软骨瘤病、神经纤维瘤病、先天性胫骨假关节和血管异常，如克利普尔－特雷内综合征。

获得性原因：包括由骨折、感染或其他原因引起的骨骺生长障碍，如婴儿或青少年布朗特病；Legg－Perthes病；长骨骨折不愈合；继发于长骨骨折的生长刺激和炎症性关节炎。

1. 先天性和发育情况

一个重要的诊断类别是特发性半肥大或半肢萎缩。身体两侧的正常变异与异常肥大或萎缩之间的区别尚不清楚；如前所述，"正常"人群中有相当一部分存在可检测到的腿长不平等。偏身萎缩的一种变异是Russell－Silver综合征，其特征是身材矮小和相关的半肢萎缩。特发性非综合征性半肥大的原因尚不清楚。皮肤或血管异常的发现可助于做出具体的诊断。这些疾病包括普罗托斯综合征、克利普－特雷内综合征、神经纤维瘤病和贝克威斯－维德曼综合征。非综合征性半肥大和贝克威斯－维德曼综合征都与儿童肿瘤的发展有关。

Beckwith－Wiedemann综合征的特征是新生儿低血糖、大舌症、内脏肿大、脐膨大、半肥大和胚胎肿瘤，特别是肾母细胞瘤的发展倾向（尽管有许多不同类型的报道），但是主要特征是大舌症肢体过长和胸壁缺损。耳折痕、火焰状面部痣、肾脏增大、低血糖和半肥大被认为是次要标准。大多数患者的出生体重都大于第90个百分位数。大多数病例是散发的，但怀疑是常染色体显性遗传。胰岛素样11号染色体Ⅱ的基因位附近存在缺失和易位；这一发现表明低血糖与导致半肥大和软组织过度生长的生长刺激之间存在相关性。7%～9% 的贝克威斯－维德曼综合征患者患有肿瘤，但那些半肥大的患者发生肿瘤的风险要大得多（24%～27%）。

非综合征性半肥大最常与肾母细胞瘤相关，但它也与肾上腺癌和肝母细胞瘤有关。肾母细胞瘤等肿瘤可通过腹部超声检查确诊。不幸的是，在诊断非综合征性半肥大和确定肿瘤发病率的可靠标准、筛查在改变自然病史方面的有效性、应进行筛查检查的频率、以及可停止筛查的年龄等方面，都是未知的或不可获得的。因此，对于腹部超声筛查的指征或频率，没有具体的指南。

2. 获得性肢体不等长

肢体长度不平等是长骨骨折，特别是股骨骨干骨折后的潜在并发症。这种差异可能是由畸形愈合、生长刺激或随后的骨骺生长紊乱而产生的。在一项研究中 50 例 10 岁以下 72 小时内受伤的儿童股骨干骨折患儿采用石膏固定，Corry 和 Nicol 发现 44 例过度生长平均 7mm，5 例生长迟缓，1 例显示没有治疗的效果。4～7 岁年龄组最有可能发生过度增长。合并肢体短缩的患儿主要是患儿年龄偏大并且有骨折断端的成角畸形。

一些研究表明，在脊柱侧弯、腰痛、坐骨神经痛、髋关节或膝关节的过度应力，以及应力性骨折、足底筋膜炎或髌旁膝关节旁疼痛等下肢功能障碍的发展中，存在不同数量的下肢不等长。在没有其他畸形的情况下，腿的长度不平等超过或预计超过 2～2.5cm 时是需要进行评估干预的。然而，这种方法缺乏一个明确的理由。对文献的仔细回顾发现，对于差异的量应作为超出治疗指示的阈值，缺乏共识。

（二）不等长的评估

1. 临床评估

孩子肢体长度不平等评估（图 5－45）时，应该确定下肢不等长的病史，以及和患儿是否有任何相关的功能受限，任何骨骼发育不良的家族史，任何骨折的历史，感染，或其他重大肢体创伤病史。此外，重要的畸形，如先天性畸形、皮肤变色或肢体肥大等也应进行调查。

由体格检查确定的肢体不等长可以是对下肢测量差异的反映，其次需要探讨双下肢不等长之后带来的功能或姿势的差异，或这些差异的组合。对腿部长度不平等的性质的准确评估必须包括仔细测量下肢及其节段的长度，以及对腰椎、臀部、膝关节和踝关节的活动范围和静息位置的评估。

检查者应仔细评估下肢关节的运动弧线、休息位置和稳定性。同时，检查者寻找以下方面：长骨的成角畸形；四肢的血管、皮肤或软组织异常；脊柱畸形，以及脊柱上的血管异常。对于疑似特发性半肥大或半萎缩的患者，医生也应寻找上肢长度、手的大小或面部特征的不对称性。应进行集中于运动强度、张力和反射的下肢神经系统检查，以完成"静态"筛查评估。最后，检查者观察患者的行走和跑步，以深入了解腿部长度不平等造成了多少功能损伤，无论是否有相关的畸形。

在这部分检查中，检查人员注意到患者正在使用的任何代偿机制，如长腿环形运动，长腿跳起，长腿的臀部和膝盖过度屈曲，或者短侧肢体使用脚趾行走。

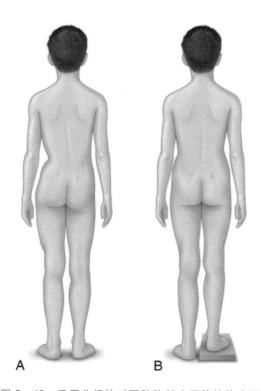

图 5 - 45　采用分级块对下肢体长度不等的临床评估

A. 真实的腿长不平等(或固定的功能差异)导致患者直立时髂嵴或髂后脊柱高度不对称。检查人员必须确保患者均匀地站在腿上，膝盖伸直，脚平放在地板上。B. 通过让患者站立在短肢下足够的分级块上，以平衡骨盆，可以合理准确地估计腿长不平等的大小。

2. 影像学评估

　　双下肢不等长影像学评估可以通过在短侧肢体垫高平衡板拍摄站立位骨盆正位片（AP）来完成。超声也可用于双下肢不等长的检查。

　　定量评估双下肢不等长的影像学方法有几种，每种都有各自的优缺点。影响采用何种方法进行测量的因素包括估计的长度差、不等长的部位和患者的年龄等。例如，<2 岁的幼儿首次来检查下肢不等长时，拍摄站立位的下肢全长 X 线片。尽管这不是最准确的方法，但却是用于好动的小儿的一种简单的方法，它只需要一次曝光即可。此外它还能在一张片子上判断下肢的力线和观察下肢所有骨的情况。

　　举例来说，就是患者同时有髋关节和膝关节挛缩，骨骼的长度最好分别拍摄股骨和胫骨的侧位 X 线片进行测量或者采用更先进的技术如 CT 测量。CT 扫描具有很多优势，如扫描速度快、吸收射线少，容易顺应满足挛缩和外固定架。尽管很多医师在有其他可靠的手段可供选择时不首选 CT，但 CT 扫描在这种情况下还是显示了比下述的标准 X 线片测量具有更准确的优势。

　　远距离 X 线片拍摄技术（图 5 - 46）：可以发现下肢成角畸形，但由于放大导致影像失真。该方法最适合不能始终保持一个姿势或为了早期检查畸形出现的部位，以及下肢不等长的患儿。

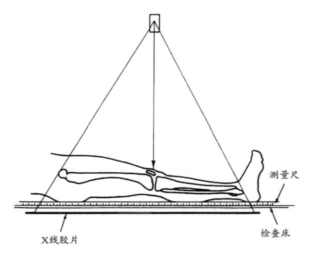

图 5 - 46 远距离 X 线片拍摄技术

裂隙扫描摄像术（图 5 - 47）：可以像矫正 X 线成像术一样避免放大失真，并具有在一张较小尺寸的 X 线片上成像的优点。它也适用于能够持续保持同一姿势的小儿。

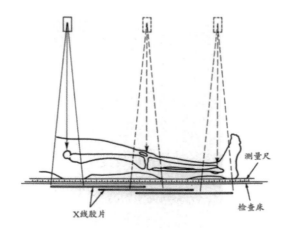

图 5 - 47 裂隙扫描摄像术

3. 骨骼不成熟儿童不等长的预测

（1）正常骨骼生长的评估。对下肢骨骼正常生长的评估是正确评估双下肢不等长的一个组成部分。正常的骨骼生长，每个下肢身体对腿的整体长度和形状的贡献，骨骼成熟的概念和时间，以及各种疾病对正常生长的影响，都是这种评估的组成部分。

（2）长骨的纵向生长的评估。所有的长骨的特征是有五个区域：中央管状轴（骨干），它在骨干的两端爆发成漏斗形的干骺端，以及相对球状的关节端（骨骺端）。在骨骼成熟之前，骨骺和干骺端被软骨生长板或骨骺分开。

　　传统意义上，骨骺被认为是两种类型之一：压力或牵张力。压力骨骺是关节状的，位于长骨的末端，有助于关节的形成。长骨纵向生长的最大部分发生在骨骺处，这形成了压力骨骺的一部分。牵张骨骺是非关节的；它们作为肌肉的起源或入部位，如大转子和小转子、肱骨近端结节、肱骨远端上髁和胫骨结节。生长板的概念过度简化了骨骺和骨骺的解剖结构，在许多骨骺区域，它是一个比简单的"板"更复杂的结构。

　　主要的长骨：股骨、胫骨、腓骨、肱骨、桡骨和尺骨，在两端各有一个物理结构。短管状骨：趾骨、跖骨和跗骨——通常有一个骨骺，近端位于趾骨、第一跖骨、第一跗骨，远端位于其他跖骨和跗骨。

　　组织学上可识别的层包括静止层或生发层，以及从骨骺发展到干骺端的增生层、肥大层和临时钙化层。

　　（三）骺板的功能解剖

　　物理区分为水平区，称为生发区、增生区、肥大区和临时钙化区（图5－48）。以这种方式生长的整个过程——由软骨板纵向生长，然后是软骨前体的骨化——被称为软骨内骨化。水平或周围的物理生长也发生在特殊的沟槽。对纵向生长的控制和软骨细胞肥大、钙化和骨化的机制仍未被完全了解，并受到许多中枢和局部激素和机械因素的影响。最广泛认可的海藻生长的中心激素调节器是生长激素（GH）。生长激素缺乏与相应的矮小有关，骨骼不成熟时生长激素分泌过多导致巨人症。生长激素对物理细胞的作用是由肝脏和骨骺软骨细胞中产生的胰岛素样生长因子介导的。另一种影响正常骨骺活性的重要多肽（至少10类）包括成纤维细胞生长因子，它对骨骺软骨细胞的有丝分裂有影响。成纤维细胞生长因子－3受体的一种遗传缺陷是导致软骨发育不全的原因。

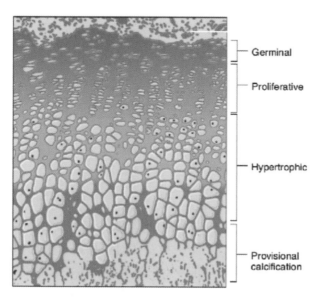

图5－48　生长板的组织学

　　在估计一个特定的长骨的纵向生长时，通常不考虑到骨骺本身的纵向生长。生长过程中长骨的放射学测量通常从骨骺的末端进行；对上肢和下肢长骨两端的纵向生长的贡献是已知的，仅限于骨本身。因此，正如莫斯利所指出的，增长数据的长度和股和胫骨段属于整个骨从骨骺，但计算关于最终长度由于增长的物理忽略骨骺提供的长度的增加。

　　在两端各有骨骺的长骨中，每个骨骺对骨纵向生长的贡献通常是不对称的。次级骨化中心出现的时间，使物理学在放射学上可识别，也因位置和在一定程度上因个体而不同。最后，个体身体纵向生长停止的闭合时间也因位置和个体而不同。

（四）生长的预测方法

1. Menelaus 方法

　　Menelaus 1966 在 White 基础上报道他的经验（White and Stubbins1944），并且在 1981 年重新提出。White 最初提出远端股骨每年长 3/8 英寸（1 英寸 ≈ 2.54 厘米）和近端胫骨每年 2/8 英寸（图 5−49），增长停止在男孩 17 岁和女孩 16 岁。Menelaus 则将男孩停止生长的假设修改为 16 岁，女孩停止生长的假设改为 14 岁。

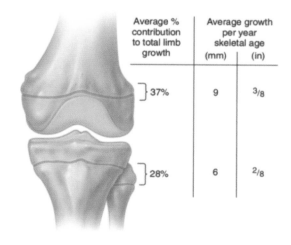

图 5−49　股骨远端和胫骨近端骨骺的骨骼

　　每成熟年（毫米和英寸）对总腿长增加和平均生长的大约百分比有贡献。

2. Moseley 直线图

　　Moseley 在 1977 年描述了一种直线图方法，用于计算骨骼不成熟儿童的最终差异，并确定长腿骺固定的时间，以纠正腿长度不平等。该图是基于对安德森及其同事在 1964 年发表的正常男孩和女孩股骨和胫骨长度的时间生长数据的数学再分析而构建的。图的目的是简化和提高计算的准确性，通过纳入基于手腕骨膜、生长抑制和相对大小的骨骼成熟度的计算，以估计生长儿童的最终差异。用他的话来说，"腿的生长可以用直线对横坐标的适当操作来表示。"因此，用骨骼年龄的列线图来修正百分位数的生长，短腿的生长用一条直线表示，腿长不等式用线间的垂直距离表示；短腿的生长坡度比长腿陡，而骺固定术的生长抑制可以通过改变生长抑制（长腿的生长斜率）来表示预期的数量。莫斯利直线图中的参考线指的是正常腿的生长，而不是长腿。这一点很重要，因为在过度生长（如半肥大）的情况下，异常的腿应该绘制在正常的短腿上方；这对随后的肢体描述、成熟时预计的最终差异和骺固定术的时间有轻微的影响（图 5 - 50）。

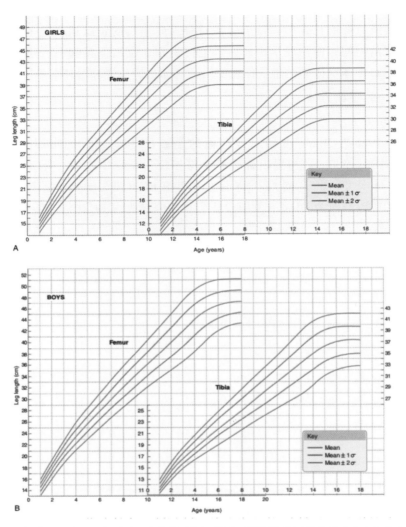

图 5 - 50　根据年龄，女孩（A）和男孩（B）的股骨和胫骨（包括骨骺）的平均总长度为 1 和 2 个标准差范围

3. Paley 乘法

Paley 和他的同事描述了计算骨骼成熟时腿长的乘数方法。这些学者通过使用各种可用的腿长数据库，将骨骼成熟时的股骨和胫骨长度除以每个生长期间不同年龄的股骨和胫骨长度，确定了一个算术因子（乘数）。每条腿的长度和成熟时的腿长的差异（假设持续的生长抑制）可以通过将这些测量值乘以受试者的年龄和性别的适当乘数来计算（图 5 - 51）。

Table 24-4 Lower Limb Multiplier

Age (yr + mo)	Multiplier for Boys	Multiplier for Girls	Age (yr + mo)	Multiplier for Boys	Multiplier for Girls
Birth	5.080	4.630	7 + 6	1.520	1.370
0 + 3	4.550	4.155	8 + 0	1.470	1.330
0 + 6	4.050	3.725	8 + 6	1.420	1.290
0 + 9	3.600	3.300	9 + 0	1.380	1.260
1 + 0	3.240	2.970	9 + 6	1.340	1.220
1 + 3	2.975	2.750	10 + 0	1.310	1.190
1 + 6	2.825	2.600	10 + 6	1.280	1.160
1 + 9	2.700	2.490	11 + 0	1.240	1.130
2 + 0	2.590	2.390	11 + 6	1.220	1.100
2 + 3	2.480	2.295	12 + 0	1.180	1.070
2 + 6	2.385	2.200	12 + 6	1.160	1.050
2 + 9	2.300	2.125	13 + 0	1.130	1.030
3 + 0	2.230	2.050	13 + 6	1.110	1.010
3 + 6	2.110	1.925	14 + 0	1.080	1.000
4 + 0	2.000	1.830	14 + 6	1.060	
4 + 6	1.890	1.740	15 + 0	1.040	
5 + 0	1.820	1.660	15 + 6	1.020	
5 + 6	1.740	1.580	16 + 0	1.010	
6 + 0	1.670	1.510	16 + 6	1.010	
6 + 6	1.620	1.460	17 + 0	1.000	
7 + 0	1.570	1.430			

图 5 - 51　Paley 乘法

（Paley D，Bhave A，Herzenberg JE，Bowen JR：Multiplier method for predicting limb - length discrepancy，*J Bone Joint Surg Am* 82：1432，2000.）

（三）治疗

　　下肢不等长 <1 ~ 1.5cm 的患者可能只是检查时姿势不准确或关节挛缩所致。对姿势性不等长患儿家长的过度担心，可以通过站立位或仰卧位的全长 X 线片测量来消除他们的恐惧。治疗方法的选择需要根据患者的年龄、当前的长度差和最终的不等长进行综合考虑。

　　有三种方法治疗下肢不等长，最简单的方法是在儿童期继续使用假肢或支具。这种方法对于两种极端的患者是最好的选择，一种是轻微的下肢不等长，另一种是下肢不等长过大以至于无法进行肢体重建。对于后者的某些患者，可能需要一些外科手术以便安装和佩戴假肢。

　　最终的目标就是取得双下肢等长，为了达成这一目标，有两种选择，分别是将长腿短缩或把短腿延长。在前一个治疗方案中，可以考虑的手术如骨骺阻滞术，使长腿的生长减慢；或者在成熟期通过手术切除一段骨骼短缩肢体。如果计划延长肢体，可能就只需要延长术，它包括截骨手术和后续的肢体延长。在某些病例，肢体延长前往往需要先进行一系列的手术来优化患肢。不管是单纯的骨延长术还是复杂的肢体重建术，都应该把肢体延长术看作是一个治疗的过程，而不是一个简单的手术。

　　所以家长和患儿由于身高具有一定的优势，而往往首选肢体延长术。尽管如此，

对 <6cm 的不等长一般不做肢体延长术，因为病变仍然处于进展期，以及延长的并发症风险高。只要有可能，尽量使用骨骺阻滞术或长骨短缩术。唯一例外的是当患者同时需要截骨矫形时，那么可以通过截骨端进行延长术，治疗 <6cm 的残余不等长。

对 >6cm 的不等长，通常不适合实施长骨短缩术，因为不成比例的外观会使患者难以接受。当然也存在例外情况，即当长腿是明确的病变肢体时，而且已经实施了骨骺阻滞术来矫正巨大的肢体不等长，就可以实施短缩截骨术进一步矫正残余的不等长。在这种情况下，长腿的矫正手术不会造成肢体的比例异常。注意很少采用胫骨短缩术；在股骨，短缩 > 股骨长度的 10% 会影响骨骼与肌肉的长度关系，导致肌无力。此外对于成熟期的患者也不推荐一次手术短缩 5~6cm，因为球茎状的大腿外观通常让患者无法接受。

肢体短缩术或肢体重建术的大致目标是使双下肢等长，同时不带来其他的并发症。例如少纠正 1~2cm 将被视为达到功能性等长，而且最适合短肢麻痹的患者。因为残余的不等长有利于无力的短肢在步态的摆动相离开地面，这对佩戴支具的患者或者在步态中膝关节屈曲摆动相不足的患者尤为重要。长骨短缩术、骨骺阻滞术或肢体延长术，不管采用哪种方法，其最终目的都是使患者的下肢长度在功能上恢复长度平衡。第二个治疗目的是使患者的身体外观尽可能地对称。为了保持膝关节对称的高度，我们需要考虑将对应的短腿延长或将长腿短缩，这仅适合于病变的进展与治疗同步的情况下。例如成熟期的青少年，股骨短 4cm，可以考虑将腿长一侧的股骨一次性短缩 4cm。

根据不同的患者，医师可选择通过内增高鞋垫（通常最多 1.5~2cm）来缩小不等长，剩余的长度差则靠增加鞋底高度来处理。对更大的不等长，增高的高度应该小于不等长的高度。很难耐受超过 5cm 的垫高鞋跟，因为对先天性下肢畸形的患者来说可能会感觉垫高的鞋太重。此外，腿部肌肉较弱，不足以对抗内翻的应力，以至于经常扭伤踝关节。如果需要一个较高的垫高鞋跟，最好选择延伸至小腿肚上部后侧的支具或踝上支具以增加其稳定性。

对先天性截肢合并短肢的患者，可以直接安装假肢治疗这种下肢不等长，从而避免均衡肢体的手术。肢体切除术后安装假肢是治疗的最后补救方法，但最终只可能在短股骨的婴儿中实施，其股骨短于对侧长度的一半以上。对预测长度差 >15~20cm，特别是患足无功能的患者应选择截肢术（Syme 或 Boyd 术式）加安装假肢。为了使假肢发挥最大的功能，可能需要对患者先实施辅助手术，包括髂股融合术、膝关节融合术和 Van Ness 旋转成形术。对一些极端的需要多次手术和延长术来矫正畸形和不等长的患者，应该首选患足切除术加安装假肢。根据人们对肢体延长的并发症的定义不同，患者的家庭应该预料到每一次骨延长术后出现的并发症或问题可能需要再次的治疗或手术。此外家庭还应预料到每次骨延长治疗的平均时间（从手术到恢复）至少为 1 年。

矫正方法有：骨骺阻滞术、骨骼短缩术、股骨近端短缩截骨钢板内固定术、骨桥切除术、肢体重建或肢体延长术等。

三、胫骨内翻（Blount 氏病）

Blount 氏病的特征是在胫骨近端骨骺正下方有一个陡峭的角度，不规则的骨骺线条和一个楔形的骨骺伴有一个在内侧干骺端的"缺损",且经常出现明显的胫骨近端外侧半脱位。Blount 描述胫骨内翻是"一种与扁平髋和 Madelung 畸形相似的骨软骨病,只是病变位于胫骨近端骨骺内侧"。目前认为胫骨内翻是一种累及胫骨近侧干骺端的获得性疾病,而不是骨骺发育不良或骨软骨病。

(一)病因

关于 Blount 氏病的确切病因还不清楚,目前大家比较一致的观点是患儿行走训练较早,同时体重超标,出现胫骨骨骺偏向性负重,导致内侧骨骺发育受限,而外侧骨骺生长正常,从而出现胫内翻畸形。

1. 遗传因素

Blount 氏病确切的病因并不清楚,多考虑遗传性与发育性因素的共同作用可能性最大,在我国此病比较少见,尤其是青少年型。曾有学者报道这种疾病为家族性疾病,考虑这种疾病可能是一种常染色体显性遗传病。然而其他研究没有发现遗传性疾病的证据,更多认为是由于多因素造成的结论。由于婴幼儿胫骨内翻的 X 线特征从未在 1 岁以下的患者中出现过,而且很少出现在 2 岁以下的患者中,因此这种疾病并非先天性疾病,而是发育性疾病。

2. 肥胖

体重的增加是 Blount 氏病的重要诱因,很可能因为体重的异常分布,导致膝关节周围的异常压力,而过度压力作用在胫骨近端骺板内后方,抑制了骺板生长,形成胫骨内翻畸形。典型的婴幼儿胫骨内翻表现和生理性膝内翻相似;然而,真性婴幼儿胫骨内翻的患者通常存在肥胖的问题,并在步态中出现侧向推力。胫骨内翻患者的体重可能超过第 95 个百分位数,而且身体质量指数(body mass index,BMI)更高。膝关节的有限元分析表明:根据 Hueter-Volkmann 原理,当一个 2 岁儿童的体重处于第 90 个百分位数时,胫骨内侧平台则产生足以延缓骨骺生长的压缩力,并在单肢站立时出现 20°内翻畸形。婴幼儿胫骨内翻的 X 线片结果表明,明显的内翻和前倾畸形与较高的 BMI 相关。这种肥胖与 Blount 氏病风险之间的关系可能需要早期干预和治疗。

3. 新陈代谢异常

有研究表明机体代谢的异常可能与 Blount 氏病发病有关。美国一家儿科肥胖诊所研究发现,维生素 D 缺乏(25-羟基维生素 D 含量 <16ng/mL)的患者被诊断为 Blount 氏病的可能性是维生素 D 高于此值者的 7.33 倍。来自尼日利亚的一项研究发现,患有早发型 Blount 氏病的儿童,血清锌的含量与同龄、同性别的对照组相比有显著性降低,而血清碱性磷酸酶升高水平,与对照组相比也有显著性差异。

(二)临床表现、分型及分期

1. 临床表现

Blount 氏病患者的胫骨近端骺板内后方的结构异常引起胫骨近端非对称性生长,进而导致包括胫骨近端内翻、前屈、胫骨内旋生长,以及下肢缩短畸形等在内的多维畸形。早发患儿胫骨近端畸形更严重,双侧多同时累及,女性受累较多,治疗后内翻复发常见；青少年型患儿胫骨畸形程度轻，股骨远端骨骺畸形常先于其他畸形，常仅限于单侧，男性患者多，治疗后几乎不复发，发病与肥胖关系更密切。站立位双下肢全长前后位 X 线检查是 Blount 氏病的标准筛查方式。

虽然 Blount 氏病的真正病因仍有争议，临床及 X 线检查表现却很一致，特征性表现为胫骨内翻、内旋及膝反屈。

2. 分型

Blount 根据发病年龄将其分为两型：（1）婴幼儿型，8 岁以前发病；（2）青少年型，8 岁以后至骨骼发育成熟之前发病。婴幼儿型很难与这一年龄组常见的生理性弯曲相区分，特别是年龄小于 2 岁的儿童。约 60% 的患儿为双侧对称发病，而生理性弯曲也几乎总是具有双侧对称的特点。Blount 氏病的内翻畸形通常进行性加重，而生理性弯曲则随着生长而消失。

3. 分期

Langenskiöld 根据 X 线片上所见干骺端 – 骨骺改变的程度将婴幼儿胫骨内翻分为六个阶段（图 5 – 52），分别为 Ⅰ 期：整个干骺端骨化不规则。Ⅱ ~ Ⅲ 期：病变局限于干骺端内侧鸟咀状部分，此区被软骨占据。Ⅳ：干骺端塌陷区被骨化骺占据。Ⅴ 期：骨骺内侧部有一不规则的三角形骨岛，位于双重骨骺板之间。Ⅵ 期：骨骺板内侧部闭合。该分期最初仅被用于婴儿型 Blount 氏病的影像描述，随后逐渐扩展至指导治疗及预后，是目前使用最广泛的婴儿型 Blount 氏病分期。

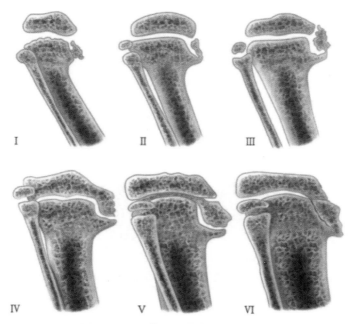

图 5 – 52 婴幼儿胫骨内翻临床分期

引自：Langenskiöld A，Riska EB：Tibia vara osteochondrosis deformans tibiae：a Survey of seventy – one cases，J Bone Joint Surg 46A：1405，1964.

（三）影像学特点

1. X 线检查及特点

婴幼儿胫骨内翻很少在 18 个月前观察到明显的 X 线影像学改变；而最年轻的病例是在 17 月大时被诊断出来的。Levine 和 Drennan 测量了胫骨干骺端－骨干角（metaphyseal－diaphyseal angle，MDA），用来辅助诊断有可能发生胫骨内翻的幼儿。受限于拍片体位的影响，X 线检查中，肢体旋转不良会影响 MDA。虽然测量 MDA 本身对胫骨骨骺－干骺端角度被认为是辅助诊断婴儿胫骨内翻的另一种测量方法。角度大于 20°且 MDA 大于 10°表示有患病风险。然而，如果没有明确的胫骨内侧干骺端特征性改变的存在，就不能诊断真正的婴幼儿胫骨内翻。尽管有较大 MDA 的患者可能有发生婴幼儿胫骨内翻的风险，必须进行监测。但目前我们建议在 Blount 氏病病变出现之前不必治疗，Blount 氏病病通常在 2 岁时出现后可能有一定的准确性，但不能可靠地诊断即将发生的婴幼儿胫骨内翻。

婴幼儿胫骨内翻的 X 线表现（前后位）：

（1）干骺端－骺交界处的内翻。

（2）骨骺线内侧增宽不规则。

（3）骨骺内侧倾斜且不规则骨化，有时呈三角形。

（4）干骺端内侧突出的鸟喙，喙内有透亮的软骨岛。

（5）胫骨近端外侧半脱位。

2. CT 检查

除 X 线检查外，计算机断层扫描三维重建能为婴儿型患儿的术前规划提供更详细的信息。在后来进行评估或"复发"的婴幼儿胫骨内翻病例中，通过计算机断层扫描（CT，computed tomography）发现了更为严重的骨畸形，包括后内侧骨骺表面凹陷和倾斜。然而，CT 缺少显示软骨关节面带来的好处，软骨关节面可能占据了内侧平台的大部分。年轻患者中是否出现"真正的"关节内畸形是值得商榷的。6 岁以下的患者没有表现出这样的胫骨平台凹陷，正如术中关节造影显示的结果。尽管有骨缺损，但仍保留了正常的关节力线。然而，临床发现的侧向推力和胫骨的外侧半脱位 X 线表现可以解释为该缺陷从开始时即存在。

3. MRI 检查

目前临床上主要使用磁共振成像（MRI）评估婴幼儿胫骨内翻而造成的生长障碍。MRI 显示骨化程度的骨骺的范围，以及任何骨骺解剖破坏。虽然不需要明确的诊断，但此类影像学检查是评估骨桥位置和大小，以及是否存在关节内畸形的术前检查有效的工具。根据 MRI 对骨骺功能的评估，来确定骨骺是否存在骨桥或完全被破坏，从而预测内侧生长的停滞，但这目前还没有被证明是准确的。

（四）治疗

Blount 氏病如果是小于 3 岁的婴幼儿，先以观察为主。如果出现膝关节外侧突出，可以进行支具治疗。支具治疗无效或 4 岁以上保守治疗仍然无效，可以通过手术进行治疗，如胫骨近端截骨术。青年型 blount 氏病主要采取手术治疗，如胫骨近端截骨术、外侧半骺板阻滞术。

1. 非手术治疗

文献表明，对于 3 岁以下的 Langenskiöld Ⅰ～Ⅱ期的早期病变患儿，50% 的患者通过支具矫形可以成功获得治疗。这些结果在单侧疾病中最令人鼓舞。当回顾关于支具矫形的文献时，我们必须认识到一些使用支具的患者可能有生理性膝内翻和预期的自发痊愈。这类人群可能会歪曲结果，使得支具治疗的结果看起来更加有效。尽管如此，矫形支具治疗可能在照顾最年幼的患者方面发挥作用，而矫形支具似乎会影响许多儿童的自然转归。有学者认为仅在夜间佩戴支具可能和整日佩戴支具一样有效，尽管他们承认，人们本来就认为白天使用（即在负重期间）是成功矫形治疗的一个重要因素。

2. 手术治疗

（1）半骨骺阻滞术：胫骨近端外侧骨骺阻滞治疗可以通过去除骺板的外侧部分，或放置 8 字钢板等内植物限制外侧骺板生长，保证内侧骺板生长速度大于外侧，达到矫正胫骨内翻的治疗方法。骨骺阻滞术治疗 Blount 氏病，虽然可能不会每次都达到彻底的矫正，但是进展性的内翻畸形可以得到减缓或逆转，而且相比于截骨手术，术后并发症和术后制动时间都要少一些。

（2）截骨矫形术：截骨矫形的方式分为即刻矫正和逐渐矫正，胫骨近端截骨即刻矫正是过去治疗 Blount 氏病的主要方法，但是有术中神经血管的损伤、肢体短缩的问题。对于婴儿型 Blount 氏病在 4 岁之前改变大于Ⅰ期的患者，可接受的治疗包括矫形器治疗或观察到 3～4 岁进行胫骨截骨术，在 4 岁之前进行胫骨近端截骨术矫正下肢轴线，80% 的病例可完全康复。如果在 4 岁以后进行截骨术，内翻复发的发生率会上升。对于青少年型 Blount 氏病患者，胫骨截骨矫正术后内翻复发非常少见。胫骨截骨术是 3 岁以上Ⅲ期及以上婴儿型 Blount 氏病的基本治疗方法，同时也是应用最广泛的青少年型治疗方式，尤其适用于严重畸形和骨骺生长潜能不足的病例。截骨矫形治疗的目的是矫正下肢轴线，减轻通过内侧膝关节的负荷，从而使得胫骨恢复正常生长。截骨矫形有多种手术方式，包括胫骨近端截骨内固定或外固定、内侧半平台抬高等，截骨术和固定的类型并不影响预后。根据矫正的速度，截骨矫正分为两大类：即时矫正和逐渐矫正。即时矫正可以通过内固定或外固定进行，而逐渐矫正只能使用外固定。即时矫正的特点是术中即可完成畸形矫正，内、外固定均可，手术耐受性较好，给患者带来的不适较少，相比外固定架使用内固定术后感染风险较低。

四、先天性胫骨假关节

先天性胫骨假关节（CPT）是一种罕见的疾病，其特征为胫骨节段性发育异常、无正常骨形成，伴随成角畸形、病理性骨折和骨不连接。由于发育异常所致胫骨的畸形和特殊类型的不愈合，最终形成局部的假关节。往往出生时即出现，多见于胫骨中下 1/3 交界处，男性发病率略高于女性，多为单侧，同侧腓骨亦可受累，少数患者有遗传史。常合并有Ⅰ型神经纤维瘤病。本病不会出现自我矫正，且预后极差，一旦骨折，几乎不能自愈，目前虽然临床上治疗方法甚多，但复发率极高。

（一）病因

真正病因尚不清楚。早期曾有多种学说，如宫内压迫、血运障碍、纤维性囊性骨炎、神经纤维瘤等，但目前最被临床证实与信服的是神经纤维瘤病学说。神经纤维瘤病是最早提出来可能导致先天性胫骨假关节的因素，先天性胫骨假关节患者躯干皮肤上常常伴有奶油咖啡斑等神经纤维瘤病的表现，因此早期部分学者认为先天性胫骨假关节的发病与神经纤维瘤病有关。很多学者通过切除骨膜病变组织做病理学检测得出假关节处存在神经纤维瘤样组织的结果，认为假关节的形成可能是神经纤维瘤样组织在骨髓腔和骨膜及骨的四周生长，破坏了胫骨中下 1/3 骨质，压迫了胫前动脉对局部骨质的血供，从而导致慢性骨萎缩，轻微的损伤也会导致骨质的破坏，最终形成假关节。欧洲小儿矫形外科学会也支持纤维瘤病样组织增生是先天性胫骨假关节的主要病理组织学表现，并提出该病命名的新观点，称为骨纤维瘤病，即先天性胫骨假关节可能是神经纤维瘤病在骨组织中的一种表达形式。

（二）临床表现

多数患儿出生时并无明显畸形或只有胫骨中下 1/3 处向前弯曲，开始步行后逐渐明显，重者可呈直角或锐角，多向前凸出，其顶点皮肤常有疤痕样凹陷，但不与骨粘连，小腿细而短，可合并有神经纤维瘤病的体征（如皮肤牛奶咖啡斑、神经纤维瘤、腋窝或腹股沟斑点等），轻微外伤后即可发生骨折，故先天性胫骨假关节的患儿又称"玻璃人"，继而出现骨不连，逐渐向前成角畸形，小腿短缩，软组织挛缩，足呈马蹄内翻或外翻畸形，患肢负重困难，绝大多数为单侧，罕见为双侧，有的可表现为一侧先天性胫骨假关节，另一侧为先天性胫骨弯曲。

先天性胫骨假关节的临床表现决定了其分型。常用的是 Boyd 分型，分为以下几种。Ⅰ型：胫骨前弯同时有假关节，出生时部分胫骨缺如。Ⅱ型：胫骨前弓同时有假关节，出生时胫骨两端呈尖嘴形狭窄，并有硬化，髓腔闭塞，两岁左右时可自发或外伤产生骨折，此型最常见。Ⅲ型：胫骨内有囊肿样改变，先有胫骨前弓，后发生骨折，形成假关节。Ⅳ型：胫骨中 1/3 和下 1/3 交界处有髓腔硬化，髓腔闭塞，皮质可有不全骨折，断后不再愈合形成假关节。Ⅴ型：胫骨发生假关节，腓骨发育不良，有的两骨同时发生假关节。Ⅵ型：胫骨内有神经纤维瘤，或因雪旺氏病而引起假关节。

（三）影像学诊断

1. X 线检查

疾病不同过程有不同的影像学改变，多数患者表现为胫骨中下 1/3 交界处向前或者前外侧成角，形成假关节，骨折端变细、硬化，髓腔部分或全部闭塞，有的骨折端还可出现囊性变，常累及腓骨，出现腓骨弯曲、变细或也有假关节。畸形的进一步发展后会发生骨不愈合。常规的 X 线片显示薄而萎缩的或宽而肥大的胫骨，通常近端是杯状而远端是尖的（图 5 - 53）。

2. 磁共振

磁共振成像（MRI）能为 CPT 疾病的范围提供有价值的信息，有助于术前精确规划切除的边界。与标准的 X 线片相比，在假关节形态和软组织毗邻方面，MRI 能提供更精确的数据。假关节处的骨膜为厚的软组织层。所有患者这层增厚的骨膜在脂肪抑制像和 T1 加权对比增强像显示高信号。MRI 可发现深部软组织神经纤维瘤（图 5 - 54）。

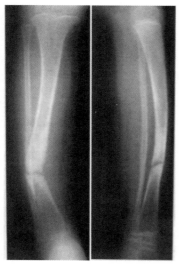 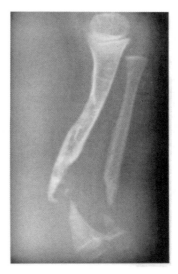

图 5 - 53　胫骨的中、下段的成角并骨折　　　图 5 - 54　神经纤维瘤病早期表现

3. CT 检查

CT 检查常能证实含硬化组织的溶骨性病变。

骨折处两端的骨骼可表现出硬化、密度增加，通常没有前驱症状，可能会有很轻微的创伤或没有创伤。一旦骨折发生，即可开始手术治疗。

患有神经纤维瘤病的早期先天性胫、腓骨假关节的患者（Boyd Ⅱ型）骨远端呈高尔夫球杆样，胫骨近端则类似于高脚杯样。

（四）治疗

1. 非手术治疗

一旦做出胫骨前外侧弯曲的诊断，就有采取 24 小时支具固定的指征。足踝支具（AFO）适合行走前的保护，而当婴儿开始行走时，则需要佩戴 KAFO 支具。在生长阶段内需要长期使用支具。对婴儿和年幼儿童完整的病理性胫骨前外侧弯曲应避免手术治疗。相反，手术治疗应尽量推迟到儿童晚期 CPT 形成后。通常病理性骨折发生的原因为尽管进行了长期的保护性治疗，但是病变的组织没有愈合。一旦出现了明显的假关节，就可以考虑手术治疗。尽管非常少见，但是某些类型的前外侧弯曲如 Boyd Ⅳ型偶尔病变不会进展，这些不常见的 CPT 畸形表现为胫骨弯曲，先前伴有或不伴有骨折，经过固定已经牢固愈合。增加植骨可能有利于病变处的愈合。最近有一例报道采用同种异体腓骨移植和长期使用支具，成功地治愈了 10 例神经纤维瘤病和假关节形成前的患者，这些特殊的患者在植骨术后病变处似乎不太会进展和发生骨折。

2. 手术治疗

（1）实心髓内钉固定技术：根据报道 Charnley 首先开创性地采用髓内钉固定假关节

部位和踝关节以达到治愈的目的，并被很多学者证实该手术方式是治疗 CPT 非常有效的手段，早期愈合已经得到证实。这种髓内钉技术通过假关节切除后使用 Williams 棒固定胫骨断端并顺行向前推进到胫骨远端并穿过踝关节，结合切除假关节的病变组织和骨骼植骨，进一步改善了畸形的愈合能力。由于踝关节的固定，术后患者的蹬地力相对较弱。伴随着生长，髓内钉的远端会逐步向近端"迁移"，当髓内钉退出踝关节端直至完全进入胫骨后，我们即开始主动进行踝关节蹬地力的锻炼。

（2）Ilizarov 环形外固定架联合髓内钉：Ilizarov 是使用环形外固定架进行加压、牵开、假关节切除和骨搬移的先锋。后来，很多术者组合使用髓内钉和外固定架更加完善了这项技术，当外固定架去除后髓内钉仍然保留在原位以提供额外的保护防止再骨折和畸形复发。为了获得及时和持久的愈合，有学者提出了下列建议：①切除假关节和病变的骨膜；②制造一个稳定的内在的断端对合结构；③假关节处植骨做到关节面积最大化；④争取理想的对线以消除扭转力；⑤最好在胫骨近端截骨矫正下肢不等长和成角畸形；⑥外固定架取出后预防性使用髓内针。外固定架取出后 8 周再放置髓内针以降低污染的风险。Ilizarov 技术不仅可以促进术后胫骨假关节愈合，还能够纠正双下肢不等长、胫骨成角畸形等，已越来越多的用于治疗先天性胫骨假关节。

（3）带血管蒂的腓骨移植：采用带血管蒂的复合组织移植治疗 CPT 已有 100 年的历史。过去的 30 年，应用显微外科技术治疗 CPT 有了显著的提高。其手术指征是其他手术方法失败或骨骼萎缩明显或假关节间距太大的患者。该术式将患侧腓骨远端用螺钉固定到胫骨，在骨膜外将假关节切除直至露出正常骨。将获取的游离带血管蒂的腓骨插入胫骨的髓腔内，用钢板或外固定架固定。吻合血管，取腓骨时连带一个皮瓣一起移植可以用来监测血流。该术式改变了传统植骨的骨愈合过程，造就了与新鲜骨折相似的骨愈合环境，可缩短骨愈合时间，大大提高骨愈合率，已被诸多学者证实是一种治疗 CPT 的成熟、有效的治疗方法（图 5 - 55）。

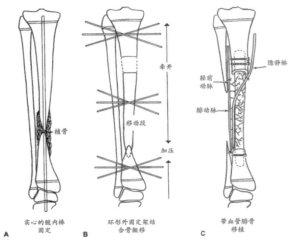

图 5 - 55　胫骨假关节的手术方式

A. 实心髓内钉固定；B. 环形外固定架结合骨搬移和加压；C. 带血管蒂的腓骨移植。

综上所述，CPT 愈合的关键因素包括充分地切除含病变骨膜假关节、足够稳定的固定、建立适合骨愈合的最佳生物环境，以及保护性负重至骨骼发育成熟是治疗胫骨假关节的有效方法。CPT 现在和将来都依然是一种非常具有挑战性的疾病。对于长期满意的疗效来说一个稳定的愈合是最基本的要求。每个病例都是独一无二的，因此需要经常改变治疗方案。髓内钉固定、外固定架加骨搬移和带血管蒂的腓骨移植等新技术经过不断完善已被少数术者成功地应用，他们都具有丰富的临床经验并针对不同的病例采用各自独特的方法进行治疗。初步结果显示采用这些经过完善的手术方法取得了满意的疗效，值得提倡。对于成长中的儿童，真正成功地治疗 CPT 只能在随访这些患者直至他们骨骼发育成熟时才能确定。

五、半侧肢体发育不良

半侧肢体发育不良主要介绍两种：腓侧半肢畸形(fibular hemimelia)和胫侧半肢畸形(tibia hemimelia)，他们同属于先天性长骨缺如这一类罕见疾病，但临床中腓侧半肢畸形更常见。

(一)腓侧半肢畸形

腓侧半肢畸形(又称为先天性腓骨缺如)，是一种先天性缺陷，其中部分或全部腓骨发育不良或再生障碍，与胫骨发育不良，以及足部部分发育不良、发育不良或再生障碍相关，是长骨缺如中最多见的类型，但仍属于罕见病之列，发病率约为 1∶50000，单侧发病率较双侧高。

腓侧半肢畸形目前病因尚不清楚，以往研究报告大多数先天性腓骨发育缺如是孤立且是偶发病例，这表明是非基因所致的畸形，认为腓骨的缺如可能是由于在妊娠 4~7 周胚胎发育期间腓动脉损伤所致。大多数病例都有胫骨前弓，50% 病例有皮肤凹陷，60% 的病例小腿腓骨区存在纤维束带，在幼儿时期，仅有轻微的畸形，常被误诊。临床上常见的是部分或全部腓骨缺如，并伴有胫骨、股骨、踝关节及足部畸形等。临床表现取决于具体类型和伴随畸形，通常腓侧半肢畸形伴有下肢不等长、马蹄外翻足、膝关节的屈曲挛缩、股骨短缩、膝及踝关节的不稳定，以及后足僵硬和足外侧趾列缺如。

1. 临床表现及分型

腓侧半肢畸形的患儿有五个主要问题：

(1)下肢不等长：主要见于单侧腓侧半肢畸形，一般是由胫骨和足的生长受到抑制所导致。此外，许多腓侧半肢畸形患儿有一些股骨生长抑制(先天性股骨发育不足)。足的高度变低并且足的长度也变短，导致肢体长度差异。腓侧半肢畸形的肢体长度表现不等，从非常轻微到非常严重均可能发生，在没有股骨缺陷差异的情况下，患者发育停止后的长度差异较健侧一般短 2~25cm。如果合并有股骨和胫骨的生长抑制，成熟时腿长差异的大小可为 >30cm。

(2)足、踝畸形和缺陷：足部和脚踝畸形一直是腓侧半肢畸形最具挑战性和致残性的问题。腓侧半肢畸形的足畸形有很多组成部分。在踝关节处，主要由于胫骨远端和距骨发育不良，不同程度可表现为从胫骨远端轻度外翻到踝关节面扁平畸形、错位的严重发育不良。FH患者的踝关节功能范围也从运动范围正常、稳定、无外翻不稳定和无畸形到运动弧受限、不稳定、外翻不稳定、固定外翻或内翻畸形。

（3）胫骨畸形：通常有轻度到重度胫骨骨干向前外侧外翻畸形。皮肤凹坑通常出现在这个角度的顶点上。腓动脉位于一条直线上，与此畸形的凹陷相对，就像弓的弦。这种厚的纤维软骨残余物可能通过在其后外侧拴系胫骨的生长来促成这种成角。

（4）膝外翻：膝关节经常有外翻畸形。这种外翻与股骨远端和胫骨近端有关。与健侧相比，患侧胫骨近端的外侧骨骺骨化可能延迟。

（5）膝关节不稳：许多腓侧半肢畸形患者的前交叉韧带和/或后交叉韧带发育不全。胫骨可能相对于股骨前部半脱位。韧带缺失和半脱位在年轻时往往没有症状，但当孩子变得更高和更重时，这些问题就逐步表现出来。向前半脱位的患者可能与胫骨近端骨骺的圆形后部有关。这种异常是原发性（先天性）还是继发性（发育性）尚不清楚。

腓侧半肢畸形最常用的分类是 Achterman 和 Kalamchi，描述了腓骨缺损的程度（图5－56）。

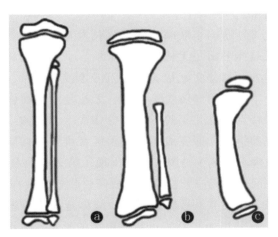

图 5－56　先天性腓骨缺如 Achterman 和 Kalamchi 分型示意
a 型：腓骨近端部分缺如，但踝穴发育基本正常；b 型：腓骨部分缺如，
同时伴有踝关节发育畸形或踝穴缺损；c 型：腓骨完全缺如。

2. 先天性腓侧半肢畸形的治疗

对下肢严重先天性畸形的治疗主要依靠外科手段，根据患者的条件选择截肢或肢体延长，主要包括保守治疗和手术治疗，选择哪一种治疗方案，主要根据预测的肢体长度的最终差异，再结合年龄、分型及足缺陷和踝关节的稳定程度做出选择。

（1）非手术治疗：主要适用于病情较轻、拒绝手术或有手术禁忌证者，包括应用支架、矫形靴、增高鞋、矫形器等，但当保守治疗无效或症状体征进行性加重时应采用手术治疗。

（2）手术治疗：先天性腓侧半肢畸形治疗的目的是获得良好的下肢功能，具体治疗方式取决于腓骨缺损的严重程度及伴随畸形的形式，最佳效果就是下肢等长及足的功能恢复。根据不同的畸形程度和特点，选择不同的手术方式，主要分为以下几种类型。

①稳定的膝、踝关节：有学者认为先天性腓侧半肢畸形膝关节不稳定患者采用前交叉韧带重建及截骨矫形可使膝关节维持稳定，恢复正常功能及步态，然而仍需要长期随访观察膝关节退行性变化情况。手术治疗腓骨下端缺如的儿童应用重建踝关节的截骨方法，使踝关节能保持平衡，避免了在发育过程中继发的足外翻畸形。有部分病例最终采用了踝关节融合，但是远期随访效果较好。

②胫骨中心化：有学者报道对于胫骨成角不严重的先天性腓侧半肢畸形患儿采用胫骨中心化手术治疗，术后 3 个月随访足外翻畸形基本得到矫正，穿增高鞋后跛行症状也明显改善，可作为姑息性治疗的一种选择。

③软组织松解术：Thompson 等建议早期切除纤维带并松解挛缩的软组织，若在 5 岁以前行手术，可使胫骨前弓及马蹄足减轻甚至消失，若在胫骨延长的同时切除索状纤维，可使小腿延长顺利进行。有学者认为先天性腓侧半肢畸形无论其原因及分型，从其致畸机理的层面上，治疗应尽早解除弓弦效应对胫骨发育的束缚，促使胫骨发育的正常化或接近正常，而不是消极等待健患肢长度差距加大再进行不断的肢体延长术和随之而来的跟腱延长术。

④肢体平衡术：先天性腓侧半肢畸形随着生长发育，肢体不等长的差异程度将逐步增加，因此手术干预肢体平衡是无法避免的结局。手术时机的选择及干预方式的选择是目前主要争论的地方。部分文献推荐健肢阻滞术或截骨术，而有的学者则更倾向于患侧肢体延长术，而不应采用健肢短缩截骨。无论是健侧肢体阻滞手术或患侧肢体延长术，需要根据畸形特点及患儿年龄分期或分多次手术实施。有文献建议分两期手术效果满意，第 1 期在确诊后立即完成腓骨缺损区纤维束带切断，目的即为预防由于束带牵拉引起的骨弯曲畸形及减少马蹄外翻足出现，第 2 期手术即在患儿 10～12 岁能主动配合肢体延长术且胫骨干相应较长易于安放延长装置时进行。当患儿生长停止时，可最后完成如踝关节融合等关节最后矫形手术。肢体延长术可矫正肢体不等长的最大程度，已有不同报道，采用 Ilizarov 技术可获得更多的延长，适用于肢体严重短缩的患儿，但这种方法的并发症较高。

⑤截肢术：对于症状严重的先天性腓侧半肢畸形，胫骨延长术只适用于出生时患侧较健侧短且 <5cm 或年龄 <9 岁、患侧较健侧短且 <10cm、踝关节功能良好，且有 3 个足趾以上的 1a 型和 1b 型患儿，其余患儿均建议首选 Syme 截肢术。许多学者认为对于严重的患者，推荐早期截肢以获得功能恢复这种治疗方法的优点是一次手术、住院时间短、能够尽快行走及肢体等长，所以儿童能够很快地适应并融入正常生活，主要缺点是截肢是不可逆的且需要定期更换假肢，并不能够有正常的本体感觉。但是当患者拒绝截肢时，应尊重患者的选择，并告知早期及晚期并发症，在中国传统思想的影响下，一般不会作为第一选择，随着手术方式的不断进步及外固定器械研制的不断发展，对截肢的选择会越来越少。

（二）胫侧半肢畸形

胫侧半肢畸形（先天性胫骨缺如）是一种罕见的先天性肢体缺陷，发病率极低，其发病率约 1/10 000 000，双侧同时发病约占 1/3。自从 1941 年 Otto 首次描述本病以来，对于胫侧半肢畸形有多种名称，如先天性胫骨纵向缺如、先天性胫骨发育不良、轴旁胫侧半肢畸形等。其特征是胫骨发育不良/再生障碍性。它实际上代表了一系列的异常，从胫骨轻度发育不全到胫骨完全缺失。

1. 临床分型

目前最常用临床分型为 Jones、Barnes 和 Lloyd – Roberts 基于 X 线检查提出的几种分型（图 5 – 57）：

1A 型：近端腓骨脱位，X 线片上胫骨完全缺失，股骨远端骨骺较健侧小；

1B 型：近端腓骨脱位，超声或 MRI 下可见近端胫骨原基，但 X 线片上不可见；

2 型：近端腓骨脱位，X 线片上可见近端胫骨，膝关节正常；

3 型：近端腓骨脱位，X 线片可见远端胫骨，但近端胫骨不可见；

4 型：此类罕见，腓骨向近端移位，远端有胫腓关节脱位。

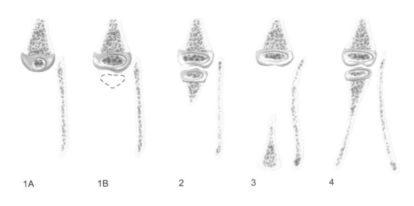

图 5 – 57　胫侧半肢发育不良

2. 治疗原则

如同所有先天性下肢缺陷性疾病的治疗一样，治疗的目标是获得一个与正常肢体等长并有功能的肢体。外科治疗的方法依 X 线分型和临床表现做出选择，对于严重的缺陷，截肢及安装康复性假肢是最实用的治疗方法。

六、先天性髌骨脱位

髌骨脱位是所有骨科医生都熟悉的一种常见和多样的疾病。髌骨脱位指的是髌骨与股骨滑车沟之间的对应关系发生错乱，髌骨后关节面完全或者部分脱出股骨下端滑车沟。髌骨脱位常见为四个类型：急性髌骨脱位、复发性髌骨脱位、习惯性髌骨脱位及先天性髌骨脱位。而先天性髌骨脱位（Congenital dislocation of the patella，CDP）相比其他类型的髌骨脱位发病率低，最早在 1968 年由 Green 及 Waugh 首次报道。该病双侧发病较多见，女性发病率高于男性，并且可能存在家族遗传倾向，偶伴有其他畸形，如 Down 综合征、Nail – patella 综合征、Rubinstein – Taybi 综合征、William – Beuren 综合征等。CDP 由于早期诊断困难，随着患儿的生长发育，导致一系列膝关节畸形，患者通常有不同程度的膝关节屈曲和外翻挛缩，以及胫骨外旋。最严重的先天性髌骨脱位与明显的膝关节屈曲挛缩有关，这种挛缩在出生时就很明显。这些患者的髌骨通常摸不到，因为它发育不良且几乎附着在股骨外侧髁上。

（一）病理特点

目前对 CDP 的解剖病理研究较少，多认为与习惯性髌骨脱位相似，但更为严重。Goldthwaite 在 1899 年描述了首次报道了髌骨脱位的手术治疗，Conn 在 1925 年描述了股内侧斜肌（vastus medialis obliquus，VMO）向前覆盖，但直到 1976 年 Stanisavljevic 等才将先天性髌骨脱位归因于胎儿肌节发育异常。他们指出，在胚胎发育的前三个月大腿外侧结构发生内旋。同时他们假设先天性髌骨脱位是这种旋转失败或中断的结果，导致髌骨沿着股骨外侧髁侧向移位。1987 年，McCall 等将 CDP 的病理学改变归纳为六个方面：①股四头肌旋转异常伴有髌腱在胫骨前外侧的异常止点；②髂胫束因胫骨旋转而止于胫骨外侧；③髌骨发育不良并固定在膝关节的外侧面；④股骨外髁的前面扁平；⑤膝关节前内侧关节囊增厚；⑥膝外翻和胫骨外旋。Langenskiöld 等认为除上述改变外，还有胫骨向外侧半脱位和髌骨关节面的扁平样改变。

（二）临床表现

先天性髌骨脱位的患儿因为存在髌骨关节解剖发育异常，伸膝装置发育不良，会引起髌骨关节不稳定从而出现行走时步态不稳，容易跌倒。最严重的表现存在明显的膝关节屈曲挛缩，使得在婴儿时期的诊断依据就很明显了（图 5-58）。然而，受影响较轻的个体可能要到上学年龄才会表现出症状，相对较弱的股四头肌开始出现功能问题。查体可以发现膝关节在屈曲过程中髌骨向外侧脱位，股四头肌萎缩，Q 角增大，少数

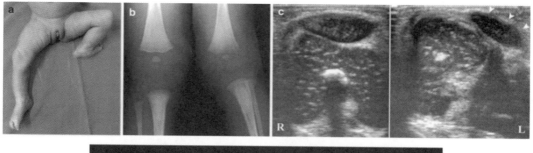

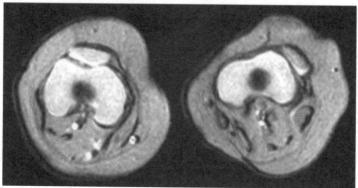

图 5-58 先天性髌骨脱位外观及影像学表现

患儿伴有膝外翻或者胫骨外旋；髌骨恐惧实验可表现为阳性，可表现为小髌骨，位置不在股骨滑车上，大部分在膝关节外侧可触及，手法无法进行复位。CPD 的 4 个典型特征主要表现为：①持续的髌骨脱位，并且无法自行复位；②膝关节主动伸直受限；③膝关节被动活动正常；④出生后在股骨髁间凹没有髌骨。

（三）诊断

早期 X 线检查可能无法进行诊断，因为正常情况下，髌骨在大约 3 岁时才会骨化，如果存在先天性脱位，还可能会延迟更久。但是 X 线依然是首选，常用的 X 线检查主要包括双下肢全长正位片、膝关节正侧位、髌骨的轴位等。通过 X 线检查可以评估髌骨及滑车骨性发育情况、髌骨脱位程度等，另外还可以通过测量 Insall – Salvati、髌骨适合角度等特异性数值评估髌骨脱位的危险因素。

CT 检查主要用于立体评估膝关节异常病理结构情况，还可以有效测量 TT – TG 值，评估下肢有无明显旋转畸形。

MRI 对软骨及膝关节软组织评估更为准确，尤其是早期怀疑存在髌骨脱位，MRI 在较早期可以辅助诊断，MRI 能显示人髌骨软骨位于股骨的外侧，并能确诊可疑的先天性髌骨外脱位。有学者曾描述应用超声来定位髌骨软骨。

（四）鉴别诊断

目前临床上将髌骨脱位分成急性髌骨脱位、复发性髌骨脱位、习惯性髌骨脱位、神经源性髌骨脱位及先天性髌骨脱位。

1. 急性髌骨脱位

多为膝关节遭受暴力后导致的初次髌骨脱位。在此基础之上，部分患者可因外力发生再脱位，最终仅因轻度扭转或牵拉即可脱位，即复发性髌骨脱位。女性多见，可能与损伤后导致髌周韧带松弛有关。

2. 复发性髌骨脱位

髌骨急性脱位后髌骨内侧支持带松弛无力，外侧支持带挛缩；膝外翻畸形及膝反屈畸形等。复发性髌骨脱位常由急性脱位后的一个或几个因素共同导致。这些因素包括：髌骨内侧支持带松弛或无力、髌骨外侧支持带挛缩、膝外翻畸形、膝反屈畸形、股骨颈前倾增大或股骨内旋、胫骨外旋、髌腱在胫骨结节部向外嵌入，以及翼状髌骨或高位 – 骑跨式髌骨。

3. 习惯性髌骨脱位

由于膝关节解剖结构的发育异常，如膝关节周围肌肉、软组织或骨性结构发育异常等，导致髌骨在正常膝关节屈伸活动中出现脱位。神经源性髌骨脱位多是其他疾病的并发症，如脑瘫或神经肌肉病变的后遗症。

而本文论述的 CDP，与上述几种髌骨脱位存在本质差别，因其脱位髌骨不能恢复至正常解剖位置故又称为固定性髌骨脱位或先天性髌骨外侧脱位。其与 HDP 具有不同的临床表现。

（五）治疗

先天性髌骨脱位畸形严重程度与畸形允许继续观察的时间长短直接相关，原则上一旦确诊，应尽早手术治疗，以防止发生膝关节外翻、屈曲和外旋畸形。先天性髌骨脱位通常需要手术重建，包括调节整个伸肌。这是通过广泛的外侧挛缩的软组织松解和前移股内侧斜肌的远侧和内侧来实现的。松解剥离髌骨外侧软组织及关节囊，紧缩膝关节囊内侧软组织，增强关节囊张力，恢复髌骨的正常位置，当髌骨复位后仍不稳定或不能复位者，应进行髌韧带止点内移术，当髌骨骨骺尚未愈合，进行髌韧带止点内移时应预防术后膝关节过伸及屈曲障碍。因此行髌韧带止点内移，将髌骨的软骨面置于正确的位置上，若内移过大，髌骨的关节内侧负重增大，可引起关节面磨损，将来会发生骨关节炎。

目前，髌骨脱位的基本手术治疗可以分为以下六大类：

（1）膝外侧软组织松解术、内侧软组织紧缩术。

（2）伸膝装置的近端重排手术，即股内侧肌止点移位术、缝匠肌移位术、伸膝装置延长术。

（3）伸膝装置的远端重排手术，即 Galeazzi 手术、Roux – Goldthwait 手术、胫骨结节截骨移位术（包括单纯髌韧带止点内移、改良 Fulkerson 截骨术、改良 Elmslie – Trillat 截骨术）、股骨滑车成形术。

（4）伸膝装置的远、近端联合手术，如三合一手术、四联手术。

（5）髌骨切除和股四头肌成型修补手术。

（6）关节镜辅助技术。具体选择哪种手术方案，视患者具体畸形情况而定。近年来内侧髌股韧带（Medial patellofemoral ligament，MPFL）重建在治疗髌骨脱位中已经达成共识并逐渐被重视，故目前手术方案倾向于 MPFL 重建术为基础联合其他手术方式。同时由于关节镜及微创技术的迅猛发展，目前关节镜辅助下髌骨脱位治疗的相关术式已广泛应用于临床，且疗效确切，值得推广（图 5 –59）。

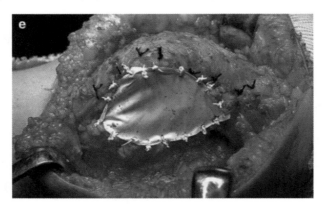

图 5 –59　先天性髌骨脱位手术示意图

七、先天性多趾/并趾

先天性多趾并趾畸形（congenital polydactyly）类似手部多指，是足部最常见的先天性畸形，可发生于已明确的遗传性综合征，但最常见的是一种孤立特征，伴有常染色体显性遗传和多样表达。其总的发病率约为存活婴儿的 2%。表现为足趾数目的增加，多余趾可为单个或多个，以单个较多，多位于小趾外侧，其次是在踇趾的内侧，而第二至第四足趾很少有多趾畸形。多趾畸形出生时即可发现，一般认为与家族遗传有关，可伴并趾短趾畸形。

（一）分型

Venn – Watson 将多趾进行分类（图 5 – 60），并指出要注意轴前型及轴后型之间的区别。对于轴前型多趾，通常切除最内侧踇趾。假如有必要，要仔细缝合剩余趾的关节囊以预防进行性的踇内翻，并用克氏针固定 4 ~ 6 周。Seok 等的分类方法认为，合并并趾、轴偏向、跖骨背伸均是手术后患者不满意的高危因素。

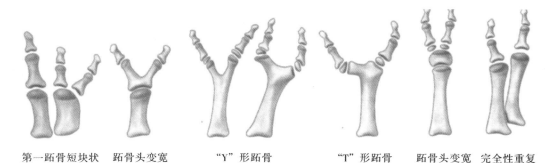

第一跖骨短块状　跖骨头变宽　　　"Y"形跖骨　　　　"T"形跖骨　　　跖骨头变宽　完全性重复

图 5 – 60　Venn – Watson 多趾分类法

（二）诊断

（1）有明确的病史。

（2）临床表现为足趾的数量上有多余，并影响穿鞋，行走时摩擦引起疼痛不适。

（3）体格检查明确可以发现。

（4）术前应进行 X 线检查，明确是否有多余的跖骨与多余的足趾构成关节。

（三）治疗

多趾的治疗方法是切除多余的足趾。其原则如下：

（1）由于多趾畸形影响美观，造成足的宽大，穿鞋困难和疼痛，均应早期手术切除。

（2）注意保留附着在跖骨基底的侧副韧带以稳定跖趾关节，防止保留趾进行性侧偏畸形。

（3）设计皮瓣时，跖侧应比背侧长，缝合后的切口在足背侧。

（4）多余趾合并有多余跖骨时，应在跖跗关节处将多余跖骨一并切除，如残留跖骨，易形成骨赘生物，仍有可能影响足部功能。

（5）踇趾多趾常伴第一跖骨畸形和短缩，引起足趾内翻，手术时需进行外展肌延长，内收肌和内侧软组织的重叠紧缩缝合，以矫正内翻畸形。

（6）手术切除应不留残余骨骼，以免继续生长，形成突起。

（7）手术注意避免影响功能。

（8）偶有多趾与并趾畸形同时存在（图5-61），需要更为复杂的矫形手术。

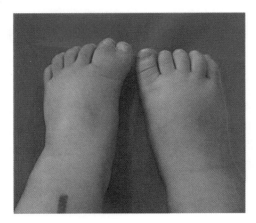

图5-61　先天性多趾合并并趾畸形

1. 手术技术：多余足趾切除术（单纯轴后多趾）

在准备切除的足趾基底做一个椭圆形或球拍形切口，切开皮肤及筋膜。预留充分皮肤以保证多趾切除后的无张力缝合，将趾肌腱尽量向远端牵拉并将其切断。横行切开跖趾关节囊，从跖骨上分离开，离断关节。用骨刀或咬骨钳锐性切除跖骨头上的任何骨性突起。如果X线片上显示有多余跖骨，则将足背外侧切口向近端继续延长，切除跖骨。完整的多余趾列切除可能需要腓骨短肌腱止点移位和软骨性骰骨外侧边缘的部分切除（图5-62）。

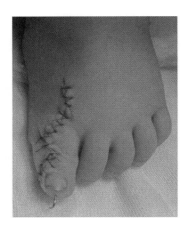

图5-62　手术切除后外观

2. 先天性并趾畸形

并趾（congenital syndactyly）是在胎儿期足趾相互分开前，发育发生了障碍所致，并指对功能毫无影响，手术尝试主要是为了美观上要求，功能上无缺陷。足并趾通常和多趾有关。一般手术会选择切除过于内侧或外侧的足趾。手术方法是在驱血带下进行，在跖趾关节水平趾蹼的两边，切成矩形或V形皮瓣，以重建正常趾蹼，为了防止纵型瘢痕，应做锯齿状切口分离足趾，游离软组织时，切勿损伤神经血管束，侧方的皮肤缺损，采用全厚断层植皮，多趾、并趾需分期处理，以避免造成足趾坏死（图 5 – 63）。

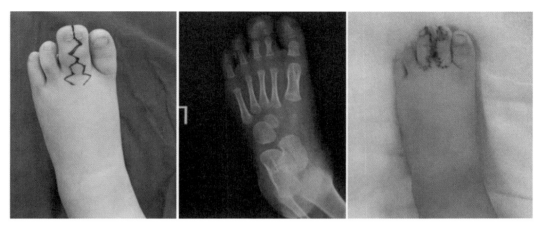

图 5 – 63 左足第 2，3 趾并趾畸形；X 线片示第 2、3 趾末节骨性连接；双翼皮瓣分趾术后外观。

八、先天性巨趾畸形

巨趾是指 1 个或 1 个以上足趾肥大，与相邻足趾相比，体积明显增大。最常见的并存疾病为神经纤维瘤病、血管瘤病及先天性脂肪纤维瘤病。手术旨在解决功能性症状，主要是疼痛或者穿鞋困难。美容的目的在于改变足及足趾的异常外形，并获得与对侧大小相似的足。

有许多手术方法用于治疗巨趾，包括并趾缩小、软组织切除联合截骨或骨骺阻滞、截趾及趾列切除术。软组织切除联合截骨或骨骺阻滞可以用于单趾巨趾的初期治疗。但是，这些技术的复发率几乎达到 100%。趾列切除术必要时联合多次的软组织切除被广泛推荐，巨趾一旦与踇趾有关，可能需要进行多次的软组织切除。当足或足趾增大不很严重时，建议巨趾长到成年人足趾体积大小时，再进行足趾骨骺阻滞术，必要时多次进行软组织切除。对于趾骨及软组织明显增大者是进行趾列切除的指征。趾列切除术也是并趾缩小或软组织切除后严重复发病例的首选治疗方法。踇外翻可以发生于第二趾列切除术后，有时需要在青春期进行手术矫正。

（一）巨趾短缩术

Tsuge 手术是对巨趾畸形的另一种选择，是对罕见病例很少采用的手术，尽管如此，根据作者观点，这个手术的优点是短缩足趾且通过保留趾甲以获得良好的美容效果。全麻，放置止血带，沿边缘轴向做鱼嘴样切口。锐性剥离显露远节和中节趾骨的足底侧。切开远端指间关节。识别和保护背侧皮瓣内的神经血管束。避免切断或压迫它。从远端趾骨松解趾长屈肌和趾伸肌腱，并做标记（保留并保护在中节趾骨的附着点）。使用小整形锯，沿着末节趾骨冠状面锯开，切除足底部分并保留大约趾甲和甲床下面的 1/3 的部分。横向切除末节趾骨，切除骨骺。从背侧入手剥离中节趾骨，保护伸趾肌腱的附着。在中节趾骨足底侧 1/3 到 2/3 水平上做一个类似的大小匹配的冠状切口。穿过中节趾骨背侧面做横截骨，保留仍然附着在残余近侧骨块的骨骺。从背侧切除中节趾骨的远端。如果达到足趾所需长度，短缩中节趾骨的其余跖侧部分。将末节指骨（其中包含指甲）末端骨质钉在中节趾骨跖侧，用小克氏针或缝线固定缝合转位骨块。将趾长屈肌腱附着到剩余的中节趾骨。作为足趾短缩的结果，可见趾甲附近有个背侧的隆起。使用无菌敷料包扎并用衬垫良好的短腿步行石膏固定（图 5 – 64）。

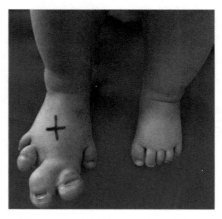

图 5 – 64　右足第 2，3 趾巨趾畸形

（二）趾列短缩

沿着被短缩的趾列背侧做皮肤切口，可沿跖骨及趾骨做一个长切口或多个小切口。切除所有的纤维脂肪组织，注意保护趾神经血管束。截断跖骨颈，切除合适长度节段以缩短跖骨，使之与其他跖骨相匹配。在跖骨头平面固定骺板。如果必要，可对任何趾骨进行同样的手术操作，使足趾缩短到正常长度。用 1 根光滑克氏针从趾尖纵向插到跖骨基底部以使跖列成直线。彻底止血后，间断缝合关闭切口，短腿石膏外固定。术后 6 周拔除克氏针，然后用短腿行走石膏继续固定至所有骨骼操作都已愈合。

（三）趾列切除

从趾尖到跖骨基底画出将要切除的趾列及皮瓣轮廓。从跖趾关节表面开始做背侧及跖侧切口，在相邻趾间的趾蹼做连续切口，向近端的背侧及跖侧延长，直到要切除的跖骨的基底部。切除跖骨及相连的趾骨及周围任何肥大软组织。保护供给邻趾的血管神经束。适当切除软组织后，用常规方法间断缝合闭合切口。术后处理采用短腿行走石膏固定以保护伤口，直到 4～6 周组织愈合后。

九、扁平足

一般情况下，根据足弓的高低，可以将足大致分为正常足、高弓足、扁平足。在人类进化的过程中，足弓的出现无疑对我们的运动，比如走、跑、跳起到了巨大的帮助作用。它不仅在直立姿势下能协调支撑身体重量，在行走或跑动过程中还像弹簧一样的吸收震荡，保持中轴骨较小的振幅以减小能量消耗、增加行走效率等。因而，有一个合适的足弓是保持良好行走运动的必要条件。通常足弓在 2～6 岁时快速发育，6 岁时足弓将初步形成，到 10 岁时，足弓基本发育成形。然而生活中，我们常常看到不少孩子的足弓存在低平、甚至没有足弓的情况。因此需要仔细鉴别，加以适当的干预。

（一）流行病学

由于国内尚未见儿童扁平足的大规模流行病学报道，儿童扁平足的发病率尚不能准确得知，但有国内学者指出儿童扁平足的发生率不容小觑，综合发病率在 30% ~ 60% 不等。国际上儿童扁平足的发病率也不可忽视，如美国每 9 个儿童中就有 1 个扁平足，因足部问题到医院就诊的患儿中有 90% 是扁平足。

（二）病因

扁平足可作为一个孤立的病理学实体存在，也可能是某一大组临床疾病的部分表现。这些临床疾病包括多发（或全身）韧带松弛、神经肌肉型疾病、基因异常、某些综合征、胶原蛋白疾病等。

（三）分类及自然病程

扁平足，通常是指在站立的时候足的内侧纵弓变平或消失的一类足。通常可分为生理性或病理性。几乎所有的婴儿、较大比例的儿童（国内约 35%）和 15% ~ 20% 的成人存在生理性扁平足。根据能否可以被动矫正，又分为僵硬性或柔软性扁平足，柔软性扁平足是指非负重时足弓正常，负重后足弓消失，伴或不伴临床症状，而僵硬性扁平足则无论负重与否足弓都呈低平状态。大多数儿童的扁平足属于柔软性扁平足，一般无症状、不影响活动和生活。随着足的正常发育，一般 10 岁前柔软性变轻组患儿的足弓可自发形成。但仍有小部分儿童（<3%）的足弓并非能自行矫正而出现临床症状，如疼痛（通常位于足内侧）、易疲劳、运动困难，以及无法适应高低不平的路面或痛性痉挛（抽筋）。此外，随着病情的进展逐渐出现后足外翻，前足外展、旋后，距下关节旋外（eversion）成一个"解锁状态"（unlocked）。又因为引力传导异常，距骨、胫骨、股骨内旋，膝关节屈曲，同侧骨盆下降，并逐渐向上传导，影响脊柱应力分布，出现跗骨窦、膝关节、后背等部位的疼痛，影响正常步态（图 5 - 65）。

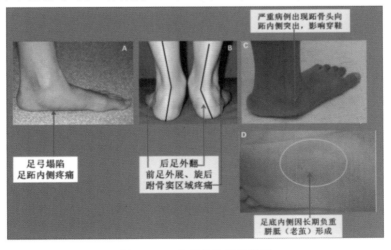

图 5 - 65　扁平足外观示意图

1. 柔韧的扁平足

柔韧的扁平足或生理性扁平足几乎见于所有的婴儿、不少儿童及约 15% 的成人。扁平足常有家族性，扁平足最常见于常穿鞋、肥大或有全身性关节松弛的人群。有两个基本的形式。一是发育性扁平足，见于婴儿和儿童，作为成长过程中的一个正常状态。二是活动度较大的扁平足，它是正常变异的持续。对军事人员的两项研究表明，柔韧的扁平足不引起残疾，实际上这与降低应力骨折有联系。

（1）评估：评估以确定诊断。全面检查可以提示是否存在全身性关节松弛。站立时，足看似扁平，跟骨可见轻度外翻，但儿童用足趾站立或足不负重时足弓重现。距下关节和踝关节活动度良好。X 线检查是不必要的。此外，就诊时的年龄对于诊断及治疗策略的制订很重要，同时还需要考虑的因素包括家族史、相关疾病情况、有无症状、创伤史、活动水平、既往治疗史，以及对系统的彻底回顾。

（2）治疗：柔韧性扁平足在没有造成功能障碍时不需要治疗。修改鞋子或加鞋垫是无效的、昂贵的，这对孩子来说只是感受不适，并可能对自身形象产生负面的影响。手术通过阻挡距下关节活动可能再建一个足弓，但这使儿童面临手术的风险，可能有术后数月的不适，也可能由于距下关节的破坏造成在成人时距下关节发生退行性关节炎。

（3）干预：不要强行干预以取悦家长。要让家长消除疑虑并把教育家长的资料复印件展示给祖父母和其他家庭成员。如果家里人坚持要做些处理，鼓励穿柔软的鞋子，限制体重，倡导孩子健康的生活方式。

2. 仰趾外翻畸形

此种先天性畸形是由于子宫过于聚拢而造成的，表现为既有仰趾又有外翻畸形。本畸形可能与垂直距骨相混淆。不同点在于僵硬的程度，跟骨外翻足是非常柔韧的。跟骨位于背伸位，这可能并发髋关节发育不良，需要仔细检查髋关节加以排除。由于跟骨外翻性扁平足是姿势性畸形，能自行纠正，不需要处理。

3. 活动度大的扁平足和跟腱挛缩

跟腱挛缩肯定会引起足跟外翻、改变跗骨活动度、足的外侧柱缩短和有疼痛表现的病理性扁平足。

（1）评估：患者通常年龄在十几岁，有说不清的与运动关联的足部疼痛。足在站立时扁平、跟腱挛缩。伸直膝关节和内翻距下关节至中立位时足不能背伸超过中立位。X线常显示距骨的过度跖屈。这种畸形易与单纯活动度大的扁平足混淆，并且称为症状性、柔韧的扁平足是不恰当的。

（2）处理：延长挛缩的三头肌，如果比目鱼肌挛缩，则延长跟腱。如果仅是腓肠肌挛缩，可做松解手术。多数病例有继发的足外侧柱缩短，需要跟骨延长。

4. 跟骨延长

跟骨延长是纠正大多数病理性扁平足畸形的好方法。该操作不影响关节，避免了晚期发生退行性变而且常需行关节固定术。该操作首先由 Evan 介绍，最近又由 Mosca 详述。

（1）适应证：严重的、有症状的扁平足常与脑瘫、脊髓发育不良、蚊形足或三头肌挛缩有关。

（2）术前计划：判定三头肌挛缩情况，拍摄足的正、侧站立位 X 线片（X 线片显示 14 岁扁平足伴有跟腱挛缩）。足外侧柱短和跟腱挛缩是本病的典型特征。

（3）Mosca 方法：患者仰卧位，手术侧垫高，跗骨窦上方做斜切口，暴露远端跟骨背侧，保持跟骰关节囊完整。延长腓骨短肌，而不是腓骨长肌。松解外展小趾肌腱腱膜。在前方和中部跟骨小关节之间选定截骨部位。暴露跟骨跖侧面，剥离骨膜。使用骨刀或往复锯截断跟骨。用一枚光滑的斯氏针逆行穿过跟骰关节以保持其正常位置关系。准备一个多角形的植骨块。可以使同种骨或自体髂骨的皮质骨和松质骨。植骨块外侧长度应为 10~14mm，内侧长度应为 4~6mm。用穿在各骨块内的斯氏针协助牵开，当用斯氏针将截骨部位牵开时，置入植骨块。将钢针穿过截骨端及植骨块，打入跟骨。去除牵引的钢针，距舟关节囊和胫后肌肌腱重叠缝紧。做膝关节屈曲和伸展动作，检测跟腱的紧张程度。如果膝关节伸直时踝关节不能背伸超过中立位 10°，则行三头肌延长术。根据挛缩的部位选择延长跟腱或三头肌腱膜松解。对于多数病例，需要做腓肠肌筋膜延长。有些扁平足，需要行内侧楔状骨的跖屈闭合楔形截骨，以纠正前足的旋后畸形。对于蚊形足，需要行内侧楔状骨的张开楔形截骨。术后短腿石膏固定，戴石膏拍摄前后位及侧位 X 线片。此 X 线片显示，手术是针对扁平足畸形，同时行内侧楔状骨的闭合楔形截骨，用 U 形钉固定。

（4）术后处理：免负重 8 周，在第 6 周时在门诊拆除原来的石膏和钢针，更换石膏继续固定 2 周。以后在日常穿的鞋子中应用随时可买到的足弓垫。

（5）并发症：最常见的并发症是跟骰关节半脱位。在置入植骨块前用经皮钢针穿过跟骰关节固定，可以避免该并发症发生。

5. 小腿三头肌延长术

小腿三头肌延长包括跟腱延长或选择性腓肠肌筋膜延长，依据术前检查进行选择。距下关节置于中立位，做屈膝和伸膝动作，来评估踝关节的背伸活动。挛缩仅累及腓肠肌时，屈膝时踝关节背曲就可能超过 90°。挛缩仅累及比目鱼肌或同时累及腓肠肌时，踝关节背曲活动受限与膝关节的位置无关。

（1）腓肠肌松解术：俯卧位准备皮肤并铺巾。以小腿中下 1/3 交点为中心，沿中线做一 3cm 的纵行切口。分辨腓肠神经并牵开。切断跖肌腱。完全切开内外侧的腓肠肌筋膜。可以在一个或多个平面切开腓肠肌筋膜。伸膝时踝关节背伸应 >20°。仅缝合皮肤，并于踝关节轻度背伸位用短腿行走石膏固定。4 周后门诊拆除石膏。

（2）跟腱延长术：开放式跟腱延长术在小腿远端内侧，正对跟腱前缘做一纵向切口。暴露跟腱并阶梯状切开延长。确保切开的长度足够需要延长的长度和重叠缝合。踝关节背伸约 10°，间断缝合跟腱。分别缝合皮下组织和皮肤。

White 跟腱滑行延长术第一个切口位于远端，在跟腱附丽的上方做一 2cm 的后内侧切口。通过这一切口，分辨跟腱并切断内侧大约 60% 的纤维。在该切口近侧 5cm 处做第二个切口。通过被动背伸踝关节拉伸跟腱，切断后外侧大约 60% 的纤维，直至踝关节可背伸约10°。

经皮跟腱延长术患儿俯卧位，背伸踝关节绷紧跟腱。通过三个不同水平面的截剌的小切口，在跟腱的不同侧边切断60%～70%的跟腱。最远端切断处须在外侧，以远离血管神经束。背伸踝关节获取期望的矫正效果。

6. 僵硬性扁平足

1）跗骨融合：跗骨融合就是跗骨之间发生融合，造成足内翻和外翻活动丧失。通常是家族性的，可以是单侧也可以是双侧的，发病上没有性别差异。融合可以累及一个以上的关节。融合会增加邻近关节的压力，有时会引起退行性关节炎、疼痛和腓骨肌痉挛。这些症状通常出现在青春期早期。融合经常是没有症状的。治疗只是针对顽固性疼痛而不是单纯为了融合。有两种常见的形式。

（1）跟舟（C-N）融合：最为常见，通常可以在侧位X线片上显示，但在足斜位X线片更容易看到。融合可以由骨、软骨或纤维组织组成。不完全的融合只表现为跟舟关节间隙变窄或不规则。对于有症状的融合可尝试制动。采用短腿行走石膏4周。疼痛应该消失。如果去除石膏后疼痛很快复发则需手术矫正。切除融合，并置入伸蹰趾短肌防止复发。

（2）距跟（T-C）融合：距跟融合通常累及距下关节的中部。常规X线片常为正常所见，但时常有LateurC形征的表现。特殊的跟骨位或Harris位摄片可以显示融合。融合的最佳确诊方法是足部的CT扫描。对于有症状的融合可尝试用短腿行走石膏制动。如果疼痛复发，考虑手术切除。通过CT图像评估融合的大小。如果融合范围超过关节的50%，切除术往往会失败。技术性的问题是常见的。融合切除后足跟外翻可能会增加。有时要通过跟骨延长来纠正。距跟融合切除术的预后要比更常见的跟舟融合的切除术差得多。要告知家里人手术可能效果不满意和需要进一步手术治疗的可能性。

（3）其他融合：其他融合可发生于距舟关节和楔舟关节。更广泛的融合可能存在于畸形足、腓侧半肢畸形和股骨近端局部发育不良的儿童。跟距关节疼痛和僵硬可见于关节炎、肿瘤和关节内骨折。如果影像学排除了跟舟融合和距跟融合后，就需要考虑这些不常见的疼痛原因。

2）跗骨融合切除：跗骨融合切除术对于难治的、有症状的融合是最佳的治疗方法。跟舟融合切除术比距下融合切除术要简单得多，效果始终令人满意。距下融合经常因为持续疼痛、过度外翻或复发需要二次手术。

（1）跟舟融合切除术：该切除术是基于Cowell方法（1970年），如Gonzalez和Ku-mar（1990年）的描述。上止血带，在跗骨窦表面做一4cm的切口。避免切口下方的腓肠神经和腓骨肌腱。向深部暴露趾短伸肌。剥离跟骨上的肌肉附丽，也将其与下方的融合部分剥离开，将肌肉向远端反转。用骨膜剥离器确定融合部位。如果融合的位置和范围不能明确，可借助影像学的方法来帮助确定。用骨刀将融合整块切除。切除的骨块应该是四边形的，而不是三角形的。切除融合两侧跟骨和舟骨上的所有残余软骨。通过足斜位X线片确认切除的效果。用骨蜡涂封切骨的表面，将粗的可吸收线缝在伸趾短肌的附丽部。缝线穿在直针上，将直针穿过足纵弓中间部的皮肤。牵拉缝线使伸趾短肌进入原融合的部位。将缝线固定在纱布垫和纽扣上。用足够的张力打结来维持间置组织的位置，但要避免过紧而导致皮肤坏死。肌肉间置于舟骨和跟骨之间以防止融合复发。短腿石膏固定，避免负重3周。即使患儿恢复关节动度、日常活动亦无不适症状，仍要继续避免负重3周。

（2）距跟融合切除术：这里描述的是Olney和Asher（1987年）报道的关于中间部分小关节融合的切除。通过CT扫描确定融合。确认融合的范围，因为手术成功与否与融合的大小范围有关。在载距突表面做一5～6cm切口。将踇趾外展肌切开并翻向跖侧，切开屈肌支持带，牵开屈趾肌和血管神经束。在这些结构之间，做骨膜剥离，确定融合部位，用keith针确认距下关节前后缘。如果不能确定融合的部位，可借助影像学手段，用电动磨钻、骨凿或咬骨钳切除融合，切除宽度5～7mm。通过直视下看到切除区域周围的关节软骨以及增加距下关节活动来确认融合是否完整切除。用骨蜡涂封切骨面，自臀部取自体脂肪组织，将脂肪置入缺损处。用缝线将移植物固定在下方的骨膜边缘。修复屈肌支持带，将外展肌缝回原处，逐层缝合。短腿不负重，石膏固定。3周后在门诊拆石膏。开始关节动度训练时，继续保持不负重状态4～6周。

十、马蹄内翻足

马蹄内翻足（图5-66）是一种复杂骨性软组织畸形，大多数是先天性或神经源性的，小部分也可由创伤导致。除先天性马蹄内翻足外，脑性瘫痪、脊髓灰质炎后遗症、脊髓栓系综合征、腓总神经损伤、腓骨肌萎缩症等诸多原因都可导致马蹄内翻足的发生。马蹄内翻足的成因复杂，类型多样，不同发病原因和类型的马蹄内翻足都有各自畸形表现和病理特点。如果早期不及时发现治疗，足部畸形逐渐加重，可造成终身残疾。临床治疗时，明确马蹄内翻足的分类，针对不同类型的畸形采取不同的外科治疗策略是保证临床治疗效果的重要因素。

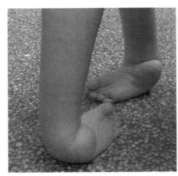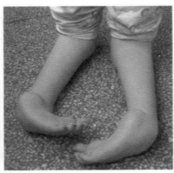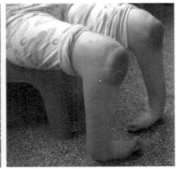

图5-66 足部畸形外观

一、分类

1. 根据病因分类

分为先天性马蹄内翻足、神经源性马蹄内翻足、创伤性马蹄内翻足等类型。

2. 临床分型

根据马蹄内翻足的程度、畸形和临床表现及足着力部位将马蹄内翻足分为四个类型：①马蹄前足内翻，足负重部位在前足外侧，后足没有明显内翻畸形。②后足内翻，跟腱挛缩伴有跟骨内翻，前足没有内翻。③全足内翻，用足背外侧着地，形状如镰刀状。④马蹄后屈足，在高度跟腱挛缩的基础上中足附横关节极度后屈，足尖折向后用足背前侧负重行走(图5－67)。

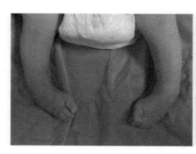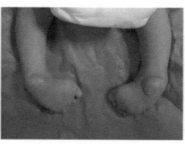

图5－67　足部畸形外观(足背前侧负重行走)

3. Dimeglio 分型

Dimeglio 依据畸形的程度及软组织情况，采用评分的方法对马蹄内翻足畸形进行分类。①Ⅰ型：畸形呈良性柔软(＜6分)。②Ⅱ型：中等度畸形(6～10分)。③Ⅲ型：重度畸形(11～15分)。④Ⅳ型：极严重畸形(＞15分)。评分主要包括四个方面：矢状面上的马蹄、额状面上的内翻、围绕距骨的跟骨及前足的扭转、水平面上前足的内收。根据内侧及后侧的皮肤皱褶、高弓、小腿的肌肉状况及软组织的柔软程度进行打分，总分20分。国际马蹄足畸形研究学组评分共60分，0分正常，1～5分为优，6～15分为良，16～30分为可，＞30分为差。评估内容包括形态学、功能状况、影像学表现。

4. Pirani 分类

根据3个中足特征和3个后足特征进行分类，中足评估标准包括足外侧边缘情况、内侧皮肤皱褶和距骨头的覆盖情况。后足评估标准包括后侧皮肤皱褶、马蹄僵硬程度和足跟形状。每个特征包括正常、中度异常和重度异常。

二、治疗

(一)个性化治疗策略

对于不同年龄、不同严重程度的马蹄内翻足患者采取的外科治疗策略有所不同，但在实施骨性手术之前，几乎所有的马蹄内翻足患者的软组织松解手术均必不可少，以纠正跟腱、胫后肌腱的挛缩，然后再决定截骨矫形手术方式。跖腱膜松解、跟腱和胫后肌肌腱的延长适用于畸形严重及踝关节被动活动较小的患者，对于骨性畸形仅存在腓骨长短肌瘫痪且其他踝关节肌肉力量较好的患者，可行跟腱延长、胫后肌腱延长、胫前肌转位手术。特别是对于青少年或是畸形程度较轻、关节较为松弛的患者，在实施踝后内侧松解手术后，可能改变骨性手术的部位与方式，仅需要实施有限的截骨。

需要注意的是，如果伴有高弓畸形的患者，在进行软组织松解手术时，应避免大范围的软组织剥离松解术。同样对于成年患者，软组织松解范围应根据距骨在踝穴内的倾斜情况、踝关节的关节活动范围、畸形的类型及程度，关节的退行性变情况等来决定，不宜实施较大范围的软组织松解以防止长期废用退变的距骨前关节面由于跟腱和胫后肌腱的大幅延长转入踝穴内，导致踝关节发生退行性变和疼痛。如果畸形程度较重或是僵硬型的马蹄内翻足，通过有限截骨手术配合 Ilizarov 牵伸矫形更为可靠。而对于年龄较小的青少年患者，考虑到日后关节功能使用时间较长，以软组织松解、肌腱移位及软骨内截骨手术治疗为主。

（二）病因学分类的外科治疗

在矫治不同发病原因导致的马蹄内翻足时，首先要针对原发病因进行治疗，解除造成畸形的根本因素，因病施治地选择个体化的治疗方案，以提高治疗效果并防止畸形复发。

1. 先天性马蹄内翻足

先天性马蹄内翻足病理变化表现为不同程度的骨畸形和软组织挛缩纤维化，并且随着年龄的增长进行性加重。产前超声检查可以早期发现先天性马蹄内翻足畸形以及是否合并其他畸形（图 5 - 68），骨性改变包括距骨呈楔形并向内旋转，因足下垂而向前移，上关节面脱出踝穴，下关节面发生扭转，距骨体与颈的轴心线夹角减小。跟距关节在 3 个平面上均有畸形，矢状面上跟骨下垂，跟距角度变小，冠状面出现跟骨内翻以及水平面的内旋。软组织的改变包括关节囊、韧带和肌肉结构增厚、挛缩。小腿三头肌、跟舟跖侧韧带、胫后肌腱短缩以及胫骨前肌肌腱向内移位加重旋后内收畸形，腓骨肌肉及胫骨后部的肌腱鞘增厚，跟腓韧带、胫距后韧带短缩，同时跟腱的附着点偏向跟骨内侧，加重跟骨的内翻，足底筋膜挛缩导致高弓足形成。根据先天性马蹄内翻足不同阶段临床表现和畸形严重程度的不同，治疗方法也有所不同，应根据患儿年龄、畸形的类型和程度而定。对于松弛型的先天性马蹄内翻足，畸形程度较轻，患足较柔软，手法容易矫治，治疗应首选保守治疗，包括手法矫正、经皮跟腱切断（图 5 - 69）、石膏固定，大多数患儿的畸形可以得到很好的矫正。特别是新生儿的先天性马蹄内翻足，本着早发现、早诊断、早治疗的原则，可采取系列化 Ponseti 石膏矫形治疗（图 5 - 70，图 5 - 71），配合后期跟腱切断手术及支具治疗。

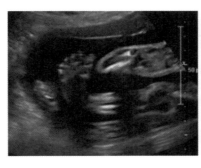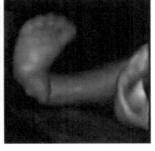

图 5 - 68　产前超声检查早期发现先天性马蹄内翻足畸形

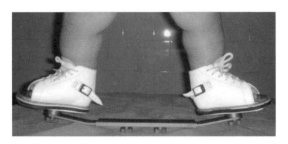

图 5 – 69　跟腱切断手术后支具维持治疗效果

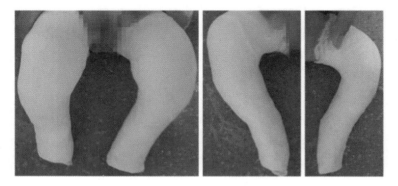

图 5 – 70　Ponseti 石膏矫形治疗

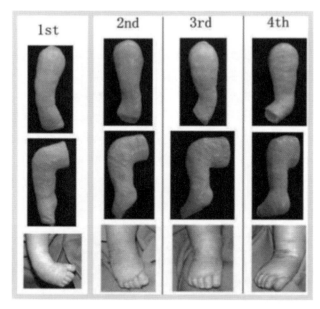

图 5 – 71　系列化 Ponseti 石膏矫形治疗及外观改变

　　对于僵硬型的先天性马蹄内翻足，软组织挛缩严重且出现骨性的畸形，单纯保守治疗难以矫正畸形，即使前足通过保守治疗得到矫正，但后足往往仍存在内翻和跖屈畸形，日后畸形也易复发，需要考虑手术治疗。马蹄内翻足的手术必须结合患儿年龄和畸形程度，可分为三大类：软组织松解术、肌腱转移术及骨性手术。

（1）软组织松解术：软组织松解术适用于病情较重或保守治疗后畸形复发的大龄儿童，对于3岁以内保守治疗效果欠佳的幼儿也可谨慎考虑采用软组织松解术。

（2）肌腱转移术：患者行走时持续有内翻和旋后畸形可行胫前或胫后肌作中置或外置。最好在患儿3～5岁期间进行，术前应用2～3次石膏矫正固定性畸形。肌腱转移后的最佳部位应在2～3楔状骨的体部，也可增至第5跖骨以加大拉力来弥补足外翻力量的不足。

（3）骨性手术（图5－72）：年龄稍大未经治疗或治疗后复发的成人僵硬性马蹄内翻足往往是骨性畸形，严重的骨性畸形仅采用单纯的软组织松解及肌腱转移术往往得不到很好的矫正效果，此时应行骨畸形矫正术，常做的手术有距骨截骨术或骰骨楔形截骨及跟骨截骨术（Dwyer法）。对于年龄超过12岁的青少年患者，可先行跖腱膜松解及跟腱延长术以使畸形获得部分矫形，再根据具体情况行截骨及外固定逐渐矫形治疗。

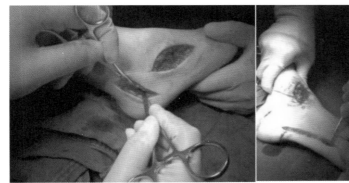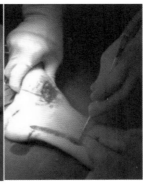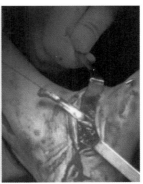

图5－72 计算机导航下足部截骨手术

2. 神经源性马蹄内翻足

造成神经源性马蹄内翻足的主要原因是神经系统病变，根据发病原因可分为痉挛性马蹄内翻足、非痉挛性马蹄内翻足。病因复杂，畸形多种多样，治疗方案应根据患者情况进行个性化选择。痉挛性马蹄内翻足主要由上运动神经元损伤导致，首要致病原因为脑性瘫痪。上运动神经元损伤导致内收内翻及跖屈的肌肉张力增加，拮抗肌张力不平衡从而出现内翻内收畸形。手法矫形、佩戴支具再配合功能锻炼可以有效治疗发现较早、程度较轻的患者。跟腱延长术可应用于固定的马蹄畸形且年龄超过5岁的患儿，联合胫后肌肌腱延长术可纠正内翻畸形。为防止复发可采用选择性胫神经肌支切断术。术后用石膏固定于矫正位3周，佩戴支具并配合功能锻炼。非痉挛性马蹄内翻足主要由下运动神经元或周围神经损伤造成，常见病因包括腰骶部脊膜膨出、脊髓灰质炎后遗症、神经系统的外伤、炎症、肿瘤等。此类畸形较为严重，常为僵硬型马蹄内翻足且合并多种畸形，包括跟骰关节与距舟关节半脱位、跟骨的旋转等，甚至累及胫骨产生严重的内旋等。所以此类畸形矫正具有一定难度且治疗效果不甚理想，可残存畸形容易复发，应配合手法及支具矫正，矫正部分软组织畸形已达到更好的疗效。

在进行足部畸形矫正前应对原发疾病进行检查及处理，包括腰骶部椎管探查、脊髓栓系松解、脊膜修补等。足部矫正手术与腰骶部手术间隔时间应大于 6 个月。

3. 创伤性马蹄内翻足

外伤是导致创伤性马蹄内翻足的主要原因，包括高空坠落、交通事故、烧烫伤及重物砸伤等。外伤可引起腓总神经损伤导致足背屈、外翻及伸趾受限，呈现马蹄内翻足畸形。对于有腓总神经损伤的患者应及早进行手术探查，进行神经修复。对于功能恢复不佳者，行肌腱移位或踝关节融合联合支具矫正足下垂畸形。此外，足踝部皮下软组织损伤、骨折，从而继发严重的踝关节功能障碍。针对仅有软组织损伤未出现骨性畸形的患者，可行软组织松解术，但松解范围不宜过大，否则变形的距骨纳入踝穴内可导致继发的踝关节退行性骨关节炎。后内侧软组织松解常采用跖腱膜松解、跟腱、胫后肌肌腱的有限度延长及胫前肌外置。重度僵硬型马蹄内翻足仅采用软组织松解术往往不能达到很好的疗效，应联合 Ilizarov 外固定架缓慢矫形（图 5 - 73），配合足部距骨及跗骨的截骨矫形，对于严重损伤导致的距骨坏死，引起的关节僵硬及肌肉萎缩可以考虑行人工距骨置换术，通过外科仿生治疗最大程度恢复关节功能。总体来说，对于此类患者应采取综合治疗的方法，选择合理的手术式式，配合术后的功能训练，发挥踝关节的最大功能，降低复发率，这也是今后马蹄足的外科仿生治疗的进一步研究方向。

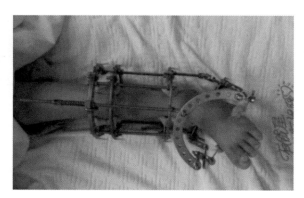

图 5 - 73　Ilizarov 外固定架缓慢矫形

参 考 文 献

[1] FORCE USPST, GROSSMAN D C, CURRY S J, et al. Screening for Adolescent Idiopathic Scoliosis: US Preventive Services Task Force Recommendation Statement [J]. JAMA, 2018, 319(2): 165 - 172.

[2] Richards B S, Sucato D J, Konigsberg D E, et al. Comparison of reliability between the Lenke and King classification systems for adolescent idiopathic scoliosis using radiographs that were not premeasured [J]. Spine, 2003, 28(11): 1156 - 1157.

[3] 邱勇, 王以朋. 脊柱脊髓畸形: 影像学与临床 [M]. 江苏凤凰科学技术出版社, 2009.

［4］邱贵兴. 脊柱畸形外科学（精）［M］. 科技文献出版社，2008.

［5］Tachdjian's Pediatric Orthopaedics［M］. Elsevier Inc.，2022.

［6］MAC － THIONG J M，LABELLE H. A proposal for a surgical classification of pediatric lumbosacral spondylolisthesis based on current literature［J］. Eur Spine J，2006，15（10）：1425 － 1435.

［7］MARCHETTI P G，BARTOLOZZI P. Spondylolisthesis：classification of spondylolisthesis as a guideline for treatment. The Textbook of Spinal Surgery［M］，1997.

［8］CHENG J C，METRWELI C，CHEN T M，et，al. Correlation of ultrasonographic imaging of congenital muscular torticollis with clinical assessment in infants［J］. Ultrasound Med Biol，2000，26（8）：1237 － 1241.

［9］BOERE － BOONEKAMP M M，VAN DER LINDEN － KUIPER L T. Positional preference：prevalence in infants and follow － up after two years［J］. Pediatrics，2001，107（2）：339 － 343.

［10］Twee T Do，Congenital muscular torticollis：current concepts and review of treatment［J］. Current opinion in pediatrics，2006，18（1）：26 － 29.

［11］李雪娇，高虹，刘乔建，等. 超声实时组织弹性成像在婴幼儿肌性斜颈早期诊治中的应用研究［J］. 中华超声影像学杂志，2016，25（10）：888 － 891.

［12］VAQUERO? PICADO A，GONZALEZ? MORAN G，GARAY EG，et al. Developmental dysplasia of the hip：update of management［J］. EFORT Open Rev，2019，4（9）：548 － 556.

［13］FUKUDA A，FUKIAGE K，FUTAMI T，et al. 1. 0 s Ultrafast MRI in nonsedated infants after reduction with spica casting for developmental dysplasia of the hip：a feasibility study［J］. J Child Orthop，2016，10（3）：193 － 199.

［14］DIBELLO D，ODONI L，PEDERIVA F，et al. MRI in postreduction evaluation of developmental dysplasia of the hip：Our experience［J］. J Pediatr Orthop，2019，39（9）：449 － 452.

［15］LI Y Q，LI M，GUO Y M，et al. Traction does not decrease failure of reduction and femoral head avascular necrosis in patients aged 6 － 24 months with developmental dysplasia of the hip treated by closed reduction：a review of 385 patients and meta? analysis［J］. J Pediatr Orthop B，2019，28（5）：436 － 441.

［16］GANS I，SANKAR W N. The medial dye pool revisited：correlation between arthrography and MRI In closed reductions for DDH［J］. J Pediatr Orthop，2014，34（8）：78790.

［17］WALTER S G，BORNEMANN R，KOOB S，et al. Closed reduction as therapeutic gold standard for treatment of congenital hip dislocation［J］. Z Orthop Unfall，2019.

［18］WANG C W，WU K W，WANG T M，et al. Comparison of acetabular anterior coverage after Salter osteotomy and Pemberton acetabuloplasty：a long － term followup［J］. Clin Orthop Relat Res，2014，472（3）：1001

［19］Z BIAN，Y J XU，Y GUO. Analyzing risk factors for recurrence of developmental coxa vara after surgery［J］. J Child Orthop，2019，13：361 － 370.

［20］HERRING J A，NEUSTADT J B，WILLIAMS J J，et al. The lateral pillar classification of Legg － Calvé － Perthes disease［J］，J Pediatr Orthop，12：143，1992.

［21］HERRING J A，KIM H T，BROWNE R. Legg － Calvé － Perthes disease. Part II. Prospective multicenter study of the effect of treatment on outcome［J］，J Bone Joint Surg Am，86：2121，2004

［22］SALTER R B，BELL M. The pathogenesis of deformity in Legg － Calvé － Perthes disease：an experimental investigation［J］，J Bone Joint Surg Br，50：436，1968.

［23］KIM H K，DA CUNHA AM，BROWNE R，et al. How much varus is optimal with proximal femoral osteotomy to preserve the femoral head in Legg – Calvé – Perthes disease? [J] J Bone Joint Surg Am 93：341, 2011.

[24]KARPINSKI M R, NEWTON G, HENRY A P. The results and morbidity of varus osteotomy for Perthes'disease[J], Clin Orthop Relat Res, 209：30, 1986.

[25]KJELL V R, HILDE B, ERIC L, et al. Prevalence of neurofibromatosis type 1 in congenital pseudarthrosis of the tibia[J]. Eur J Pediatr, 2016, 175(9)：1 – 6.

[26]张自明，牛之彬，刘振江，等. 欧洲小儿矫形外科学会对先天性胫骨假关节研究的进展[J]. 中华小儿外科杂志, 2002, 23(4)：69 – 71.

[27]WATANABE H, FUJITA S, OKA I. Polydactyl of the foot：an analysis of 265 cases and a morphological classification[J]. Plast Reconstr Surg, 1992, 89（5）：856 – 877.

[28]TURRA S, GIGANTE C, BISINELLA G. Polydactyly of the foot[J]. J Pediatr Orthop, 2007, 16(3)：216 – 220.

[29]NOGAMI H. Polydactyly and polysyndactyly of the fifth toe[J]. Clin Orthop Relat Res, 1986（204）：261 – 265.

[30]SON D, KIM H, HIM J, et al. Anatomic correction of polysyndactyly of the fifth toe fused with the fourth toe[J]. Br J Plast Surg, 2005, 58（6）：873 – 876.

[31]TOGASHI S, NAKAYAMA Y, HATA J, et al. A new surgical method for treating lateral ray polydactyly with brachydactyly of the foot：lengthening the reconstructed fifth toe [J]. J Plast Reconstr Aesthet Surg, 2006, 59（7）：752 – 758.

[32]IIDA N, KOTAKE A. A new surgical procedure for little toe polysyndactyly without skin graft [J]. Ann Plast Surg, 2011, 67（2）：167 – 169.

[33]UDA H, SUGAWARA Y, NIU A, et al. Ttreatment of lateral ray polydactyly of the foot：focusing on the selection of the toe to be excised[J]. Plast Reconstr Surg, 2002, 109(5)：1581 – 1591.

[34]KOWTHARAPU D N, THAWRANI D, KUMAR S J. Drennen's the childs foot and ankle [M]. 2 ed. Baltimore：Lippincot Williams and Wilkins, 2009：443 – 449.

[35]HARDWICKE J, KHAN M A, RICHARDS H, et al. Macrodactyly – options and outcomes [J]. J Hand Surg Eur, 2013, 3：297 – 303.

[36]ISHIDA O, IKUTA Y. Long – term results of surgical treatment for macrodactyly of the hand [J]. Plast Reconstr Surg, 1998, 5：1586 – 1590.

[37]SUDESH P, RAJ N, KUMAR R. Macrodystrophia lipomatosa[J]. Foot (Edinb), 2012, 3：172 – 174.

[38]BARRY R J, SCRANTON P J. Flat feet in children[J]. Clin Orthop Relat Res, 1983(181)：68 – 75.

[39]周文利. 西安市碑林区学龄前儿童扁平足的调查与分析[J]. 人人健康, 2019(17)：224.

[40]STAHELI L T, CHEW D E, CORBETT M. The longitudinal arch. A survey of eight hundred and eighty – two feet in normal children and adults[J]. J Bone Joint Surg Am, 1987, 69(3)：426 – 428.

[41]VANDERWILDE R, STAHELI L T, CHEW D E, et al. Measurements on radiographs of the foot in normal infants and children[J]. J Bone Joint Surg Am, 1988, 70(3)：407 – 415.

[42]MOSCA V S. Flexible flatfoot in children and adolescents[J]. J Child Orthop, 2010, 4(2)：107 – 121.

[43]MOSCA V S. Calcaneal lengthening for valgus deformity of the hindfoot. Results in children who had severe, symptomatic flatfoot and skewfoot[J]. J Bone Joint Surg Am, 1995, 77(4)：500 – 512.

[44]罗颖琪，石磊，邹利军，等. IIizarov 技术联合跗骨 V 形截骨在创伤性马蹄内翻足中的应用价值分析 [J]. 中国现代手术学杂志, 2017, 25(1)：54 – 57.

[45]郭占豪，孙克明，王军建，等. Ilizarov 外固定架联合有限矫形手术治疗青少年重度马蹄内翻足畸形的临床疗效[J]. 中国临床医学，2017，36(5)：719－722.

[46]秦泗河. Ilizarov 技术与骨科自然重建理念[J]. 中国矫形外科杂志，2007，15(8).

[47]LUCY RADMORE，WILLIAM THOMAS，ANDREW TASKER，et al. Sprengel，s deformity[J]. Orthopaedics and Trauma，2011，25(2)：131－134.

[48]姜海，苗武胜，吴革，等. 运用三维 CT 重建观察儿童先天性高肩胛症的骨骼病理改变[J]. 中华小儿外科杂志，2014，35(1)：34－35

[49]RUTKOWSKI P T，SAMORA J B. Congenital Radioulnar Synostosis[J]. J Am Acad Orthop Surg，2021；00：1－8.

[50]QIANG JIE，XIAOJU LIANG，BING WANG，et al. Double ulnar osteomy for the treatment of congenital radial head dislocation[J]. Acta Orthopaedica et Traumatologica Turcica，2019，11.

[51]郝定均. 简明临床骨科学[M]. 北京：人民卫生出版社，2014.

[52]AL－QATTAN M M，YANG YKOZIN S H. Embryologyof the upper limb[J]. J Hand Surg Am，2009，34(7)：1340－1350.

[53]SOLFELT D A，HILL B W，ANDERSON C P，COLE P A. Supracondylar osteotomy for the treatment of cubitus varus in children：a systematic review[J]. Bone Joint J，2014，96－B(5)：691－700.

[54]ALI A M，ABOUELNAS B A，ELGOHARY H S. Dome osteotomy using the paratricipital (triceps－sparing) approach for cubitus varus deformity in children：a surgical technique to avoid lateral condylar prominence[J]. J Pediatr Orthop B. 2016 Jan；25(1)：62－68.

[55]ORBACH H. ROZEN N. RUBIN G，et al. Outcomes of French's corrective osteotomy of the humerus for cu bitus varus deformity in children[J]. Isr Med Assoo J，2018，20(7)：442－445.

[56]GREENHILL D A. KOZIN SHKWON M. et al. Oblique lateral closing wedge osteotomy for cubitus varus in skeletally immature patients[J]. JBJS Essent Surg Tech，2019，9(4)：e40(1－8).

[57]GUO B，LEE S K，PAKSIMA N. Polydactyly：a review[J]. Bull Hosp Jt Dis，2013，71(1)：17－23.

[58]TADA K，YONENOBU K，TSUYUGUCHI Y，et al. Duplication of the thumb：A retrospective review of two hundred and thirtyseven cases[J]. J Bone Joint Surg (Am)，1983，65(5)：584－598.

[59]EVANSON，BRIAN J，et al. Radial Polydactyly and the Incidence of Reoperation Using A New Classification System[J]. Journal of Pediatric Orthopaedics，2016，36(2)：158－160.

[60]熊革，刘坤，戴鲁飞，等. 复拇合并三指节拇指畸形家系的基因分析研究[J]. 中华手外科杂志，2012，28(6)：329－331.

[61]周宗伟，高伟阳. 先天性多指畸形分子遗传学研究现状[J]. 国际遗传学杂志，2016，39(2)：112.

[62]成德亮，梁小菊，等. 双翼推进皮瓣成形指蹼治疗先天性并指畸形[J]. 中国修复重建外科杂志，2019，33(2)：195－198.

第六章

骨骼的常见损伤

第一节 损 伤 类 型

骨折在儿童时期较为常见，有诸多研究分析了儿童骨折的流行病学特点，文献表明有超过 40% 的男孩和 25% 的女孩在 16 岁之前有过骨折的病史，特别是在青春期男孩更为常见。儿童骨折与成人有许多相似之处，但因儿童处于生长发育期，不同年龄段的儿童处于生长发育的不同阶段，因此儿童骨折在诊疗原则及预后方面均与成人有诸多不同，也就是说，"儿童不是成人的缩小版"！和所有骨折的治疗原则一样，终极治疗目标为骨折的解剖复位或者功能复位，即骨折仿生治疗中的形态仿生与功能仿生，使患者尽快恢复到骨折以前的状态，融入正常的生活学习中去。儿童骨折仿生治疗主要聚焦于骨折的形态仿生与功能仿生，恢复骨与关节正常的解剖形态，避免出现生长发育畸形。

一、儿童骨骺损伤及特点

儿童长骨由骨骺、骺板、干骺端及骨干部四部分组成。骨骺为长骨远端的二次骨化中心，通过骺板与干骺端相连，外有肥厚的骨外膜覆盖、接触面呈乳头状结构。有生物力学试验表明通过轴向 550 磅(1 磅 ≈ 0.45kg)的外力可使骨骺与干骺端分离，但是如果环形切断肥厚骨外膜的话，使用 119 磅的外力便可发生经骺板的骨骺分离，同时也间接证实了骨外膜可靠的固定作用。因此儿童骨外膜较成人肥厚、质韧且不易断裂，骨膜是否完整取决于骨折的移位程度，一旦骨折移位便发生骨膜破裂，同时骨膜的铰链作用有助于或者也可以妨碍骨折的复位。

骺板即生长板，系连接骨骺与干骺端之间的软骨层，也是骨骼纵向生长的源动力；骺板微观层面由静止细胞层、增生细胞层、肥大细胞层及软骨内成骨层组成。儿童生长板中富含大量的透明软骨，外伤后会影响生长板的厚度甚至导致经骺板的骨骺分离，生长板的永久性损伤会导致长骨的成角与短缩畸形。儿童长骨干部或者干骺端内哈弗氏管占骨皮质的比例较大，其骨骼呈多孔状，骨骼质地较成人柔韧，因此更能耐受致伤应力所致的损伤；同时骨皮质内的孔状结构可以限制骨折线的延伸与走行，这些骨骼的孔状结构也可减缓长骨的压缩与变形。Poland 等首先通过生物力学试验证实，外力容易导致儿童经骺板的骨折，但是很难造成关节的脱位，因此其认为关节周围韧带的强度明显强于骺板。

基于前述儿童骨骼特殊的解剖结构与生物力学特点，使其发生有着不同于成人的骨折类型，比如竹节状骨折、外伤性长骨弯曲畸形、青枝骨折及完全骨折等；因外伤应力方向及大小的不同，可导致螺旋形骨折、斜行骨折、横断骨折及蝶形骨折等；儿童骨骼富含大量的胶原纤维故少见粉碎性骨折；同时儿童容易发生骨骺分离而非关节的脱位。儿童处于生长发育的活跃阶段，骨骼的重塑能力强大，生长发育在很大程度上为骨骼重塑创造了条件，年龄越小塑形效果越佳，同时若骨折成角的方向与关节平面临近或者与关节的活动相一致，塑形效果会更好！骨折错位愈合后的隆起部可借助骨外膜的吸收而矫正，凹陷部可借助骨膜的新生成骨而填平。儿童很少有骨不连的发生，与其骨膜成骨活跃且局部血运丰富有关，儿童骨不连的发生多有医源性因素存在。

（一）骨骺损伤类型及特点

儿童骨骺损伤占所有儿童骨折的 1/4 左右，骨骺损伤也可继发于感染、肿瘤或者缺血等。骨骺损伤有多种分型系统，最为简单且广泛使用是 Salter - Harris(S - H)分型系统。根据骨折线的走向及是否累及干骺端分为五型，S - H V 型骨骺损伤较为少见。S - H I 型、II 型骨骺损伤骨折线通过生长板的肥大细胞层，因此骨骼的生长发育几乎很少受到影响，治疗采用手法复位石膏外固定便可以达到骨折的结构与功能仿生；S - H III 型、IV 型骨骺损伤因骨折线累及骺板的生长细胞层，且骨折线通向关节面，因此需要切开复位空心螺钉固定，以达到骨折的形态仿生，降低日后骺板早闭与骨桥形成的风险，避免长骨成角与短缩畸形的发生。

多数的骨骺损伤可迅速愈合，畸形能够完全塑形，骨骼生长发育正常。大约 1% 左右的骨骺损伤可造成骺板骨桥的形成，导致生长停滞；骨桥面积小于 10% 者，可以自行溶解吸收，不会导致生长发育畸形。与中心型骨桥相比，周围型骨桥易于造成生长停滞；中心型骨桥可以造成长骨远端的鱼尾状畸形，引起生长缓慢而非生长停滞。骨桥形成多继发于 S - H III 型、IV 型及 V 型骨骺损伤，预防骺板骨桥形成最好的办法是对 S - H III 型、IV 型骨骺损伤解剖复位，选择切开复位空心螺钉固定；如果必须经过骺板固定，应当选择使用细而光滑的克氏针。骨桥形成后应每间隔 4~6 个月对患侧及健侧进行影像学检查，评估肢体的长度及关节走向角的变化，薄层 CT 扫描可以用来判断骨桥的位置及面积大小。骺板骨桥形成后可能会造成长骨的成角与短缩畸形，给患者生活学习产生严重影响，生长停滞产生的肢体畸形仍是儿童骨折仿生治疗的重要范畴。只有纠正了长骨的成角与短缩畸形，患者才有可能恢复到正常的生活与学习状态，完成骨骼的形态与功能。

（二）治疗原则

儿童骨折是否必须达到形态仿生或者解剖复位尚存争论，且指征复杂，需要精准的判断，同时不同部位的骨折固定复位原则不同。

1. 干骺端 - 骨干部骨折

年龄越小、塑形能力越强，通常 10 岁以下的儿童可以期待明显的畸形塑形；越靠近骨端畸形的塑形能力越强，前臂远端骨折的塑形能力明显优于骨干部。同时矢状面的塑形能力强于冠状面，旋转或横断面畸形虽可塑形，但是程度存在争议；与邻近关节活动平面一致的畸形会塑形消失或者耐受性更好，位于生长迅速且潜力巨大的骺板附近的畸形塑形能力惊人，例如肱骨近端骨折拥有强大的塑形能力。骨折塑形一般在 5~6 年之内完成，但是绝大部分发生在骨折后第一、二年之内。

2. 骨骺骨折

如前所述，对于 S-H Ⅰ型、Ⅱ型骨骺骨折可以按干骺端骨折的治疗原则进行处理；而 S-H Ⅲ型、Ⅳ型骨折应该进行解剖复位空心螺钉固定以预防骨桥形成。

3. 关节内骨折

儿童关节富含软骨、弹性较好，与成人相比不易损伤。儿童关节内骨折的治疗原则仍应用 2mm 法则，即一般情况下可以接受移位小于 2mm 的关节内骨折，大于 2mm 者则考虑切开复位内固定。MRI、CT 检查与普通平片相比，往往会显示更大的关节内骨折移位。

4. 切开复位指征

切开复位的手术适应证随着时间而有所变化，其受到社会发展、医疗条件及经济因素等的影响而大有不同。一般情况下对于所有年龄段的肱骨外髁骨折、S-H Ⅲ型或者Ⅳ型骨骺损伤、多发骨折及移位的关节内骨折、生长终末期的三平面骨折、10 岁以上的股骨干骨折及移位的前臂中段骨折等均建议切开复位内固定，以恢复骨折正常的解剖形态进而达到功能完全恢复。

（三）骨骺早闭

骨骺损伤后如果缺乏及时有效的处理，常会伴发多种并发症，主要并发症有骺板早闭引起的成角畸形及肢体短缩，骨骺生长停滞和骨桥形成。

对于骨桥面积小于骺板的 50%，且患者有两年以上生长潜力者可行骨桥切除术，骨桥切除术后可能会部分或者完全恢复骨骼的生长潜力。对于成角畸形超过 10° 以上者因单纯骨桥切除无法矫正已有的畸形，应该同时考虑行截骨矫形或者半骨骺阻滞术；截骨矫形术不仅可以纠正已有的成角畸形，同时也使骨桥切除更为容易操作。进行骨桥切除前必须进行详细的术前计划与评估。临床评估包括肢体短缩与成角畸形的程度，利用全长位 X 线片测量患肢较健侧的短缩值，确定患儿的骨龄及通过平片测量畸形的严重程度；利用 CT 或者 MRI 来评估骨桥在矢状面与冠状面大小及位置，或者应用 3D 打印导板技术使得术前评估与矫形更加精准。手术切除前确认骨桥的精确部位和面积大小，根据骨桥的位置选择手术入路。手术中需要空气磨钻、生理盐水、良好的照明及 C 形臂等。

术中利用 C 形臂标记骺板的部位，如果有截骨手术的指征，可通过截骨端或干骺端开窗直达骨桥部位。C 形臂引导下，利用空气磨钻钻开直径大约 1cm 左右的骨窗并向骨桥部位延伸，确定骨桥周围正常的骺板，轻柔清除骺板上的松质骨并辨认骨桥周围的正常生长板，确认骨桥并切除，最后取切口周围的皮下脂肪组织填充于骨桥切除术后的缺损区域。关闭伤口行石膏制动并定期随访观察。

二、儿童骨折

（一）儿童骨折分类

1. 根据骨折线的走向分类

（1）螺旋形骨折：外力的方向决定骨折线的走向，螺旋形骨折系扭曲外力所致。

（2）斜形骨折：斜形骨折是轴向过度载荷，跨过骨的纵轴30°，导致骨外膜广泛撕裂，属于不稳定性骨折。

（3）横行骨折：横行骨折系因骨变弯，致骨外膜一侧撕裂，骨折端之间有纽扣眼。

（4）蝶形骨折：蝴蝶形骨折系轴向过度载荷和成角外力联合所致。

2. 根据骨折部位分类

（1）骨骺骨折。

（2）干骺端骨折。

（3）骨干骨折。

3. 几种特殊类型的儿童骨折

（1）竹节样骨折：压缩可致竹节样骨折，又称花边样骨折，因其外观如建筑大柱的半圆形花边装饰而得名。

（2）外伤性骨弯曲：骨弯曲多见于尺骨和腓骨且无急性成角畸形。

（3）青枝骨折：骨的成角超出其能弯曲的限度则产生青枝骨折。

（二）骨折的愈合

儿童骨折愈合是一项复杂的组织再生修复过程，在损伤发生后即开始，主要通过初级和次级修复机制完成。骨折修复过程是一个完整连续的进程。在骨折修复的初始阶段，组织损伤出血引起骨折部位血肿形成，出血停止，生长因子和细胞因子释放。血管内皮细胞通过增加血管通透性，可使白细胞、单核细胞、巨噬细胞和多潜能间质细胞到达骨折部位。距离骨折部位数毫米的血供暂时被破坏，导致局部缺氧坏死。坏死可能导致游离生长因子（如 BMPs）释放，促进周围间充质干细胞分化为可形成骨的细胞。在增殖期，未分化的间充质干细胞聚集于损伤部位，在损伤部位产生的生长因子的作用下增殖分化。这一过程包括膜内骨化和软骨内骨化。膜内骨化包括直接从骨膜内原有的骨母细胞或未分化的间充质干细胞形成的骨，这一过程形成了坚硬的骨痂。在软骨内骨化阶段，间充质干细胞分化为软骨细胞，形成软骨基质，之后软骨基质钙化并最终被骨质替代。骨初步形成之后会经历进一步的重塑，直到损伤的骨恢复其原有的形状和体积。骨折修复过程中经历了三个时期，即炎症期、修复期和重塑期。

骨强度是骨化组织内在力学属性的外在功能表现，和骨组织的排布有关。转动惯量可用来衡量材料外形如何变化、材料如何抵抗形变，是用来描述材料在距离变形力作用中心距离的函数。儿童形成的骨痂体积大于成人，部分原因是强大的骨膜可以更容易地从骨表面脱离，在骨痂表面形成更宽的屏障。另外，在骨折修复的增殖期，儿童形成新骨的速度快于成人。

在骨折修复过程中，会激活数个细胞信号通路，大部分信号通路和骨发育的信号通路相同。对于其中一条信号通路—BMPs信号通路，相关研究结果已经在临床上应用并提高了临床疗效。在骨修复的过程中，众多信号通路之间也存在相互作用。

（三）并发症

骨折的并发症包括神经、血管损伤及骨筋膜室综合征等。

1. 早期并发症

（1）休克：严重创伤、骨折引起大出血或重要器官损伤所致。

（2）脂肪栓塞综合征：儿童骨折较少见。

（3）重要内脏损伤：相关部位的骨折可能导致重要内脏器官损伤，如肝、脾破裂，肺损伤，尿道、膀胱、直肠损伤等。

（4）重要周围组织损伤：如重要血管、周围神经和脊髓损伤。

（5）骨筋膜室综合征。

2. 晚期并发症

（1）坠积性肺炎：儿童骨折少见。

（2）压疮：严重创伤骨折，长期卧床不起，身体骨突起处受压，局部血液循环障碍易形成压疮。

（3）下肢深静脉血栓形成：可见于骨盆骨折或下肢骨折，下肢长时间制动，静脉血回流缓慢。

（4）感染：开放性骨折，特别是污染较重或伴有严重的软组织损伤者，若清创不彻底，坏死组织残留或软组织覆盖不佳，导致骨外露，可能发生感染，处理不当可致化脓性骨髓炎。

（5）损伤性骨化：又称骨化性肌炎。由于关节扭伤、脱位或关节附近骨折，骨膜剥离形成骨膜下血肿，处理不当使血肿扩大，血肿机化并在关节附近软组织内广泛骨化，造成严重关节活动障碍。

（6）创伤性关节炎：关节内骨折，关节面遭到破坏，未能达解剖复位，骨愈合后关节面不平整，长期磨损导致关节负重时出现疼痛。

（7）关节僵硬：骨折后长期固定，静脉和淋巴回流不畅，关节周围组织中浆液纤维性渗出和纤维蛋白沉积，发生纤维粘连，导致关节活动障碍。

（8）急性骨萎缩：损伤所致的关节附近的疼痛性骨质疏松。

（9）缺血性骨坏死：骨折可破坏某一骨折端的血液供应，从而该骨折端发生缺血性坏死。

（10）缺血性肌萎缩：骨折最严重的并发症之一，是骨筋膜室综合征处理不当的严重后果。一旦发生难以治疗，效果极差，常导致严重残疾。

第二节　上肢常见骨折

儿童上肢骨折多为肘部骨折及前臂骨折，其中肘部骨折最常见的为儿童肱骨髁上骨折及儿童肱骨外髁骨折，前臂骨折最常见为尺桡骨骨折。

一、儿童肱骨髁上骨折

肱骨髁上骨折是最常见的肘部骨折，常见的受伤机制为摔倒时肘关节受到上肢的伸直外展位应力，超过95%的病例骨折远端向后方移位（如伸直型）。肱骨远端的内侧柱和外侧柱由鹰嘴窝处很薄的骨质相连接，中间的薄弱部及周围狭窄的内外侧柱结构使得该区域易于骨折。当肘关节被动过伸时，鹰嘴窝受到鹰嘴撞击，成为产生骨折的一个支点。侧副韧带及前方关节囊也能抵抗过伸应力，将应力转移至肱骨远端，导致骨折。屈曲型肱骨髁上骨折常由摔倒时屈肘位鹰嘴直接受力所致。

（一）骨折分型

传统常用的骨折分型为 Gartland 分型，根据骨折移位程度分为3型。Ⅰ型：无移位或轻微移位。Ⅱ型：中度移位伴成角，但有部分骨皮质仍保持端端相连。Ⅲ型：骨折完全移位。2016年，有文献增补描述Ⅳ型骨折，是指没有适当的骨膜铰链，骨折在各个方向上不稳定。该型骨折，骨折远端无论用屈曲位或伸直位固定均无法稳定，只能在麻醉下手术时才能明确判断。该型骨折的不稳定可能由原始损伤所致，也可能是复位时的医源性因素所致。内侧嵌插型骨折可能 X 线片上显示为无移位，但最后却可能导致令人无法接受的肘内翻畸形。完全骨折的病例只要有很小的旋转就会导致骨折块的倾斜，这是由于肱骨髁上骨折横截面太窄所致。这可能导致肘内翻畸形，少数情况下也会出现肘外翻。

（二）合并损伤

合并损伤常包括神经损伤、血管损伤及上肢其他部位骨折，也包括同侧前臂骨折。神经损伤的发生率约为15%，神经损伤所致的神经失能常在4个月内自行恢复。神经损伤与骨折端移位情况有关。正中神经损伤包括骨间前神经损伤，常见于骨折远端向后外侧移位。桡神经损伤常见于向后内侧移位。尺神经损伤常见于屈曲型损伤。

（三）治疗

无移位或轻微移位的骨折治疗可采用过肘管型石膏固定3周。内侧干骺端有任何的折痕膨出或嵌压折叠都提示骨折需要复位。该型骨折存在诊断陷阱，因为其内侧柱的塌陷十分微小。

应当测量 Baumann 角，如果角 >80°，可能存在内翻，就有闭合复位经皮克氏针固定（CRPP）的指征。仅依靠石膏固定维持复位位置较为困难，且残余畸形较难获得可靠的再塑形。

Ⅱ型肱骨髁上骨折常见于伸直位损伤，其后方骨皮质完整或没有移位。Ⅱ型肱骨髁上骨折中肱骨小头常位于肱骨前线后方，其过伸位令人难以接受。该型骨折采用闭合复位屈肘 90°~100°管型石膏固定后大多数都能稳定，只有20%的非手术固定的骨折由于复位角度的丢失需要延期手术。肱骨髁上骨折屈肘位固定会增加骨筋膜间室的压力，并减少肱动脉的血流。因此，当需要屈肘 90°或 90°以上才能维持复位时，建议行经皮克氏针固定。

Ⅲ型肱骨髁上骨折为骨皮质连续性完全丧失并移位。首先要评估手的血运及神经功能，如有血管损伤则需进行紧急处理。对于Ⅲ型肱骨髁上骨折首选闭合复位经皮克氏针固定，移位的肱骨髁上骨折复位后使用石膏固定出现再移位的概率高，导致残余畸形。闭合复位石膏固定较闭合复位克氏针固定出现 Volkman 缺血性挛缩的概率也更高。

Ⅳ型肱骨髁上骨折是最不稳定的类型，骨折远端既可向屈侧也可向伸侧移位。对于这型不稳定性骨折，建议先将克氏针钻入骨折远端再行闭合复位，术中采用旋转 X 线透视机以获得正位及侧位影像，切勿旋转患儿上肢，以免丢失复位位置。

生物力学研究证实采用 2 根克氏针分开外侧进针固定的稳定性与交叉克氏针固定的稳定性相当或更好，但 3 根克氏针（3 根均为外侧或 2 根外侧、1 根内侧）则稳定性更好。

三、肱骨外髁骨折

肱骨外髁骨折是儿童肘部骨折中发生率位列第二的常见骨折。这种骨折通常是摔倒时手伸展位着地所致。该骨折的高发年龄段在 5～10 岁，但在大龄儿童和婴幼儿中也并不少见。

肱骨外髁骨折由于损伤涉及骺板和关节面，因此是一种复杂的骨折。大多数病例都属于 Salter – Harris Ⅳ 型骨折，但大部分的骨折块还未出现骨化，特别是年龄 <5 岁的患儿，因此生长障碍的发生比通常认识的还要常见得多。幸运的是，7 岁以上的儿童其肱骨远端骨骺每年只长 2～3mm，因此对于这部分患儿来说其生长障碍通常变得不那么重要。尽管该骨折常靠一条位于肱骨外侧干骺端边缘的薄骨片来进行诊断，但其骨折线可穿过骨骺，通过未骨化的软骨进入肘关节。骨折线可能有多种方式穿过肱骨远端未骨化的软骨，但最常见的是骨折线斜行进入关节，在内旋位照片显示骨折移位的程度最大。

要确定骨折线的准确位置和长度会有困难。当发现骨折裂隙沿骨折线呈内侧和外侧宽度一致时，表示已经丧失软骨的铰链作用，此时发生骨折移位的风险很高。对软骨铰链的完整性存在怀疑时，推荐行 MRI 检查，但在大多数医疗中心这并不是作为标准来做。在术中进行关节造影也可以明确骨折是否延伸至关节内。骨折的初始移位达到 3mm 以上则表明骨折有进一步移位的倾向，且发生骨不连的概率较高。

外髁骨折的 Milch 分型不太可靠，其临床意义有限。Jakob 等的尸检研究表明，软骨铰链的活动和关节面是否完整是决定肱骨外髁骨折各种移位的基础。Weiss 等对这些移位进行了阐述，并根据骨折移位情况和关节面的完整性提出了一个新的分类系统，根据该分类推荐相应的治疗方法和相关的术后并发症。Ⅰ型骨折移位 <2mm。Ⅱ型骨折移位 ≥2mm，关节造影或 MRI 显示关节软骨完整。该型骨折线贯穿干骺端骨质，但没有完全穿透肱骨远端软骨，有较厚的完好软骨并且可弯曲活动。Ⅲ型骨折移位 ≥2mm，且关节面不完整。该分型方法的缺点是需要行关节造影或 MRI 检查来明确关节

面是否完整。但是，实践中有些学者发现所有的Ⅱ型骨折初始X线片显示的最大移位都<4mm，而Ⅲ型骨折移位都≥4mm。

根据骨折移位的程度和骨折块的稳定性选择治疗方法。Ⅰ型骨折(移位<2mm)采用石膏外固定。需要注意的是，有高达30%的此类骨折在15天内可能发生进一步的移位。对可能移位的患儿，每周拍摄1次X线片来评估骨折，尤其是包管型石膏的患儿。如果骨折本身较稳定，复查时为了获得肱骨远端标准的正位片、轻柔的石膏拆除和摄片不致引起骨折移位。

对于移位达3mm的肱骨外髁骨折，尽管我们认为在一开始就用克氏针固定会更加可靠，但有些学者却认为只要软骨铰链完整，就可以用石膏固定而达到痊愈。对于Ⅲ型骨折(移位≥2mm，关节铰链被破坏)应采用切开复位克氏针固定治疗。对于有明显移位的骨折，没必要行关节造影，应直接进行切开复位。恢复关节面平整是手术的首要目标。骨折移位≥2~3mm的患儿如果只采用单纯石膏固定，则有进一步移位的倾向，骨不连的发生率也明显增高。对于移位很轻微而未用克氏针固定的骨折要小心随访。如果对患者的随诊依从性有所怀疑时，对这类移位轻微的骨折也应考虑用克氏针固定。

大多数需要手术的病例，切开复位就是要恢复关节面的平整。严重病例的外醒骨折块可旋转180°。采用标准的外侧手术入路，即从后方为肱三头肌和前方为肱肌或桡侧腕长伸肌之间的间隙进入。切开前方关节囊，有助于显露。避免剥离后方软组织以减少肱骨小头和肱骨滑车发生缺血性坏死的风险。用两根光滑的克氏针交叉穿过骨折端并穿透对侧骨皮质能获得稳定的固定。术后3~6周，根据X线上的骨折愈合情况拆除石膏及拔出克氏针。

四、尺桡骨骨折

(一)弹性变形

因为幼儿骨骼的弹性性能特点，有可能发生前臂的弹性变形或创伤性骨弯曲。这种损伤表现为一连串的在X线片上无法看见的显微骨折。前臂两骨可能同时发生骨弯曲变形，但一根骨的弹性变形通常合并前臂另一根骨的完全或不完全骨折。弹性变形的肿胀和疼痛通常没有完全骨折那么严重，这种情况往往便于体检判断。当变形在外观方面不能被接受或有45°的前臂旋转的丢失时，建议进行复位，但对于有疼痛的新鲜骨折患儿，其旋转的丢失很难进行评估。对于>6岁的患儿，此类骨折的再塑形能力就很有限。对于<6岁的幼儿，可以接受15°~20°的成角，但对于大龄的患儿，超过10°的成角就难以再塑形。

治疗弹性变形通常需要在全身麻醉下进行，因为需要施加一个持续性的矫正力才能使骨骼变直。固定的位置按下节讨论青枝骨折的原则来进行。

(二)青枝骨折

一侧皮质骨完全断裂而另一侧皮质骨出现弹性变形是青枝骨折的特点。大多数青枝骨折除了有成角畸形以外，还有旋转力线的扭曲。顶点向掌侧成角的青枝骨折是最常见的类型，这是由于前臂远端受到过度旋后的应力，同时还有轴向应力所导致，患儿表现为骨折成角畸形的顶点朝向掌侧。成角畸形的顶点朝向背侧的畸形是前臂远端受到过度旋前的应力所导致；相对于骨折成角畸形的顶点，患儿表现为手掌朝下。有时桡骨和尺骨的青枝骨折是由直接暴力所导致，只有成角畸形而没有明显的旋转不良。对于 <10 岁的儿童，骨干成角 >15°～20°；或年龄较大的儿童，骨干成角 >10°～15°，常常有复位的指征。对于远端畸形可接受的畸形程度要大些，而对于近端则要小些。由于前臂骨干青枝骨折的旋转程度与成角畸形的程度不一定有相关性，因此需要进行判断。如果在受伤当时立即就出现明显的前臂畸形，或 <10 岁的儿童其旋转畸形达到 45°或 45°以上，或大龄儿童其旋转畸形达到 30°或 30°以上，就有复位的指征。

（三）完全性尺、桡骨骨干骨折

不像青枝骨折那样，前臂完全骨折是由高能量损伤所造成的。骨折近折端根据其肌肉收缩的力量决定其移位的位置，因为其保留在完整骨皮质上的肌肉收缩呈无拮抗而不受制约。当骨折发生在近段 1/3 时，由于肱二头肌和旋后肌无拮抗的收缩，近折端常处于旋后位；当骨折发生于更远端时，旋前圆肌有对抗近折端肌肉的收缩作用，骨折位于旋转中立位。这样的骨折处理通常有些难度，但无论采用何种处理方法，骨折不愈合和严重的并发症很少见。主要的担忧是可能出现残余畸形和前臂旋转功能的丢失。对于轻微移位的低能量损伤推荐行闭合复位，但对于年龄≥8 岁的患儿，则采用弹性髓内针来固定不稳定性骨折越来越受欢迎。

复位后用过肘石膏或夹板固定，石膏或夹板在尺骨侧的外侧缘要保持笔直。在管型石膏的掌侧面沿骨间膜塑成扁平状，创造出一个与前臂相适应的椭圆形状。骨折至少要达到 50% 的对位才能获得稳定。如果一根骨骼未对位，就会发生短缩，进而会出现成角，这种情况需要重新复位或者手术。对于有潜在不稳定骨折的患儿在头 3 周内建议每周对其做 1 次评估，骨折完全愈合通常需要 4～6 周。对于不稳定性骨折或者保守治疗失败的病例就有手术复位内固定的指征。对于有移位的再骨折、大多数的开放性骨折及不稳定的漂浮肘损伤，内固定可促进对患者的护理和改善治疗效果。对于儿童和青少年首选髓内针固定，通过插入一根小直径的有弹性的针来获得固定效果；对于大多数患儿选择直径为 1.5～2.5mm 的髓内针就足以达到固定效果。尺骨针从近端插入，进针点恰在尺骨鹰嘴顶端的外侧或从尺骨的远端进针。桡骨针从远端的干骺端打入，避免穿透生长板。但有报道称经过桡骨远端骺板穿钉而没有导致骨骺阻滞。当进针点在干骺端时，需要在干骺端行骨皮质斜行钻孔，导引髓内针进入髓腔。采用轻轻敲击或轻柔的旋转将针继续插进髓腔直到通过骨折端。骨折的横向移位 >100% 时，常常需要在骨折处做一个有限的小切口行骨折切开复位帮助髓内针通过骨折端。尽可能地减少使用止血带的时间，为了减少发生骨筋膜间室综合征的风险，避免反复多次闭合穿针。尺、桡骨都应保持稳定，但有许多病例仅固定尺骨就足以维持稳定。有人将髓内针的针尾留于皮下 3～5 个月，原因是有骨折延迟愈合的可能性，并可降低再骨折的风险。另有一些治疗时将针尾留于皮外，在 3～4 周骨折端出现骨痂时可以在诊室拔除髓内针。建议加用管型石膏固定，一般固定 6 周直到骨折愈合满意为止。

钢板很少用于儿童和青少年，但对于粉碎性骨折或骨骼接近成熟的青少年还是有采用这项技术的适应证。钢板需要做更广泛的组织解剖，以及还有许多其他缺点，如必须后期再取出钢板、手术时间更长和增加血管神经损伤与发生再骨折的风险。

五、孟氏骨折

前臂骨折伴脱位的组合比其他类型的前臂骨折要少。如果前臂骨折的 X 线片上不能清楚地显示肘关节和腕关节则可能导致误诊。前臂骨折脱位的发生高峰在 4 ~ 10 岁。孟氏损伤更常见，累及桡骨头脱位。常见的损伤机制是前臂过伸位跌倒受伤。盖氏骨折在骨骼未成熟的儿童中不常见，包括桡骨骨折和下尺桡关节脱位或尺骨远端骺板骨折。

任何有前臂骨折的患儿都要怀疑有无孟氏骨折，包括尺骨变形和成角很小的青枝骨折患儿。当在标准的侧位片上尺骨的后缘不呈直线时，就应该怀疑桡骨头脱位。标准的肘关节侧位片是评价肱桡关节的最佳体位。在正常肘关节，无论肘关节是屈曲位或伸直位，在 X 线片上桡骨干的纵轴线总是通过肱骨小头。先天性桡骨头脱位与创伤性脱位的鉴别要点是先天性脱位通常是后脱位并且桡骨头的关节面向上凸出，有时可行 MRI 来帮助鉴别这种桡骨头凸出或凹陷，如果同时有炎症或出血则提示急性损伤；相反，桡骨头前脱位通常见于孟氏骨折脱位。

（一）骨折分型

Bado 提出了一种分类系统，包括 4 种基本类型和一些相当的损伤。Ⅰ型为桡骨头前脱位（如顶点向前的尺骨畸形），占儿童孟氏损伤的大多数；Ⅱ型骨折最少见，桡骨头向后方或后外侧脱位；Ⅲ型损伤桡骨头向外侧脱位，尺骨骨折通常在近端干骺端区域，Ⅲ型损伤占儿童孟氏骨折的 25% ~ 30%；Ⅳ型、Ⅴ型骨折脱位包括桡骨头前脱位，合并有尺、桡骨骨折，这种情况也有被认为是Ⅰ型的变形。还有大量的相当于孟氏骨折的损伤，其表现形式多种多样，如尺骨骨折可能合并有桡骨颈骨折而不是单纯的桡骨头脱位。尺骨的不完全骨折和弹性变形相当于孟氏损伤的其他形式。

（二）治疗

依赖于尺骨骨折的特点，尺骨的解剖复位及稳定能够对桡骨头的解剖复位起稳定作用。大多数 <12 岁的患儿其孟氏骨折能通过闭合复位和过肘石膏固定而获得成功。对于Ⅰ型损伤，肘关节屈曲要 >90°并保持前臂旋后。对于Ⅱ型损伤，桡骨头可能的最佳位置是肘关节伸直、前臂旋后位。建议在 2 ~ 3 周之内，每周要复查 1 次高质量的肘关节 X 线片，以观察是否有桡骨头半脱位的情况出现。约 10% 的患儿会出现一过性神经麻痹，大多数为骨间背神经麻痹。如果复位不稳定就有手术治疗的指征。需要手术的一些不稳定的情况可能有尺骨的斜形骨折，或移位很大的尺骨骨折，或延迟治疗的患儿。在尺骨经皮打入 1 枚弹性髓内针是一种简单而有效的处理此类问题的方法。如果骨折类型有可能导致短缩和成角，还可以选择尺骨干钢板固定。偶尔会有尺骨的长度和对线被纠正后桡骨头仍不能复位的情况，此时就有关节切开探查的指征，可能会发现关节有环状韧带的嵌入或关节内有软骨碎片。只要有可能，要尽量避免经肱骨小头穿针固定复位的桡骨头。

（三）并发症

有关孟氏骨折脱位的最常见的并发症就是延误诊断。伤后桡骨头持续脱位＜3 周的孟氏骨折患儿还有可能通过闭合复位进行治疗。如果尺骨能被复位和稳定，桡骨头通常也能复位和保持稳定。如果闭合复位失败则有切开复位的指征，这种情况常见于损伤＞4 周的患儿。陈旧性孟氏骨折一直都采用手术治疗，在进行切开复位的同时需要将弯曲的尺骨进行截骨矫形并进行尺骨延长。要切除嵌入的纤维软骨组织，可以用残余的韧带组织重建环状韧带。还可以切取一条肱三头肌筋膜或其他组织来重建环状韧带。对于年龄＜12 岁或损伤不超过 3 年的孟氏骨折患儿都可以采用切开复位治疗，并且可以预期有较好的长期临床效果和影像学结果。

第三节 脊柱常见骨折

椎体骨折在所有儿童骨折中占 1%～2%，引起椎体骨折的创伤包括高处坠落伤、竞赛活动以及撞击伤等，但交通事故是引起椎体骨折的最常见原因。胸椎损伤在年龄较大的儿童和青少年中常见，但仍少于成年人。真实的发生率难以验证，且报道的发生率可能偏低，因为一些遭受重创而导致脊柱骨折的儿童可能会死于复合伤。成年人胸腰段椎体的骨折有 2/3 发生在 T12－L2，但是儿童和青少年椎体的骨折在整个胸腰段中均可发生。

由机动车碰撞导致的儿童椎体骨折约有 50% 伴有合并伤。小儿椎体骨折容易被忽略，所以对于儿童多发伤的评估必须进行全面查体。体格检查在诊断椎体骨折时有较高的敏感性。沿着棘突进行检查时可能会出现压痛、肿胀、瘀斑，甚至在背部可触及明显的缺损。跨越腹部的安全带勒痕或腹部器官损伤时均应高度怀疑椎体有伴随损伤的可能性。对于任何感觉或运动功能的丧失都应该准确记录。与成人相比，儿童的脊髓损伤并不常见。这可能是由于儿童的脊柱比成人更柔韧，允许较大的变形而不出现骨折。但是脊髓不具有肌肉骨骼的弹性，因此可能产生一种临床征象，如所知的没有影像学异常的脊髓损伤（SCIWORA）。由于儿童不成比例的头部过大以及其他的结构特点，使颈椎和上胸椎区域脊髓损伤的风险增大。小儿胸椎下段和腰椎骨折很少导致脊髓损伤，神经不完全损伤的儿童恢复较成人好，但是神经完全损伤的恢复两者则没有明显差别。

当怀疑椎体损伤时，应当拍摄 X 线平片，但仅通过平片来诊断可能比较困难。多平面损伤比较常见，因此建议进行全脊柱的影像学检查。对大部分怀疑或者已经明确胸腰椎损伤的患者，明确诊断需要进行 CT 或（和）MRI 检查回。CT 平扫对骨性结构的诊断十分有帮助。冠状和矢状位重建图像常用来评价椎体的对位及椎管受压。对于脊髓、椎间盘和软组织结构，MRI 比 CT 平扫更具有诊断意义，所有神经损伤的病例都要进行 MRI 检查。

描述儿童胸椎和腰椎骨折最常用分类方法是由 Denis 对成人骨折提出的分类法。该分类法引入了脊柱的三柱（前、中、后）概念（图 6－1），特别强调要依据中柱骨折方式来分级骨折类型和神经缺损危险性。根据这种分类方法，骨折的四种主要类型是压缩性、爆裂性、屈曲牵拉性（Chance 骨折）和骨折脱位性损伤。

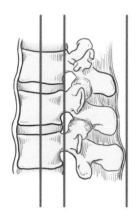

图 6－1　脊柱的三柱理论

前柱由前纵韧带、前纤维环和前椎体组成。中间柱由椎体后壁、后纵韧带和后纤维环组成。后柱由后弓和后韧带复合体（棘上韧带和棘间韧带、小关节突关节囊和黄韧带）组成。

一、压缩性骨折

胸腰椎压缩性骨折比较常见。这些损伤是由过屈和轴向压缩联合作用引起的。因为儿童的椎间盘比松质骨坚固，所以椎体是脊柱骨折的最常见结构。儿童常见多发压缩性骨折，大多数骨折可见于侧位 X 线片，但显示可能不明显。椎体前后皮质间的高度差大于 3mm，会使该椎体呈楔形表现，提示为真性骨折。压缩程度很少会超过椎体的 20%。用 Cobb 方法可以准确地确定后凸量，研究表明，这种方法是畸形量化重现性最好的方法。依据尸体解剖研究的发现，当椎体高度减少 50% 以上时，就应考虑到可能是脊柱后柱受到损伤。通过观察棘突间距是否增宽或者脊柱关节的平行关系是否丧失，可以评价后方韧带复合体的完整性。如果对损伤尚有疑问，行 CT 或 MRI 检查有助于确定后柱可能存在的骨或软组织破裂。

这些骨折绝大多数可采用休息、止痛药和支架固定进行保守治疗。应拍摄支架固定直立位 X 线平片，以确定闭合治疗的稳定性。如果后柱受累且不稳定，很少是手术固定的指征。非手术治疗时，矢状面椎体高度恢复比冠状面更快。如果骨折引起的局灶性畸形大于 10°，有人发现支架治疗比不用支架治疗能更有效地确定患儿骨骼成熟后的最终对线。如果该畸形小于 10°，最终结果无明显区别，不过从症状角度看，支具治疗仍然是一种有效的急救治疗方法。

二、爆裂性骨折

这也是一种轴向压力和屈曲联合引起的儿童中少见的损伤。它们常见于青少年，一般发生于胸腰结合部或腰椎。这种骨折的特点是，脊柱中柱破裂，并有不同量的骨被向后压入椎管和椎间孔里，不过椎管受损量与神经缺损或临床结果没有相关性。常规X线片上的一些轻微表现包括前后位片上的椎弓根间距增宽，以及侧位片上椎体后上角的微小皮质缺损。研究表明，在评价这些骨折和指导治疗时，CT检查优于常规X线检查。

是否需要手术治疗取决于骨折的稳定性以及是否存在神经缺损。对于神经完好无损的儿童，用定制成型的胸腰骶椎矫形器（TLSO）制动 8 ~ 12 周的非手术治疗，是一种切实可行的选择。设置支具后的稳定性需要通过站立前后位和侧位X线片来确认。可以预期椎体出现相当数量的骨性重建后，经过一段时间会导致椎管恢复。不过也有研究显示，大多数儿童在损伤后头一年会在骨折部位发生轻度进行性成角畸形。有研究表明，这些骨折的手术固定可防止这种后凸畸形发生，还可缩短住院时间。对于不全性神经缺损的患儿，应通过前方或者后方（经椎弓根）入路进行减压和固定。对于所有力学不稳定的骨折和所有伴有完全性神经损伤的骨折，还应采用后方器械固定和融合术进行手术治疗。在大多数病例中，骨折的固定要在损伤部位上和下两个层面进行。对于神经完全性损伤的患者，应考虑采用更长段的器械固定，以防止发生瘫痪性畸形问题。

三、骨折脱位

脊柱骨折脱位是不稳定性损伤，通常发生于胸腰结合部，而且往往伴有神经缺损。在儿童中，这些损伤少见，常需要进行手术固定和融合。

四、屈曲 - 牵拉性损伤

屈曲 - 牵拉性（或安全带）损伤部位为戴安全腰带的儿童的上腰椎。突然减速时，安全带在腹部向上滑，此时安全带起着支点的作用。当脊柱围绕此轴旋转时，会由于张力而受到损伤，首先引起后柱的破裂并以不同形式将损伤延伸到中柱和前柱。神经缺损不常见，不过，约 2/3 患者有腹腔内损伤，包括内脏器官破裂和肠系膜撕裂，此时如果不及时诊断并进行相应治疗可能会危及生命。侧位X线片可显示棘突间隙增宽，是对诊断该骨折最有帮助的检查。前后位X线片上有时可见棘突间距增大。由于该损伤的方向在横断面，所以CT检查可能会漏诊，如果不具有矢状面重建功能，即使用完全薄层CT也不可能发现。MRI可能是其最好的成像方式，因为它能准确确定后方韧带损伤的程度和确定椎间盘突出。

已经报道的有五种损伤类型，简单地说，这些损伤可分为主要通过软组织结构发生的损伤和主要通过骨性结构发生的损伤。A型：后方结构的骨性破裂并有向中柱不同程度的延伸。B 型：棘突的撕脱伴脊柱关节破裂或骨折并延伸到椎骨骨突。C 型：棘突间韧带破裂伴关节间部骨折并延伸到椎体。D 型：后方韧带破裂伴椎板骨折和椎骨骨突破裂。E 型：伴发于爆裂性骨折。

安全带损伤大多伴有骨性损伤，无神经损伤且后凸小于 20°，可进行非手术治疗，用过伸位管型或支具制动 8~12 周。在使用管型或支具之后，用站立位 X 线片确认其稳定性，并在结束治疗时用屈曲-伸展位 X 线片确认其愈合情况。如果损伤类型主要累及软组织和后方韧带破裂，建议用后方（加压）器械固定和关节固定术进行手术治疗。低龄儿童采用棘突钢丝固定和管型制动往往就足够了，而大龄儿童更适合用椎弓根钩或螺钉固定。如果有椎间盘突出，在采用加压法复位骨折时为了减小神经损伤的风险，适合行切除术。

五、椎体终板骨折

椎体骨突滑脱，即椎体终板骨折，通常发生于青少年，其特点是椎体环状骨突创伤性破裂，椎间盘进入椎管里。该骨折最常发生于中腰椎之一的上终板。损伤机制包括举重提物、铲挖、体育运动和创伤。临床症状基本上与椎间盘突出相同，包括腰腿痛，肌肉痉挛和脊神经根紧张体征；神经体征，如肌无力、感觉变化也可能出现反射消失。这种损伤可以是单纯软骨性伴有骨突和椎间盘突出，或者骨性伴有椎体皮质和松质骨缘的骨折。该损伤一般不能在 X 线平片上确诊。需要经 CT 或 MRI 做出诊断。研究发现，CT 和 CT 脊髓造影在评价病理学改变时最佳，而 MRI 的敏感性中等。非手术治疗很少成功，因此首选治疗是切除骨和软骨碎片。该手术通常要比单纯椎间盘切除需要更广泛的暴露（双侧椎板切除）。

第四节 下肢常见骨折

一、股骨骨折

儿童股骨骨折分为股骨颈骨折及股骨骨折，股骨远端骨骺损伤，各个年龄段治疗方法各不相同。治疗儿童股骨骨折需要经验丰富的儿童骨科专科医师实施，运用对儿童损伤较少的方法，恢复儿童正常解剖关系和关节正常功能是治疗目标。

（一）股骨颈骨折

儿童股骨颈发生率低，占儿童骨折的 1%，高能量损伤多见，常合并其他部位损伤，损伤股骨近端骨骺可以导致生长停止，生长紊乱。同时缺血坏死发生率高，治疗的选择需要根据分型及并发症的严重程度决定。

股骨近端从 7 周开始骨化。4~6 个月时，股骨内侧部分由一个或多个骨化核形成股骨头骨骺，14~16 岁时通过股骨近端骨骺融合。骨骺闭合时间女孩为 14 岁，男孩为 16 岁。股骨近端骨骺将童年到青年时期股骨颈和骨骺的血管供应分开，使发育中的股骨近端容易受到血管损伤。旋股动脉的内侧和外侧分支在出生时穿过骨骺，但在 3 ~ 4 岁时减少，在 14 ~ 17 岁骨骺融合之前，干骺端和骺端之间没有血管连接。3 ~ 4 岁时，旋外升动脉的后上支在骨骺后上行走，进入股前外侧骨骺作为主要血供。该血管起源于旋股内侧动脉的近端，该动脉也通过通往股骨头骨骺的后下支以及穿过颈部后侧的支持血管供应股骨骨骺。圆韧带血管对股骨头的贡献从出生到 4 个月减少，从 9 岁开始增加，在成年早期达到峰值，占股骨头总供给的 20%，之后随着年龄的增长而下降。

1. 损伤机制及分型

儿童股骨颈骨折比较罕见，但其并发症和致残率高，多为高能量损伤所致，比如高处坠落伤或交通事故伤。低能量的损伤较少见，也可能是跑步运动跳跃中发生的病理性骨折或应力性骨折。好发年龄为 10 ~ 14 岁，男孩与女孩的比例为 2∶1。儿童股骨颈骨折并发症发生率高，为 20% ~ 50%。有文献报道在长期随访中发现，儿童股骨颈骨折后易出现股骨头坏死，并伴随疼痛及残疾、髋内翻、骺板早闭、骨不连。因此在临床上要掌握儿童股骨颈的诊断，同时要重视治疗，术后康复护理，以及并发症的预防和处理。

儿童股骨颈及股骨头周围骨膜较厚，周围又附有关节囊组织，所以股骨颈骨折均为高能量损伤引起，Delbet 按移位程度将股骨颈骨折分为四型：

Ⅰ型股骨颈骨折：经骨骺型，约占 10%，主要发生在小于 2 岁的婴儿，5 ~ 10 岁儿童也可见。根据移位情况又分为无移位的ⅠA 型和经骺移位骨折ⅠB 型。

Ⅱ型股骨颈骨折：经颈型，占 40 ~ 50%，骨折线位于股骨颈中部。

Ⅲ型股骨颈骨折：基底型，骨折线经过股骨颈基地部，占 25 ~ 35%。

Ⅳ型股骨颈骨折：经转子型，骨折线位于大小转子间，占 5 ~ 15%。

2. 临床表现及影像学检查

局部肿痛较剧烈，有明显的压痛，髋关节功能丧失，患儿患肢短缩外旋位多见，局部常出现瘀斑，纵轴叩击时骨折处疼痛，患肢较健侧略短，可出现畸形骨擦音。

大约一半的儿童股骨颈骨折由高能量损伤导致，如机动车事故、体育赛事，或从高处坠落，可能伴随多发性损伤包括头部损伤、胸部或腹部、骨盆环损伤、髋臼骨折、髋关节脱位、同侧股骨骨折。因此，必须注意不要漏诊其他相关损伤，并与普通外科创伤小组合作治疗非肌肉骨骼损伤，还应评估远端神经血管状态和是否存在开放性损伤。低能量损伤提示可能是股骨颈病理性骨折，可由单发骨囊肿、恶性肿瘤、纤维结构不良、骨髓炎和先天性代谢性骨病引起。骨髓增生异常患者存在失用性骨量减少，可继发股骨颈骨折。在有功能性下丘脑闭经的女性青少年耐力运动员中，尽管双能 X 线骨密度仪得分正常，但也可能发生应力性骨折。儿童和成人股骨颈骨折的症状相似：患者不能行走、下肢缩短、外旋、腹股沟或膝关节活动时疼痛。病理性和应力性骨折之前可能有隐匿的髋关节疼痛。骨盆和受累髋关节的 X 线片通常足以诊断小儿股骨颈骨折。MRI 可用于评估隐匿性骨折和应力性骨折，这些骨折在 X 线片上无法很好地判断。CT 可用于诊断无移位的创伤性骨折。

3. 诊断及鉴别诊断

有明确外伤史，多由暴力引起，根据临床表现及影像学检查可明确诊断。需要与病理性骨骺滑脱、病理性骨折鉴别，必要时行 CT 及 MRI 检查，局部穿刺活检。同时还需与正常骨骺鉴别。

4. 治疗

固定首先是保证骨折稳定性，同时要权衡潜在的骨骺损伤和过早闭合的风险。置入物的选择取决于外科医生偏好、孩子的年龄、体格和骨骼成熟程度。有文献报道，使用 3 枚松质螺钉对儿童而言似乎是最常见的方法，但对于较年幼的儿童中可能需要改为 2 枚螺钉或螺钉组合克氏针或多个克氏针单独排列的方法，减少对股骨头血供的破坏。有学者发现，使用更少的克氏针可降低并发症的发生率，避免股骨头直径被填满，可以减少对股骨头血供的破坏。理想情况下，经骨骺螺钉应放置在距离股骨头软骨下骨不小于 5mm 的位置。注意避免后方螺钉放置在骨骺前外侧象限，减少医源性损伤血管。避免损伤骨骺的固定方法包括使用光滑克氏针或者不穿骨骺的螺钉。倾向于避免年龄 <10 岁的患者使用螺钉，但在选择合适的骨折固定方法时，必须考虑 Delbet 骨折类型、骨骼成熟度和年龄。关于切开复位是否可减少股骨头坏死等并发症仍不确定。有一些研究显示与闭合复位内固定相比，切开复位内固定对于完全移位的股骨颈骨折可以更好地复位，提高愈合率，降低并发症如股骨头坏死。然而，其他研究表明切开复位会提高股骨头坏死率。这些研究的作者提出需谨慎分析这些结果，因为当骨折需要切开复位时可能损伤本身比较严重而导致容易发生股骨头坏死。

（1）Ⅰ型骨折：婴幼儿无移位骨折应用髋人字石膏固定，对于 Salter – Harris Ⅰ型骨骺损伤，骨折移位建议在麻醉下闭合复位，复位成功后穿入 2~3 枚光滑的克氏针，继续髋人字石膏固定；对于完全移位，脱出髋关节的股骨头骨骺，需要切开复位内固定治疗。

（2）Ⅱ型骨折：①对于无移位稳定型的骨折，目前建议在麻醉下行克氏针或者空心螺钉固定治疗，较安全可靠。②对于移位的骨折治疗原则为闭合或者切开复位，克氏针或者空心螺钉固定治疗。闭合复位应在麻醉下进行，动作轻柔，避免暴力复位加重损伤，闭合复位次数一般情况下不要超过 2 次，如果复位困难建议及时切开复位空心螺钉内固定治疗。目前观点普遍认为解剖复位，增加骨折稳定性是首选，不应该过分强调微创手术。

（3）Ⅲ型骨折基底型：小于 6 岁骨折无移位的可以采取保守治疗，建议髋人字石膏固定，术后严密观察，发现移位及时处理。对于移位的股骨颈骨折建议闭合或切开复位空心螺钉固定治疗。年龄小于 6 岁的Ⅱ型骨折或Ⅲ型骨折一般情况下选用直径 4.0~4.5mm 空心螺钉，年龄大于 6 岁可以选用直径 6.5mm 及以上的规格，需要根据具体情况决定。

（4）Ⅳ型骨折经转子型：对于无移位的骨折、小于 6 岁的骨折，可以采取保守治疗，骨牵引或者皮肤牵引 2 周，复位成功后髋人字石膏固定治疗。对于移位及年龄大于 6 岁的患者采取闭合或者切开复位内固定治疗，内固定材料可以选择儿童髋部解剖接骨板。

5. 并发症

（1）股骨头缺血坏死：文献报到Ⅰ型骨折、Ⅱ型骨折、20%~80% 的Ⅲ型骨折基底型、Ⅳ型骨折股骨头缺血性坏死率分别为 20% ~80%、50%、25% ~35%、10%，主要是原始创伤以及关节内压力增大引起，所以有学者建议术中关节囊穿刺减压有可能降低股骨头缺血坏死的发生。

（2）骨折不愈合：神经损伤相对少见，发生率为 6% ~13%。与不恰当的治疗、保守治疗骨折移位、术中复位不良、内固定不牢固等因素有关，常与髋内翻畸形合并存在。

（3）骨骺早闭：骨骺早闭的发生率为 10% ~60%，主要由骨骺损伤引起。股骨头缺血性坏死大多数可以发生骨骺早闭。

（4）髋内翻：由于骨折复位欠佳引起，骨折复位丢失，骨折延迟愈合、不愈合，股骨近端发育紊乱引起。同时发现闭合复位石膏外固定的髋内翻发生率较高，可能和骨折不稳定发生移位有关。对于颈干角小于 110°者应用髋外翻截骨改变应力可以治疗髋内翻。

（二）股骨干骨折

股骨干骨折包括股骨转子下骨折和股骨髁上骨折在内的股骨骨折，在儿童男性多见，有两个骨折高发期，分别是学步前期及青少年期。解剖学基础为儿童股骨从最初的编织骨变为坚强的板层骨，骨骼强度的渐进性增长解释了股骨干骨折发生的双峰分布，儿童早期，股骨强度低，所以不能承受正常负重的负荷量；青少年阶段高能量创伤超过了骨骼承受应力的极限，均可以导致骨折的发生。

1. 损伤机制及分型

（1）损伤机制：不同年龄的儿童股骨骨折病因不同，婴儿期超过 80% 是虐待引起的、特殊类型的骨折，如股骨远干骺端内侧青肢骨折，多由于父母跌倒后压在孩子身上引起。青少年股骨骨折一般情况下是由高能量损伤引起，车祸及骑车运动是主要因素。幼儿股骨干病理性骨折可能是由于成骨不全，需要皮肤、牙齿或组织基因检查明确。广泛的皮质减少引起的骨折需要明确是否由脑瘫及脊髓脊膜膨出症引起。病理性股骨干骨折还可以在非骨化性纤维瘤及骨囊肿等良性肿瘤中发现，如果出现溶骨性破坏及软组织异常肿胀需要排除是由骨肉瘤等恶性肿瘤引起的。

（2）根据骨折线分型：横行、螺旋形、短斜行、粉碎性、开放性及闭合性损伤。

2. 临床表现及影像学

局部肿痛较剧烈，有明显的压痛，髋关节功能丧失，患儿患肢短缩外旋位多见，局部常出现瘀斑，纵轴叩击时骨折处疼痛，患肢较健侧略短，可出现畸形骨擦音。

X 线检查：正侧位股骨全长 X 线检查十分重要，可以明确诊断，骨折类型决定了治疗方案。X 线检查需要观察骨质密度变化，有无骨膜反应，以排除病理性骨折。

3. 诊断及鉴别诊断

诊断：根据局部症状；排除多发伤引起的胸腔及腹腔脏器损伤；警惕创伤性失血性休克发生。有明确外伤史，多由暴力引起，根据临床表现及影像学检查可明确诊断。需要与病理性骨折鉴别，必要时进行 CT 及 MRI 检查，或局部穿刺活检。同时还需与正常骨骺相鉴别。

4. 治疗

儿童股骨干骨折的特点，儿童股骨干骨折与成人比较，具有愈合能力强，骨折塑形良好的特点，同时又容易出现股骨过长的特点。

儿童股骨干骨折治疗原则：儿童股骨干骨折的治疗目标是保证骨折在无旋转或者轻度旋转，良好的对位下愈合。对于一个新生儿及 2 岁以内儿童股骨干骨折骨折愈合后侧方及前后成角小于 30°，短缩小于 2cm；对于一个 2~5 岁儿童骨折愈合后侧方成角小于 15°，前后成角小于 20°，短缩小于 2cm；对于 6~10 岁儿童骨折愈合后侧方成角小于 10°，前后成角小于 15°，短缩小于 1.5cm；10~14 岁儿童骨折愈合后侧方成角小于 5°，前后成角小于 10°，短缩小于 1.0cm。通过后期塑形，最终可以获得一个满意的效果。

因此，恢复股骨干力线对于股骨干的治疗非常重要，不要求必须解剖复位。提倡微创手术理念，用最简单的方法获得最好的效果，不同年龄段治疗方法如下：

（1）0~2 岁的患者：对于新生儿及 1 周岁以内患者可以选择用 Pavlik 吊带治疗，极度屈髋屈膝外展位固定。对于 1~2 岁的患者也可以选择相对更加稳定的髋人字石膏固定。

（2）2~6 岁的患者：该年龄段仍然以保守治疗为主，手法复位髋人字石膏固定恢复骨折对线，髋人字石膏固定增加骨折的稳定性。对于不稳定的骨折，未达到儿童股骨干治疗标准的骨折，对位力线差，可以根据具体情况选择内固定物治疗，对于 4 岁以上儿童可以行弹性髓内钉治疗。

（3）6~12 岁的患者：此年龄段患者肌肉力量增强，骨折愈合时间较婴幼儿长，骨折塑形能力减弱。对于稳定性骨折仍然可以选择牵引治疗，髋人字石膏固定治疗。对于不稳定骨折，尤其是对线成角大于塑形能力的骨折，首选闭合复位弹性髓内钉治疗，合并严重软组织损伤者可以用外固定架治疗。

（4）12 岁以上的患者：对于体重小于 50kg 的患者仍然可以考虑弹性钉内固定治疗。对于体重大于 50kg 的患者，一般情况下选择青少年专用交锁髓内钉固定治疗，青少年专用交锁髓内钉经大转子顶点偏外侧入路，在牵引床上闭合复位后置入髓内钉，这种手术方法适合较大儿童做中心性固定，骨折愈合良好，尽早恢复正常活动。

5. 并发症

（1）早期并发症：常见的早期并发症有失血性休克、血管损伤。

（2）晚期并发症：股骨过长较多见，尤其是 10 岁以下的儿童。肢体短缩主要是复位不良超过骨塑形能力引起，此外还有成角畸形、旋转畸形、骨折不愈合、延迟愈合及再骨折。

二、胫骨骨折

（一）解剖概要

胫骨是承重的重要骨骼，位于皮下，前方为胫骨嵴，是进行手法复位后观察的重要标志。胫骨干横切面呈三棱形，在中、下 1/3 交界处，变为四边形，此处为胫骨骨折好发部位。由于胫骨位于皮下，所以骨折后很容易刺破皮肤造成开放伤。儿骨胫骨骨折对位是需要注意观察胫骨上端关节面及下端关节面是否平行，如果不平行说明对位欠佳，造成关节软骨损伤、疼痛，影响正常发育。腘动脉在分出胫前动脉后，穿过比目鱼肌向下行走，此处血管固定，胫骨上 1/3 骨折可能损伤胫后动脉，引起下肢血液循环障碍。小腿的筋膜与胫骨，腓骨形成四个筋膜室，由于骨折后出血、水肿，均可以引起骨筋膜室综合征，导致肌肉缺血坏死。胫骨的血液供应，胫骨的滋养血管从胫骨干上、中 1/3 交界处进入骨内，在中、下 1/3 骨折损伤血管时，胫骨远端血供明显减少，同时胫骨中下段无肌肉组织附着，因此骨折后愈合慢。

（二）胫骨近端骨骺损伤

儿童胫骨近端骨骺损伤好发于两个年龄段，即学龄前儿童和青少年，可以是直接暴力，也可以是间接暴力引起，高能量直接暴力多见于车祸等直接撞击引起，多见于横断骨折且开放伤多见，间接暴力多见于跑步锻炼过程中摔倒引起，相对软组织损伤较轻，以斜行及螺旋形骨折多见。胫骨近端骨骺占全身骨骺损伤的 1%，虽然少见，但可以出现胫骨近端骨骺生长障碍，导致肢体短缩、成角畸形。胫骨近端骨折后如果肿胀严重还可以引起骨筋膜室综合征，损伤腘动脉会引起肢体坏死等。

1. 诊断

儿童外伤后如果出现膝部肿胀、疼痛、活动受限，需要明确诊断。对于过伸型损伤需要警惕腘动脉损伤，伤后 24～48 小时严密观察末梢血运，必要时血管造影及探查。

X 线检查无明显异常者，需要应力位拍片检查一下，斜位拍片检查一下，必要时进行 CT 及 MRI 检查。

2. 治疗

（1）保守治疗及微创手术治疗：无移位的胫骨近端骨骺损伤采取长腿石膏固定治疗。对于有移位的骨骺损伤需要在麻醉下手法轻柔的复位，如果稳定性好用石膏固定治疗，如果稳定性差用经皮交叉针固定治疗。

（2）切开复位：闭合复位失败考虑手术治疗，多见于 Salter - Harris Ⅲ 型及 Ⅳ 型损伤，骨折移位大于 2mm。对于血管损伤及骨筋膜室综合征患者在探查血管及切开减压的同时可以行骨折内固定治疗，选择直径小于 1.5mm 的光滑的克氏针作为内固定材料，以及平行于骨骺板的空心螺钉内固定治疗。

（三）胫骨干骨折

儿童胫骨干骨折是较常见的长管状骨干骨折，从低能量损伤导高能量损伤所导致的毁损伤均有发生，小腿筋膜室由致密的纤维组织和骨骼隔开，骨折后较其他部位容易出现筋膜间室综合征。由于肿胀等因素存在，手术时机把握非常重要，手术后感染率发生较高。在胫骨中下段因为血供的影响，高能量损伤所致骨折延迟愈合、不愈合高发，这些均与小腿部位的解剖特点有关，胫骨周围软组织覆盖不均匀，从胫骨平台开始到内踝为止，胫骨前面内侧面均无肌肉组织附着，只是近端内侧有鹅足腱附着。

而在中下段肌肉组织附着更少，加上髓腔内滋养血管单一，导致胫骨中下段血供较差，骨折后愈合能力及抗感染能力较差，如果是高能量损伤导致多节段骨折，则血供破坏更严重。胫骨有部分位于皮下，所以开放伤多见。儿童胫骨骨折中斜形骨折占 35%，粉碎性占 32%，横行占 20%，螺旋形占 13%。婴幼儿由于扭转暴力引起胫骨中下段骨折，5~10 岁儿童以直接暴力引起的横行骨折多见，11~14 岁青少年以螺旋形骨折及斜形骨折多见。

1. 诊断

胫骨骨折可以发生在每个年龄段，各个年龄段的临床表现不同，婴幼儿骨折以烦躁不安为主，青枝骨折疼痛不典型，应力性骨折表现在激烈活动后，休息可以缓解。典型的症状及体征：局部肿胀、疼痛、活动受限，有压痛及异常活动及骨擦感。拍摄胫骨全长位 X 线片检查，避免漏诊。

2. 治疗

儿童胫骨骨折是小儿常见骨折，闭合复位、生物学固定、保护骨骺不受损伤及尽早恢复患肢活动是目前小儿骨折的治疗原则。任何治疗、包括保守治疗及手术治疗均要以实现此目标为治疗目的。

（1）保守治疗：儿童胫骨干骨折移位不大，稳定性良好的可以考虑保守治疗。复位的标准：骨折对位 60%，骨折对线成角不大于 5°~10°，胫骨的旋转移位无法塑形纠正，需要复位纠正。骨折复位石膏固定注意事项：根据骨折移位方向进行过屈或者过伸，以及中立位固定，膝关节屈曲位等。石膏固定后必须明确观察末梢血运变化以及足趾的活动情况，每周拍片检查骨折位置情况。

（2）手术治疗：手术适应证包括多发骨折、不稳定性骨折、粉碎性骨折、难复性骨折、合并血管损伤的骨折、合并骨筋膜室综合征的骨折、开放性骨折、合并颅脑损伤的骨折等。内固定的选择需要根据具体情况决定，开放性骨折一般情况下用外固定架治疗，青少年患者选择交锁髓内钉治疗效果良好。近年来对于体重小于 50kg，不稳定的短斜形骨折、横断形骨折、螺旋形骨折采用微创闭合复位弹性钉内固定治疗，效果良好，由于损伤较小，不干扰局部血运，骨折愈合较快。

3. 并发症

早期并发症包括血管神经损伤、骨筋膜室综合征。此类并发症主要在早期严密观察，发现问题要及时正确处理。

晚期并发症包括骨折畸形愈合、骨折延迟愈合、不愈合、骨感染等。保守治疗需要定期复查，避免骨折移位；骨折严重程度，手术过程剥离较多骨膜等均可以导致骨折延迟愈合、不愈合；开放伤等需要及时清创，容易引起骨感染。

三、踝部骨折

（一）应用解剖

踝关节由距骨与踝穴相关节，踝穴由胫骨远端及内、外踝构成。有三组主要的韧带，分别是三角韧带、胫腓韧带及胫距韧带。骨关节、韧带、关节囊共同维持踝部的稳定性。胫骨远端的骨骺闭合时间女性为 15 岁，男性为 17 岁。腓骨远端骨骺闭合时间比胫骨远端骨骺晚 1 年。

（二）损伤机制

多数由间接暴力引起，当足固定旋后位或旋前位时，小腿肌肉发生扭力变形，引起踝部损伤。直接暴力较少见，内翻及外翻引起的牵拉损伤一般情况下会引起撕脱骨折。

（三）分型

1. 按照解剖分型

胫骨远端骨骺损伤按照 Salter – Harris 分型。Ⅰ型：骨折线完全通过骺板的薄弱层，无移位。Ⅱ型：骨折线完全通过骺板后折向干骺端。分离的骨骺带有一块三角形干骺端骨片。Ⅲ型：为关节内损伤，骨折线从关节面开始，经过骨骺进入骺板，再沿骺板的薄弱带通到骺板边缘。Ⅳ型：为关节内损伤。骨折线从关节面开始，穿过骨骺，再经过骨骺板，再沿骨骺板的薄弱带通到骺板的边缘。Ⅴ型：是严重挤压暴力造成的损伤，从 X 线片不能见到骨折线。

2. 按照损伤机制分型

（1）旋后内翻型：常见于自行车辐条伤，足处于旋后位，旋转的自行车辐条对踝关节施加内翻应力，导致胫腓骨远端骨骺旋后内翻型损伤。Ⅰ度：内收或者外翻暴力导致腓骨远端骨骺撕脱骨折，常为 Salter – Harris Ⅰ型或者Ⅱ型骨折。Ⅱ度：进一步内翻暴力产生胫骨远端骨折，通常为 Salter – Harris Ⅲ型、Ⅳ型骨折。

（2）旋后跖屈型：足处于完全旋后位，踝关节受到跖屈暴力，跖屈暴力把骨骺直接推向后方，形成 Salter – Harris Ⅱ型骨折，偶尔见 Salter – Harris Ⅰ型骨折，无腓骨骨折。此型正位片很难发现，侧位片可见骨折线，一般情况下干骺端骨块向后移位。

（3）旋后外旋型：足处于旋后位，踝关节受到外旋应力引起。Ⅰ度：和旋后跖屈类似，胫骨远端 Salter – Harris Ⅱ型骨折，骨折块后移位，正位 X 线片可以看到自远端外侧向近端内侧走行的斜形骨折线。Ⅱ度：严重暴力引起产生腓骨螺旋形骨折，骨折远端向后移位。

（4）旋前外翻外旋型：足处于旋前位时受到了外翻和外旋应力。常为胫骨远端 Salter – Harris Ⅰ型或者Ⅱ型骨折，胫骨远端骨折块位于外侧，腓骨表现为横行骨折或腓骨高位骨折。

3. 特殊类型骨折：

（1）青少年 Tillaux 骨折：这是由于外旋的扭力所致，胫骨远端 Salter – Harris Ⅲ型骨骺损伤引起。

（2）三平面骨折：外旋应力引起的胫骨远端矢状面、横断面和冠状面三个平面的骨折，正位片显示 Salter – Harris Ⅲ型骨折，侧位片显示 Salter – Harris Ⅱ型骨折。

（四）诊断

临床表现为局部肿胀、疼痛、关节活动受限，根据受伤程度决定。对于局部症状较重，X 线检查未见明显骨折者，建议进一步行 CT 及核磁共振检查以明确诊断。

（五）治疗

治疗儿童踝部骨折要考虑骨折的部位、损伤机制、骨骺的类型、移位的程度、患者年龄等多因素分析、综合考虑。如果骨折移位不明显或者轻度移位，建议单纯石膏固定或者手法复位固定治疗；对于移位较大的骨折建议在麻醉下手法复位，避免暴力复位引起医源性骨骺损伤；如果复位后骨折不稳定可以考虑经皮穿针固定治疗、空心螺钉固定治疗。闭合复位穿针失败可以考虑切开复位内固定治疗。

1. Salter – Harris Ⅰ 型

无移位的骨折石膏固定治疗，对于移位骨折闭合复位石膏固定治疗。

2. Salter – Harris Ⅱ 型

无移位骨折石膏固定治疗，有移位骨折闭合复位石膏固定治疗。对于生长潜力在 2 年以上的病例，骨折向前成角不大于 15°，外翻成角不大于 10°，内翻 0° 是可以接受的。对于生长潜力不足 2 年的病例，由于生长潜力有限，向前、向外成角均不能大于 5°。

3. Salter – Harris Ⅲ 型或Ⅳ型

无移位骨折石膏固定治疗，每周复查一次 X 线片，发现问题及时处理。有移位的骨折尽可能解剖复位，如果闭合复位失败，关节间隙大于 2mm，建议切开复位内固定治疗，内固定材料选择克氏针或者空心螺钉固定，克氏针光滑小于 1.5mm，空心螺钉需要平行骨骺板固定。

4. Salter – Harris Ⅴ 型骨折

该类骨折早期很难发现，建议拍摄对侧同一部位 X 线片对照观察，必要时行核磁共振检查，如果发现异常表现，可以考虑跨关节外架牵引治疗，建议骨骺损伤压力。

（六）并发症

1. 生长停滞

骨骺损伤骨桥形成，一般情况下 6 个月及 1 年左右出现，因此任何类型的踝部损伤建议严密观察最少 1 年以上。骨骺损伤后可以出现踝部内、外翻畸形、肢体短缩。Salter – Harris Ⅲ 型及Ⅳ型骨折后可以出现进行性踝内翻畸形。外翻畸形主要发生在垂直压缩骨骺。胫骨远端骨骺对胫骨的纵向生长影响较少，主要以内、外翻畸形为主。

2. 创伤性关节炎

关节面移位大于 2mm，可以较大程度地引起关节炎的发生，即创伤性关节炎。

（七）几种特殊类型的踝关节骨折

1. 青少年 Tillaux 骨折

（1）概述：Tillaux 骨折指胫骨远端骨骺前外侧的骨折，常见于青少年，该类骨折较少见，早期容易误诊，导致后期并发症如疼痛、跛行等。胫骨远端骨骺的骨化中心，6～10 个月时出现，到 14～15 岁完整的胫骨远端骨化完成，在 17～18 岁与骨干闭合，胫骨远端骨骺占胫骨生长的 45%。Kleiger 和 Mankin 研究胫骨远端骨骺闭合情况发现，闭合开始于中间 1/3，然后是内 1/3，最后为外 1/3，在前后位闭合开始于骨骺板的后侧，并逐渐向前闭合，这个过程大约需要 1 年时间。踝的稳定依靠骨结构和关节囊、周围的韧带组织，Tillaux 骨折相关的韧带是胫腓前韧带，起点为胫骨远端骨骺的前外侧，止于外踝的前面，胫腓后韧带起于胫骨远端的后面，止于腓骨的后侧，较胫腓前韧带宽大结实，在踝部旋转损伤时一般情况下先有胫腓前韧带损伤，儿童的骨骺属于薄弱区域，远没有韧带结实，所以发生骨折就是 Tillaux 骨折。

（2）损伤机制：在外旋力量作用于踝部时，止于骺外侧的前胫腓韧带的牵拉作用下，尚未闭合的骺板由于抗拉韧性相对低下加之足外翻，距骨产生压迫旋转应力，经关节面向骺板传播，两力合一造成骨折。骨折发生于内侧骺板闭合，而外侧骺板闭合之前，骨折线向近端走行，骨折块向前、向外旋转，移位较小，少数明显。骨成熟度越高，骨折块相对越小，为 Salter – Harris Ⅲ 型骨折。

（3）诊断：骨折多见于青少年，往往是运动创伤。伤后踝关节前方，特别是偏外侧疼痛，不能负重，活动受限。体格检查可见踝关节前方肿胀，皮下淤血。损伤严重时可见明显足外旋畸形、内踝压痛、足三角韧带压痛。由于旋转暴力的上传，可有小腿外侧及腓骨远端的损伤。特别注意的是腓骨常常防止了骨折的进一步移位，这时临床畸形少见，肿胀也较轻，局限性压疼常位于关节线的前外侧，虽然比踝关节扭伤的疼痛面低，也常被忽略，误以为踝关节软组织损伤。X 线正侧位片显影不清楚，建议拍摄内旋位片或 CT 检查。

（4）治疗：伤后紧急处理包括暂时固定，冰袋压迫，抬高患肢。一经诊断为该骨折，无移位者，可以短腿石膏管型固定，轻微移位，即移位者可实行闭合复位，复位最好于麻醉下复位，手法轻柔，以避免加重骺板损伤。复位手法：膝关节适度屈曲后牵引，维持牵引，使足内旋，在胫骨远端前外侧直接加压。若不成功还可在足内旋时，最大限度地使踝关节背屈，可能获得解剖复位，以超膝石膏管型固定。若有 C 形臂，在石膏固定之前，可经皮以克氏针固定骨块，增加复位的牢靠性。一般固定 6 周后去外固定，功能锻炼。对于骨块移位，骨折经闭合复位不能满意复位时需切开复位。手术方法可采取踝关节前外侧切口暴露，依次切开皮肤、皮下组织，注意保护走行于切口内侧的伸肌腱、腓深神经、足背动脉。切开关节囊，确认前胫腓韧带，暴露胫骨远端前外侧骨折块，清除瘀血，直视下复位，以克氏针或可吸收螺钉平行踝穴方向固定，如果骨折不稳定也可以用空心螺钉固定治疗。

2. 三平面骨折

（1）概述：儿童踝关节骨折涉及胫骨远端骨骺损伤，在临床中较为常见，约占骨骺损伤的 25%，仅次于桡骨远端骨骺损伤。由于小儿生理特点，胫骨远端骨骺闭合时间不同步，造成骨骺各部分强度不一，骨折时出现一种特殊类型骨骺损伤，即胫骨远端骨骺三平面骨折。该型骨折好发于 10 岁以上年龄段，骨折损伤复杂，若未妥善治疗，可造成胫骨远端畸形愈合，踝关节功能受限。

（2）损伤机制：当胫骨远端骨骺板的内侧已经融合时，严重的外旋暴力可产生融合与未融合骨之间的三平面损伤。两部分骨分别是胫骨远端后外侧的一块被撕脱的骨骺和胫骨远端干骺端以及完整的内踝，可以理解为更大范围的 Tillaux 骨折。当胫骨远端内侧骨骺板未闭合时才能出现三平面骨折。

（3）诊断：三平面骨折与青少年 Tillaux 骨折相比，前者年龄更小，临床上局部肿胀更加明显，畸形严重，疼痛剧烈。踝关节 X 线正位片显示为 Salter - Harris Ⅲ 型骨折，侧位片显示为 Salter - Harris Ⅱ 型骨折，这是该类骨折的特征性表现。如果诊断困难建议行 CT 检查可以明确诊断。

（4）治疗：骨骺是儿童特有的一种特殊重要结构，而骺板的连接较韧带弱，在暴力作用下，骺板更容易损伤，一旦骺板损伤、破坏，若未及时正确治疗，必将严重影响骨干的发育，造成肢体短缩和关节畸形。而儿童胫骨远端骨骺闭合顺序先从中心开始，然后内侧，最后外侧，直至全骺板融合，整个闭合过程时间大约 18 个月，这种骨骺闭合方式造成了胫骨远端骺板在不同部位强度不一致，在外力作用下，使足发生内、外旋，内、外翻及足跖屈、背伸损伤。当发生骨折时，力传导通过尚未完全闭合的骺板，在冠状面、水平面及矢状面均发生骨折，在 X 线及 CT 片上表现为 Salter - Harris Ⅱ 型及Ⅲ 型骨骺损伤，故称踝关节三平面骨折。有研究显示胫骨远端三平面骨折发病率占全部儿童踝部骨骺分离骨折 17%，占全部骨骺损伤的 10%，该骨折属关节内骨折，骺软骨及关节面均损伤，损伤的程度及治疗效果直接影响胫骨骨干的发育及踝关节结构，故要求解剖复位，最大程度恢复踝关节面平整。

因此踝关节骨骺骨折的治疗原则是最大程度使骨折端解剖复位，恢复关节面平整，固定牢靠，避免造成骨骺新的医源性损伤，内固定装置禁止限制骨骺纵向生长。故术前应常规行 X 线及 CT 等影像学检查，在影像资料上测量骨块大小、骨骺大小、骨折移位方向，估计术中螺钉长度、直径及固定方向，做到心中有数。穿导针时应在 C 臂机透视下进行，拧入空心螺钉应间断透视，要有踝关节结构三维空间观念，准确选择进针点，控制进针方向，力争一次固定导针成功，复位过程避免粗暴和反复多次整复，以免加重骺板损伤。切开复位时不要过多剥离骨膜及骺板周围组织，以免损伤骺板周缘软骨膜，损伤 Ranvier 区，导致骨桥形成。对于胫、腓骨双骨折患儿，若腓骨骨折端移位明显，影响骨折端稳定性，可先行腓骨切开复位内固定，再行胫骨远端骨折复位。

四、跟骨骨折

（一）概述

跟骨的解剖：跟骨为最大的跗骨，呈不规则形，前部狭小，后部宽大，向下移行于跟骨结节，其内侧突较大，有踇展肌、趾短屈肌附着，外侧突有小趾展肌附着。载距突的下面有踇长屈肌腱通过，外侧面的滑车突下有腓骨长肌腱通过，跟腱附着于跟骨结节。跟骨的上面有三个关节面，后关节面最大，中关节面位于载距突上，于前关节面相连，这些关节分别于距骨形成关节。自跟骨的跟骰关节面前上缘中点，向后与跟骨后距关节面的前上缘做一切线，另自跟骨结节后上缘中点，向前与跟骨后距关节面的前上缘做一切线，两线相交的角度称为结节关节角或者称 Bohler 氏角，正常为27°～33°。跟骨骨化过程：跟骨在胚胎期 6 周形成软骨，胚胎 3 月龄出现骨化中心。跟骨结节骨骺具有代表性，在 5~8 岁，跟骨结节骨骺开始出现 2~3 个粟粒大小，不规则的颗粒骨化点。在 8~13 岁，骨骺逐渐增大，呈现片状及半月形，骨骺外缘光滑，可以分为数块，不规则分节状，密度高，这些均是发育中的正常表现，不要误认为骨折。在 13~15 岁，骨骺呈现明显的半月形，围绕跟骨结节的大部分，此期骨骺接近愈合，分节现象消失，骨骺密度接近跟骨密度。儿童跟骨骨折发生率较低，一旦发生多由高处坠落引起，Schmidt 和 Weiner 报道高处坠落伤的儿童脊柱压缩骨折并发跟骨骨折损伤机制均为高处坠落，因此跟骨骨折儿童需要仔细查体，必要时拍摄脊柱片了解损伤情况。也有报道有儿童参加草坪清理，因割草机导致的开放伤骨折，此种情况在北美国家多见。

（二）损伤机制

在小儿骨折类型中，跟骨骨折是最难以处理的一种类型。高处坠落伤导致的跟骨骨折，一般人体中最大的一块跗骨，即为跟骨，其前半部分的背面为关节面，而后半部分的跟骨结节则为跟腱附着点，跟骨的接力点在跟骨后关节面，位于下肢承重轴的外侧。其剪力向跟骨内侧，当上方距骨向骨体施力时，骨体就会向跟骨外侧臂推出，而当解除负重时，则距骨出现弹性收缩，从而使得骨折发生。由于儿童跟骨骨折后粉碎程度及畸形较成人低，小龄患者容易漏诊。儿童乘坐摩托车及自行车辐条伤可以导致跟骨开放性骨折，同时伴有跟腱及周围关节囊韧带损伤。

（三）诊断

如果没有拍摄跟骨轴位片，只拍摄矢状位片则容易漏诊跟骨骨折，侧位片测量Bohler 角（跟骨结节上缘与跟骨上关节面形成的角度），跟骨压缩骨折会使这个角度变小。

高处坠落伤后出现疼痛、局部肿胀，需要拍摄脊柱全长位片、跟骨轴位片、侧位片，如果平片检查不明确可以考虑做 CT 检查。足部肿胀严重需要排除骨筋膜室综合征发生。鉴别诊断：需要排除跟骨骨病变，如跟骨骨囊肿引起的病理性骨折；跟骨结节骨骺炎引起的疼痛；跟骨内异物、感染等。

高处坠落伤导致跟骨骨折可以合并腰椎骨折，骨盆骨折，同侧下肢损伤，如股骨骨折及胫腓骨骨折多见。

（四）分型

跟骨骨折分为关节内骨折、关节外骨折、闭合性骨折及开放性骨折。

儿童跟骨骨折的 Schmidt 分型：

Ⅰ型：跟骨结节或者隆起骨折、载距突骨折、前突骨折、远端下方骨折、小撕脱骨折。

Ⅱ型：喙突骨折、跟腱止点撕脱骨折。

Ⅲ型：不涉及距下关节的线性骨折。

Ⅳ型：线性骨折累计距下关节。

Ⅴ型：跟骨后缘舌型骨折、关节压缩骨折。

Ⅵ型：后部及跟腱止点大块骨缺损。

（五）治疗

儿童跟骨结节骨折，如果没有移位可以用短腿石膏固定，考虑伤后肿胀的因素，需要严密观察。一般情况下 1 周后肿胀消退，需要重新调整石膏松紧度，避免骨折移位，4~6 周后骨折愈合可以拆除石膏，逐渐负重活动，对于移位较大的结节撕脱骨折需要切开复位内固定治疗。对于累及前结节的骨折，如果骨折片累及跟骰关节，以及关节面倾斜移位、不光滑，需要切开复位治疗。对于跟骨开放性损伤，需要认真冲洗，清创和内固定治疗。割草机及自行车辐条伤是最为常见的原因。

儿童跟骨骨折的治疗需要根据严重程度决定治疗方案。对于年龄小于 10 岁的闭合骨折患者，关节外的跟骨骨折以及无移位的关节内骨折均可以考虑保守治疗，膝下石膏固定 6 周，后期根据骨愈合情况逐渐从部分负重到完全正常活动。对于青少年关节内移位骨折，通过开放复位内固定治疗。术前需要谨慎评估皮肤条件，只有在张力性水泡结痂、肿胀消褪、皮纹出现时才能考虑手术，手术中根据骨缺损程度考虑骨移植。针对低龄关节内移位跟骨骨折患者，目前临床上主要采用撬拨复位克氏针固定治疗。此种治疗方式既能促使患者跟骨恢复至正常的长、宽、高，同时还能实现解剖复位，并且能有效调整跟骨的长度和力线，因此能达到良好的临床疗效。

因此，儿童跟骨骨折无论是什么型的骨折，什么治疗方法，都得以恢复正常的后跟宽度、正常的跟骨高度与长度为目标。整个后跟的骨质形态必须是解剖复位才能提供最好的机会使患儿获得长期良好的结果。

（六）并发症

1. 伤口并发症

伤口裂开的原因包括损伤严重、肥胖、糖尿病。避免在骨折后的严重肿胀期进行手术，正确选择手术切口，避免皮瓣坏死。

2. 复查局部疼痛综合征

反射性交感神经营养障碍（RSD），与损伤程度严重不符的剧烈疼痛。儿童复杂局部疼痛综合征（CRPS）需要和儿内科、麻醉科密切合作，早期进行药物干预。

3. 腓骨肌腱炎及脱位

手术及非手术患者均可以发生腓骨肌腱痛，针对病因处理，对于外伤性腓骨肌腱脱位可以考虑手术治疗。

参 考 文 献

[1]RATLIFF A H. Fracture of the femur in children[J]. Orthop Clin North Am，1974，5：903－924.

[2]CANALE S T，BOURLAND W L. Fracture of the neck and intertrochanteric region of the femur in children[J]. J Bone Joint Surg（Am），1977，59：431－443.

[3]SOTO－HALL R，JOHNSON L H，Johnson R H. Variations in the intraarticular pressure of the hip joint

in injury and disease[J]. J Bone Joint Surg(Am), 1964, 46: 509 – 519.

[4]蔡少华，杨建平，杨红军，等. 大龄儿童股骨颈骨折的治疗[J]. 中华小儿外科杂志，2006，27：417 – 419.

[5]HAIDUKEWYCH G J, ROTHWELL W S, JACOFSKY D J, et al. Operative treatment of femoral neck fractures in patients between the ages of fifteen and fifty years[J]. J Bone Joint Surg (Am), 2004, 86: 1711 – 1716.

[6]FORSTER N A, RAM SEIER L E, E XNER G U. Undisplaced femoral neck fractures in children have a high risk of secondary displacement[J]. J Pediatr Orthop B, 2006, 15: 131 – 133.

[7]吴在德，吴肇汉. 外科学[M]. 7版. 北京：人民卫生出版社，2008：728 – 729.

[8]吴少顿，吴敏. 常见疾病的诊断与疗效判定（标准）[M]. 北京：中国中医药出版社，1999：68 – 85.

[9]MATHEW W P, JEFFREY S. SHILT. The Definition and Treatment of Pediatric Subtrochanteric Femur Fratures With Titanium Elastic Nails[J]. J Pediatr Orthop, 2006, 26: 364 – 370.

[10]NISAR A, BHOSALE A, MADAN S S, et al. Complications of Elastic Stable Intramedullary Nailing for treating paediatric long bone fractures[J]. J Orthop, 2013, 10(1): 17 – 24.

[11]刘国庆，王文己，时红萍，等. 弹性髓内钉与钢板内固定修复前臂骨折疗效与安全性的 Meta 分析[J]. 中国组织工程研究，2014，18(26)：4248 – 4253.

[12]MAZDA K, KHAIROUNI A, PENNEOT G F, et al. Closed flexible intramedullary nailing of the femoral shaft fractures in children[J]. Journal of Pediatric Orthopaedics B, 1997, 23: 198 – 202.

[13]陈博昌，王志刚，杨杰，等. 弹性髓内针交叉固定治疗儿童长骨骨折[J]. 中国矫形外科杂志，2003，11 (9)：598 – 601.

[14]AKTU? LU K, OZKAYIN N. Long – term results of elastic intramedullary nailing in pediatric femoral shaft fractures[J]. Ulus Travma Acil Cerrahi Derg, 2003, 9(3): 203 – 208.

[15]DOSER A, HELWIG P, KONSTANTINIDIS L, et al. Does the extent of prebending affect the stability of femoral shaft fractures stabilized by titanium elastic nails. A biomechanical investigation on an adolescent femur model[J]. J Pediatr Orthop, 2011, 31 (8): 834 – 838.

[16]KAISER M M, ZACHERT G, WENDLANDT R, et al. Increasing stability by pre – bending the nails in elastic stable intramedullary nailing: a biomechanical analysis of a synthetic femoral spiral fracture model [J]. J Bone Joint Surg Br, 2012, 94(5): 713 – 718.

[17]FERNANDEZ F F, EBERHARDT O, WIRTH T. Elastic stable intramedullary nailing as alternative therapy for the management of paediatric humeral shaft fractures[J]. Z Orthop Unfall, 2010, 148 (1): 49 – 53.

[18]WEINBERG A M, CASTELLANI C, AMERSTORFER F. Elastic Stable Intramedullary Nailing (ESIN) of forearm fractures[J]. Oper Orthop Traumatol, 2008, (4 – 5): 285 – 296.

[19]MAIER M, MARZI I. Elastic stable intramedullary nailing of femur fractures in children[J]. Oper Orthop Traumatol, 2008, (4 – 5): 364 – 372.

[20]吴素英. 髓内钉置入治疗儿童股骨干骨折：来源于 SCI 数据库的文献分析[J]. 中国组织工程研究，2012，16(30)：5670 – 5567.

[21]王华明，陈志龙，李卫平，等. 弹性髓内钉治疗儿童股骨干骨折钢板固定失效病例[J]. 中国组

织工程研究，2013，17（26）：4819－4825.

［22］FLYNN J M, HRESKO T, REYNOLDS R A K, et al. Tianium elastic nails for pediatric femur fractures. A multicenter study of early results with analysis of complications［J］. J Pediatr Orthop, 2001, 21（1）：4－8.

［23］SINK E L, HEDEQUIST D J, MORGAN S J, et al. Results and technique of pediatric femur fractures treated with submuscular bridge plating［J］. J Pediatric Orthop, 2006, 26：177－181.

［24］HEDEQUIST D J, SINK E L. Technical aspects of bridge plating for pediatric femur fractures［J］. J Oorthop Trauma, 2004, 19：276－279.

［25］LUHMANN S J, SCHOOTMAN M, SCHOENECKER P L, et al. Complication of titanium elastic nails for pediatric femoral shaft fractures［J］. J Pediatr Orthop, 2003, 23：443－447.

［26］MOROZ L A, LAUNAY F, KOCHER M S, et al. Titanium elastic nailing of fractures of the femur in children. Predictors of complications and poor outcome［J］. J Bone Joint Surg, 2006, 88：1361－1366.

［27］陈伟，李佳，张英泽，等. AAOS《儿童股骨干骨折治疗指南》［J］. 中华外科杂志，2017，55（1）：55－58.

［28］METALZEAU J P. Stable elastic intramedullary nailing for fractures of the children［J］. J Bone Joint Surg Br, 2004, 86, 954－957.

［29］陈博昌，王志刚，杨杰，等. 弹性髓内针交叉固定治疗儿童长骨骨折［J］. 中国矫形外科杂，2003，11：274－275.

［30］应灏，徐宁峰. 弹性髓内针在儿童股骨骨折中的应用［J］. 中华医学杂志，2004，84：456－478.

［31］宁仁德，孔令超，姚涛，等. 组合式外固定架治疗儿童开放性胫骨远端骨折［J］. 实用骨科杂志，2015，（7）：658－660.

［32］周宏艳，赵洪波，左玉明，等. 闭合复位空心钉克氏针内固定治疗儿童胫骨远端骨骺损伤［J］. 中国骨与关节损伤杂志，2011，26（8）：743－744.

［33］LEAFY J T, HANDLING M, TALERICO M, et al. Physeal fractures of the distal tibia：predictive factors of premature physeal closure and growth arrest［J］. J Pediatr Orthop, 2009, 29（4）：356－361.

［34］李殊明，李晓明，汪圣. 儿童胫骨远端生长板骨折的 MRI 诊断价值［J］. 继续医学教育，2015，29（5）：92－93.

［35］RUSSO F, MOOR M A, MUBARAK S J, et al. Salter－Harris Ⅱ fractures of the distal tibia：does surgical management reduce the risk of premature physeal closure［J］. J Pediatr Orthop, 2010, 33（5）：524－529.

［36］施伟业，黄家基，黄侣. 可吸收螺钉治疗内踝骨折的临床疗效［J］. 微创医学，2011，6（2）：139－140.

［37］吴战坡，许瑞江，李浩宇. 儿童胫骨远端骨骺损伤的治疗［N］. 军医进修学院学报，2005，26（2）：114－115.

［38］潘少川. 实用小儿骨科学［M］. 北京：人民卫生出版社，2007：531－534.

［39］LEARY J T, HANDLING M, TALERICO M. Physeal fractures of the distal tibia：predictive factors of premature physeal closure and growth arrest［J］. Journal of Pediatric Orthopaedics, 2009, 29（4）：356－361.

［40］周宏艳，赵洪波，左玉明，等. 闭合复位空心钉克氏针内固定治疗儿童胫骨远端骨骺损伤［J］. 中国骨与关节损伤杂志，2011，26（8）：743－744.

［41］JONES S, PHILLIPS N, LIA. Triplane fractures of the distal tibia requiring open reduction and internal fixation. Pre - operative planning using computed tom ography［J］. Injury British Journal of Accident Surgery, 2003, 34(4): 293 - 298.

［42］范爱民，何志，张立亮，等. 经皮克氏针固定与小切口复位植骨修复跟骨骨折：优势及缺陷［J］. 中国组织工程研究，2019，48：7822 - 7826.

［43］顾云峰. 经皮撬拨复位克氏针固定术与切开复位钢板内固定术治疗跟骨骨折临床效果分析［J］. 中国骨与关节损伤，2020，22：47 - 48.

［44］刘齐元，崔威. 克氏针固定治疗小儿跟骨骨折的临床效果观察［J］. 中国骨与关节损伤，2020，09：1137 - 1139.

第七章

畸形矫治药物与技术

第一节 儿童畸形的药物治疗进展

一、佝偻病

佝偻病是一类多种因素导致的慢性营养性疾病，由于儿童维生素 D 缺乏和（或）钙摄入量过低导致生长板软骨细胞分化异常、生长板和类骨质矿化障碍。

（一）临床表现

佝偻病多见于 6 个月~2 岁的婴幼儿，表现为方颅、肋骨和肋软骨交界处膨大，严重时出现鸡胸。肢体畸形与患儿年龄和肢体负重有关，学步期的幼儿主要表现为膝内翻，稍大的儿童可有膝外翻畸形。患儿还可表现为身材短小、生长缓慢。

（二）诊断

实验室检查特征为血清 25 -（OH）D$_3$、血清磷、血清钙和尿钙下降，血清甲状旁腺激素（PTH）、碱性磷酸酶（ALP）和尿磷升高。血清 25 -（OH）D$_3$ 是反映体内维生素 D 水平的最佳指标，因此临床大多将血清 25 -（OH）D$_3$ 的检测结果作为婴幼儿佝偻病早期诊断的敏感指标之一。

（三）治疗

佝偻病的治疗需根据不同的病因，选择维生素 D 或类似物，治疗中应注意监测血钙和尿钙水平。

1. 维生素 D 缺乏性佝偻病的治疗

预防维生素 D 缺乏性佝偻病需保证足够的维生素 D 与钙营养。1~3 岁儿童补充 400~600IU/d（UL2500IU/d），4~8 岁儿童补充 400~600IU/d（UL3000IU/d），9 岁~成人补充 400~600IU/d（UL4000IU/d）。维生素 D 缺乏佝偻病患者服用维生素 D 和钙剂后，疗效显著。治疗 6 周后，减为维持 400~800IU/d。将 25 -（OH）D$_3$ 水平至少提高到 20 g/L（50nmol/L）以上，最好达到 30 g/L（75 nmol/ L）以上。

2. 低血磷性佝偻病的治疗

低血磷性佝偻病可口服磷酸盐（中性磷合剂）和活性维生素 D 治疗。

二、成骨不全

成骨不全（OI）是以骨骼脆性增加、反复骨折为主要临床表现的遗传性结缔组织疾病，也可累及眼、耳、皮肤等，包括长骨弯曲和脊柱侧凸等。

适量的钙剂与维生素 D 有助于提供骨骼所需的营养，可作为成骨不全的基础治疗，目前广泛使用的治疗 OI 的药物主要包括骨吸收抑制药物（双膦酸盐、地舒单抗）、促进新骨形成药物（特立帕肽），以及同时具有抗骨吸收和促骨形成作用的硬骨抑素抗体。TGF-β 抗体、生长激素在成骨不全的应用仍处于研究阶段。

双膦酸盐是成骨不全治疗中最主要的药物，可以减少骨痛，改善肌力，提高骨密度，降低骨折风险。静脉注射帕米膦酸钠治疗成骨不全的标准给药方案为 $1mg/(kg \cdot d)$，每次注射时间为 3 ~ 4h，连续注 3 天，间隔周期 2 ~ 4 个月，药物累计剂量为每年 9mg/kg。由于药物治疗的 2 ~ 4 年疗效最明显，建议患者至少接受 2 年的治疗，后续治疗取决于骨折次数、骨痛和骨密度的改变情况。

双膦酸盐总体上安全有效，口服双膦酸盐主要可导致反酸、烧心、上腹部不适等消化道反应。主要通过肾脏排泄，肌酐清除率 < 35mL/min 的成骨不全患者禁用。患者静脉输注双膦酸盐后可出现一过性低钙血症、低磷血症等，可通过补充钙剂及维生素 D 来缓解。下颌骨坏死及非典型股骨骨折等严重不良反应罕见，但双膦酸盐的长期有效性和安全性目前尚不明确。

三、骨纤维结构不良

骨纤维结构不良（fibrousdysplasia of bone，FD），即骨纤维异常增殖症，是以散在编织骨为特征的骨内纤维组织异常增生性病变。可涉及单个骨或多个骨骼。本病较常见，可发生于任何年龄，多发生在青、中年，无性别差异。病程进展缓慢，局部轻度疼痛，负重时加重。X 线表现为病灶呈膨胀性透明阴影或磨玻璃样阴影，骨皮质变薄内壁有骨形成，下肢可出现畸形。

双膦酸盐类药物治疗可用于治疗骨纤维结构不良，能够减轻疼痛，降低骨折的发生率，提高患者生活质量。帕米膦酸为第二代双膦酸盐，可降低血浆碱性磷酸酶，使病损区骨皮质增厚、骨密度增高及缩小溶骨区域。可用于治疗无明显症状的患者及多发型不适合手术的患者，做单纯保守治疗，也适用于儿童。

用法：成人静脉输入帕米膦酸 60mg/d，儿童用量为 1mg/kg/d；连续使用 3d，6 月/次。适当补充钙剂及维生素 D，钙剂（1g/d）和维生素 D（800IU/d）。目前对手术后规律使用双膦酸盐报道较少。

四、进行性肌营养不良

进行性肌营养不良（MD）是一组以进行性加重的肌无力和支配运动的肌肉变性为特征的遗传性疾病群。可分为不同临床类型，其中假肥大型中的 Duchenne 型肌营养不良症（DMD）最为常见。病因为营养不良因子缺乏。通常在儿童初期发病，表现为行走时蹒跚步态，运动能力发育迟缓，智力轻度低下和小腿肌腹假性肌肥大。血清肌磷酸激酶（CPK - creatinephosphokinase）较正常值增高为显著改变。

进行性肌营养不良的治疗需要多学科协作，糖皮质激素可作为 Duchenne 肌营养不良药物的标准治疗方法，可以延长患者的独立行走时间，延缓肌肉减退，改善心肺功能。用量：独立行走早期（4～5岁）泼尼松 0.75mg/kg 或地夫可特 0.9mg/kg/d，口服。长期应用有明显的不良反应，如肥胖、身材短小、免疫抑制、高血压、糖耐量异常、胃肠道症状、骨质疏松、椎体压缩性骨折等。不能独立行走期，泼尼松或地夫可特 0.3～0.6mg/kg/d，口服，可延缓上肢力量减退、心肺功能衰退。使用糖皮质激素的同时需要补充钙、钾和维生素 D，不宜突然停药。

艾地苯醌可作为辅助治疗药物，450～900mg/d 口服，帮助延缓呼吸功能减退。辅酶 Q10 可以在激素使用的基础上提高患者肌力。使用糖皮质激素应注意监测血清钙、磷、镁、碱性磷酸酶、甲状旁腺激素及骨密度。

五、骨软化与肾性骨营养不良

肾性营养不良也成为肾性骨病，是指由于肾脏问题导致的骨矿化和代谢异常，以骨质疏松、骨软化、骨畸形、骨再生障碍和病理性骨折为主要特征。肾脏问题导致的维生素 D 缺乏、维生素 D 代谢异常及作用异常是肾性营养不良/骨软化的重要病因。常见临床表现为骨痛、肌无力。X 线表现为骨质疏松、骨密度下降、骨皮质变薄，呈绒毛状。血清 $1,25(OH)D$ 显著降低是该病的特征性生化改变。对维生素 D 缺乏者，可给予维生素 D_2，对维生素 D_2 无反应可给予活性维生素 D。目前常采用 α - 骨化醇 0.5～1.5μg/d 或骨化三醇 0.5～1.0μg/d，同时适当补充钙剂。

六、短小身材

短小身材，也称为侏儒症，是一组因遗传或疾病导致的生长发育障碍性疾病，指个体身高低于同性别、同年龄、同种族儿童平均身高的 2 个标准差（-2SD），或低于第 3 百分位数（-1.88 SD）。其病因复杂，主要分为正常生长变异和病理性身材短小，其中以生长激素缺乏性矮小症最为常见（表 7-1）。主要临床表现为身材矮小、生长缓慢，骨骼发育不全。目前该病主要以生长激素等药物治疗为主。

1985 年美国 FDA 批准基因重组人生长激素用于生长激素缺乏症，目前获准病种逐渐增多，包括慢性肾功能衰竭、先天性卵巢发育不全、Prader - Willi 综合征、小胎龄儿及特发性矮身材。生长激素的剂型分为粉剂和水剂两种，剂量范围较大，应根据需要和疗效进行个体化调整。国内目前常用剂量为 0.1～0.15U/（kg·d），对 Turner 综合征、小胎龄儿、特发性矮身材患者的应用剂量为 0.15～0.20U/（kg·d）。每晚睡前皮下注射 1 次。生长激素治疗通常不宜短于 1～2 年。长期使用常见的副作用为甲状腺功能减低、糖代谢改变、良性颅内压升高等。

表7-1　短小身材病因

病因	临床疾病
非内分泌缺陷性短小身材	家族性特发性矮身材体制性青春发育期延迟、营养不良
生长激素缺陷	垂体发育异常、生长激素释放激素缺陷、特发性生长激素缺乏症、常染色体显性遗传、常染色体隐性遗传、X连锁遗传、Ⅲ型转录因子基因缺陷、生长激素受体缺陷、胰岛素生长因子1(IGF-1)缺陷
颅脑损伤	围生期损伤(臀位产、缺血缺氧、颅内出血)、颅底骨折、放射线损伤、炎症后遗症等
脑浸润病变	肿瘤、Langehans细胞组织细胞增生症等
其他	小于胎龄儿、生长激素神经内分泌功能障碍、精神心理性矮身材、染色体畸变、骨骼发育障碍、慢性系统性疾病

第二节　儿童畸形矫治技术进展

　　儿童肢体畸形及功能障碍，是儿童骨科临床工作的重要部分，也是儿童骨科工作中较为复杂及学习曲线较长的部分。儿童肢体畸形不但会影响肢体的功能及日常正常活动功能，同时影响外观美观，长期得不到重视及改善会对儿童生长发育过程中的身心健康和参与正常的社会生活都有严重影响。截止到2019年12月，秦泗河矫形外科数据库统计肢体畸形患者35 753例，该研究回顾性分析秦泗河矫形外科数据库手术治疗16岁以下的儿童肢体畸形患者。其中脊髓灰质炎后遗症、脑性瘫痪后遗症、先天性马蹄内翻足、脊柱裂后遗症、发育性髋关节脱位、创伤后遗症占主要部分。矫形术式包括跟腱延长术等40余种手术方式。采用矫形手术联合骨外固定技术2 071例，其中应用Ilizarov环形外固定1 111例，应用组合式外固定960例。疾病谱中脊髓灰质炎后遗症虽排第一位但主要分布于20世纪末。目前脑瘫后遗症、发育性髋脱位、先天性马蹄内翻足、手足先天畸形是儿童肢体畸形的主要疾病。

　　在儿童肢体畸形的矫正过程中不能忽略的两个名词，"自然病史及肢体重建理念"，这与儿童疾病的特性相关，生长发育中的病人，其肢体畸形程度和对功能的影响在各个时期并不相同。总体来说年龄越小，生长发育越快的患者在发育过程中出现病情变化的可能性越大。故多数非肢体骨性发育畸形会选择保守至较大的年龄再进行手术治疗，早期结合石膏、支具及康复功能锻炼治疗，后期针对残余畸形进行手术干预，典型疾病如脑瘫后遗肢体畸形。但如果畸形对发育影响较大，治疗风险很低，也会在早期积极干预，典型疾病如手足先天畸形、发育性髋关节脱位、先天性马蹄内翻足等。另外，低龄儿童较高的麻醉风险和术后管理困难也是早期制约手术的重要因素。

　　矫形术式最常用的手法复位序贯石膏治疗技术、支具矫形技术、软组织矫形平衡肌力、截骨外固定架矫形技术、关节矫形术、可延伸髓内针技术、生长调控技术等。儿童期的矫形手术策略，应该建立在尽量不影响生长发育的基础上，充分调动医生的智慧，顺应儿童生长与组织重塑的巨大潜力而修复肢体残缺、重建功能。

一、石膏

石膏可用于制动，控制体位，矫正畸形，还可用于维持良好的治疗结果。石膏治疗相对安全、便宜，并且容易为儿童所接受。儿童骨科医师需要应用好各种石膏固定技术，是矫形手术获得良好效果的基本保证之一。

石膏具有很强的任意塑形能力，可成多种形式，像管型石膏、石膏托、石膏夹等。

1. 石膏的主要应用

（1）肢体畸形出现的早期，将肢体控制在功能位可避免畸形的发生及发展。应用石膏塑形的特点，能逐渐矫正下肢的某些畸形，如马蹄内、外翻足，屈膝畸形等。膝反屈畸形者若无条件佩戴支具，可用管型石膏将膝关节固定在轻度屈曲位 3~6 个月，如此有利于患肢地站立行走，又能矫正或部分矫正膝反屈畸形。对于儿童髋关节脱位手法复位术后功能位的持续维持，经过序贯治疗，达到良好的结果。

（2）截骨矫形手术后虽然做了内固定或穿针外固定，用石膏短期制动于矫形需要的位置，可减轻患者的疼痛和肢体肿胀，同时维持矫形效果，有助于早期护理。

（3）下肢的各种软组织松解术、肌腱移位术、关节融合术、截骨术，可用石膏将肢体于矫形外科需要位或功能位。

（4）制作支具前用石膏做模型。

2. 打石膏的方法

（1）固定的位置首先要让孩子舒服，按需要维持体位。打石膏背心时，患儿要采站立位。打长腿石膏时，可以先打短腿石膏，待其硬结后，在向上延长到大腿。儿童的石膏包括脚趾，对其有保护作用。打石膏时，助手要确保肢体的正确位置，直到石膏变硬（图 7－1）。

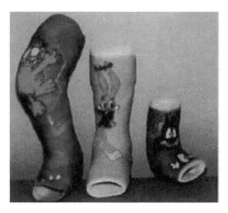

图 7－1 各种色彩的管型石膏

（2）石膏垫最少要两层。第一层是袖套，翻边后保证石膏的边缘整齐，不磨皮肤。

袜套的质地多是棉的或者是涤纶的。第二层是真正的石膏棉衬，在容易发生石膏褥疮的部位，要适当加厚（图 7 - 2）。

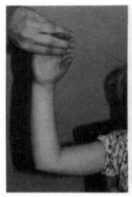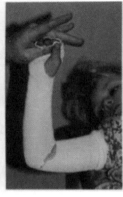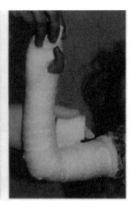

图 7 - 2　打石膏时保持体位不变，先加衬、缠棉纸、石膏

（3）打石膏从一端开始，逐渐缠到肢体的另一端。缠绕石膏时，每一圈要和上一圈重叠 50%。打熟石膏的技术和纤维玻璃石膏不同。熟石膏的两边要翻起，石膏边缘要整齐（图 7 - 3）。

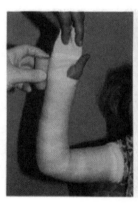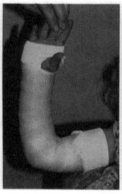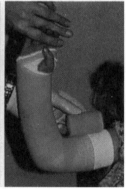

图 7 - 3　打好第一层后将袜套翻边

3. 儿童石膏护理及重点关注问题

（1）儿童依从性差，容易把石膏弄湿，弄坏。

（2）婴幼儿不会及时告诉家长或医生石膏在骨性突起处发生褥疮。

（3）各种原因导致皮肤感觉迟钝的患儿，容易发生石膏褥疮。

（4）石膏衬有时候因缺少弹性，也会像石膏一样产生压迫。

（5）开窗减压，有感觉障碍的患儿，或者交流困难的患儿，则需要在骨性凸起部位的石膏开窗减压。

（6）会阴部留出足够的空间（图 7 - 4）。

（7）保持石膏清洁干燥。拆石膏应避免损伤，石膏下面的皮肤毛发长得比较快。拆除石膏之后，告诉患儿及家属在一个月左右毛发会恢复至原来的样子。

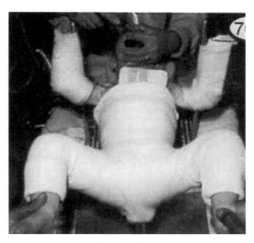

图 7 - 4 人类位石膏会阴部开窗前

4. 人类位石膏的应用

低龄儿童打人类位石膏时，要摆好正确的体位。常用的体位架有吊床，人字石膏箱，或者支架。能够稳定上肢的托架更实用（图 7 - 5）。

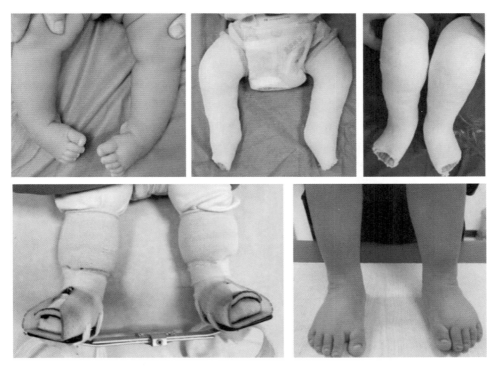

图 7 - 5 先天性马蹄内翻足序贯石膏治疗，可矫形支具维持治疗结果

患有神经肌肉疾病的孩子，如脑瘫和脊髓发育不良，在骨性突起的部位要特别加厚石膏衬，如骶骨、大转子、髌骨、足踝，以及足跟。孩子摆好体位，套好石膏衬。缠绕棉垫，将折叠毛巾放在胸部。多留出一点石膏衬，以备翻边用。用石膏锯修剪石

膏，石膏衬翻边，再用石膏缠绕固定，确保石膏的边缘是光滑的。在婴儿，皮肤刺激症状是个常见的问题。特殊的石膏衬可能有益。但是保持石膏干燥是最有效的预防方法。告知孩子的家长勤换尿布，尽量不用尿布，会阴部暴露于空气和阳光，尿布疹就不会发生。无论是先天性马蹄内翻足序贯石膏固定治疗，还是发育性髋关节脱位经过序贯石膏治疗亦取得良好的结果，均需要长期的随访（图7-6）。

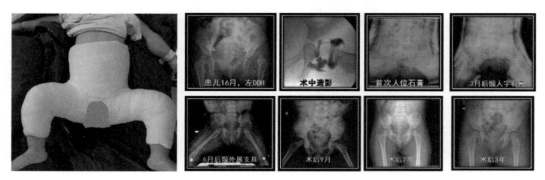

图7-6　小龄髋关节脱位患儿序贯石膏治疗，结合髋外展支具进行治疗效果的维持及巩固

二、矫形支具

矫形支具（图7-7；图7-8）是用来控制肢体的力线，帮助恢复肢体的功能，以及对肢体提供保护的用具。矫形器包括支具和夹板。但是两者之间很难完全分清。夹板提供静态的支持和维持体位，经常包容肢体的一半，常常是部分时间使用。支具更精致，主要是在儿童活动时佩戴。分为主动支具和被动支具两类。被动支具只是提供简单的支持作用，例如神经肌肉疾病患儿的脊柱侧弯支具；主动支具对功能有促进作用。这类支具具备主动矫形功能，如加垫的脊柱侧弯支具（图7-9）。

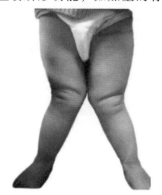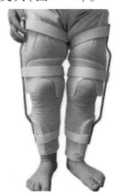

图7-7　膝外翻，主要通过三点力原理纠正膝关节的非正常力线

注：①将膝关节从内侧推向外侧的力，内侧包裹装置与外侧金属支架将膝关节的位置固定，持续牵拉力线回正。②另外两个力分别使膝关节上下两侧（股骨和胫骨）同时受到由外向内的作用力。这三个方向的力同时作用可以加大膝关节内翻角度和关节间隙，从而减小膝关节外侧压力，调整生长发育力线，矫正膝外翻畸形。

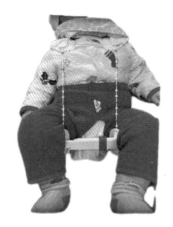

图 7 - 8　髋关节发育不良蛙式吊带治疗

注：通过屈曲外展髋关节、限制内收，使髋关节复位并维持复位；同时允许髋关节有适当的活动，保证关节软骨的营养和头臼间的力学刺激。

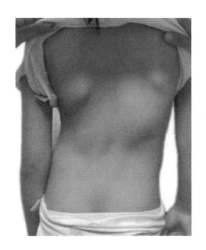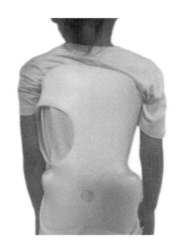

图 7 - 9　脊柱侧弯治具

注：运用生物工程力学原理的三点力系统，利用长轴牵引和三点固定产生的压力，改变脊柱及骨盆、胸廓、肩胛带的力学和运动学的特征；最终通过改善脊柱骨骼和肌肉的生物力学情况，引导骨骼发育，来达到最终的矫正目的。

1. 支具的目的

支具的目的是现实的。支具不能够矫正静止的畸形和脊柱侧弯，最多是预防畸形的进展加重。支具不能矫正生理性的扁平足和肢体旋转畸形。尽管戴支具拍摄的 X 线片显示畸形有改进，但是，去除支具后，矫正效果并不能维持。不戴支具的 X 线片才能真正说明支具的矫形效果。

2. 支具的命名

支具依所涉及的关节来命名。踝足矫形器（AFO）包括了踝关节和足；膝踝足矫形器（KFO）加上了膝关节；髋膝踝足支具（HKFO）包含了髋关节、膝关节和踝关节。特殊的矫形器常用发明的城市起源命名。

3. 申请订购矫形器

矫形器的处方包含以下几部分内容：范围、材料、关节特征，以及叩紧的形式。定制矫形器一定要全面考虑，因为任何一种矫形器对孩子都是一种负担。

4. 减轻矫形器带来的负担

要尽量减轻矫形器对孩子的负担。

（1）注重效果。很多矫形器没有功效，应当摒弃。例如所有治疗发育性疾病的矫形器，这些发育性的问题在正常小儿中是常见的。例如扁平足的矫形器、治疗肢体旋转畸形的支具、治疗弓形腿的足垫等。

（2）注意患儿对效果的反应。患有神经肌肉疾病的孩子，常建议用 AFO 支具以改进功能，如果支具确实能改盖功能孩子会非常喜欢佩戴。如果佩戴支具产生了很多麻烦，孩子往往不愿再用。要确保支具佩戴舒适及合体。如果孩子不愿意佩戴支具，说明支具对改善功能无益。一般来说，孩子不愿佩戴的支具就不要再使用。

（3）矫形器使用时间。矫形器的使用时间对其疗效非常关键。支具控制畸形进展的效果取决于两个因素：施加的作用力量及作用力实际时间（以 24 小时为基准）。支具使用时间越长，效果越明显，但是，孩子心理上和生理上的负担越重。平衡两者之间的得失非常棘手。夜用支具比较受欢迎，因为它不妨碍日间的活动，穿戴方便，对孩子影响的自我形象较少。支具使用时间从全时段（允许 1 小时的休息）、夜间，到部分时段。部分时段，一般是指每日使用48 小时或 12 小时。要和孩子商量确定每日不戴支具的准确时间，这些时段要联系孩子的一些活动安排情况，例如学校活动、体育活动，或者社会活动。这样可以增进孩子穿戴矫形器的依从性。

（4）缩短支具的长度，越长的支具对活动的影响越大。长至骨盆的支具通常不需要。同样，对肢体不等长的孩子，鞋底垫高的高度也不必使骨盆完全恢复平衡。一般来说，实际垫高高度比完全矫正的高度少 2cm 比较适宜，这样可以减轻重量，减少不稳定性，不显难看。

三、软组织手术

经历了序贯石膏治疗及支具矫形及维持，嘱患者定期复查以选择外科治疗的合适时机。早期可考虑给予软组织手术，进一步纠正残余畸形，这些治疗方法若应用得当，可以防止畸形的发展，稳定松弛或痉挛的关节，矫正已发生的软组织畸形。

1. 手术治疗的适应证

（1）存在非手术不能解决的下肢畸形。

（2）手术后能达到矫正畸形，恢复和改善功能的目的。矫正畸形的软组织松解不限年龄，而肌肉、肌腱移位术宜在 8 岁以上进行，但矫正跟行足和内翻畸形足的肌腱移位术宜早期施行。

2. 手术标准

手术方法应符合如下标准：

（1）矫正畸形和改善功能的效果确定。

（2）无近期或远期并发症。

（3）手术次数少，创伤小，病人痛苦轻，安全系数大，康复周期短，经济花费少。

（4）需两次或两次以上手术者，前、后期手术效果互不影响。

3. 手术方法

（1）软组织松解术或肌腱延长术：适应于下肢因软组织挛缩的各种畸形。

（2）肌肉、肌腱转移术：适应于多种原因导致的肌肉不均衡性瘫痪或萎缩，在矫正软组织或骨性畸形的同期或先后应用肌肉、肌腱转位术，以恢复或改善关节的主动控制或恢复关节内、外、前、后的动力平衡，从而矫正或防止畸形的发生。

近年来软组织治疗技术新进展以开展微创手术为主，包括：

（1）跟腱皮下滑行切开延长术：适用于单纯跟腱挛缩或足内翻型挛缩。

（2）跖腱膜皮下松解术：适用于跖腱膜挛缩性高弓畸形。

（3）踇展肌腱皮下切断术：适用于高弓和前足内收畸形其踇展肌肌腱挛缩者。

（4）踝内侧三角纤维韧带浅层松解术：用于轻度足内翻畸形，内踝浅层韧带有挛缩者。

（5）腓骨长、腓骨短、胫后肌、胫前肌皮下止点切断术：用于以上肌腱转位术。

（6）第一跖骨基底截骨术：用于第一跖骨头硬性下垂。

（7）长伸肌腱或伸趾短肌腱皮下切断术：适用于趾长伸或短肌腱挛缩者，因肌腱是在鞘膜内切断，6个星期后切断的肌腱因鞘膜细胞的再生会发生再连接。

（8）紧张的髂胫束：用尖刀将髂胫束横断，股外侧肌间隔应同时横行切断，必要时与髂胫束相连的股前、股后深筋膜可用组织剪刀在皮下将其分离剪断。

（9）内收肌腱皮下切断术：适应于股内收肌挛缩者，手术方法为患肢髋、膝关节伸直，髋关节外展位绷紧股内收肌腱，近耻骨处以尖刀皮下切断股内收长肌和部分内收大肌附着点，术中即发现髋关节已达到适度外展，切口不需缝合。如果股内收肌需要做广泛松解或同时实施闭孔神经浅支切断术，宜施行皮肤切口松解。

四、外固定架技术

骨科外固定架技术可以固定骨折，也可以矫正某些骨畸形，是骨科的一种重要器具。骨科外固定的概念起始于1840年的法国医生Malgaigne，早期由于各种缺点存在，应用并不广泛。20世纪50年代，俄罗斯著名骨科专家Ilizarov教授发明了环形外固定器，同时提出骨延长生物学原理，在复杂骨折、肢体畸形、骨不连等治疗中发挥了重大作用。Ilizarov技术被公认为是20世纪矫形外科史的里程碑，主要在治疗骨延长、骨转位、肢体畸形方面取得了举世瞩目的成就。随着对该技术的研究不断深入，其临床应用逐渐扩展到小儿骨科、神经外科、矫形外科等领域。Ilizarov环形外固定架具有三维调整功能，增加能够旋转的铰链关节可拉开关节间隙，任意改变牵伸方向，从而开拓了复杂肢体畸形微创牵拉矫正的时代。

肢体畸形可分为软组织型、骨关节型和混合型畸形三种。

1. Ilizarov 技术

治疗各种软组织挛缩畸形一般不需要手术，闭合穿针安装牵伸器后 通过缓慢牵拉即可矫正。

2. 骨性畸形

术前须摄下肢全长负重位 X 线片，准确测量骨干轴线与畸形角度、下肢负重力线与骨干轴线之间的关系，以选择器械构型、决定截骨方法与术后牵拉矫正的程序。

3. 混合型畸形

骨性与软组织畸形同时存在，治疗可分期或同期进行，如上肢的骨缺损、短缩、手桡弯畸形、先天性并指等，下肢的屈膝挛缩、复合膝关节畸形、类风湿关节炎致关节畸形、先天性胫骨或腓骨缺如等，应用 Ilizarov 技术一般都会获得满意的矫正效果。

4. 严重足畸形

Ilizarov 技术矫正该畸形可分为截骨法和非截骨法。非截骨法：牵引关节和软组织，消除挛缩，恢复足的正常解剖位置，重塑足的生物学弹性，多适用于 8 岁以下患儿。8 岁以上患儿适用于截骨法，包括踝上、前足、后足、前后足联合截骨。秦泗河等采用该方法治疗 13 例成人重度马蹄内翻足畸形，皆获得满意疗效。

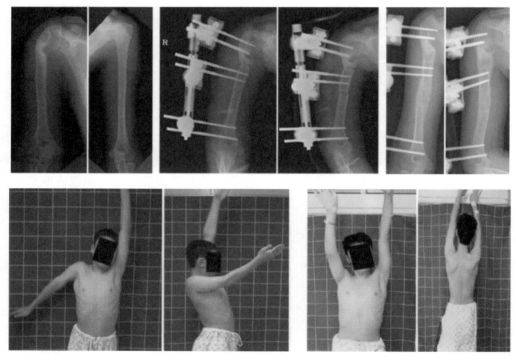

图 7-10 儿童肱内翻

外固定的应用是矫形手术必要的补充，可减少单纯矫形手术的创伤，促进康复锻炼。结合 llizarov 外固定技术者均选择了有限的软组织松解和截骨手术，应用 llizarov 外固定牵拉组织技术，矫正残余畸形的同时，充分调动肢体自然重建潜能，最大限度地保留原有人体组织形态和功能(图 7-11)。

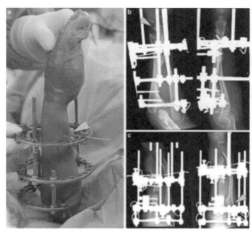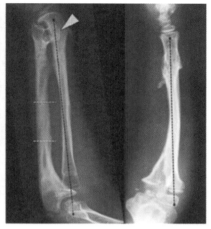

图 7-11　利用环形外架逐渐矫正前臂畸形、改善肱桡对位

五、带锁髓内钉结合外固定器骨延长术

临床上各种原因引起的肢体短缩畸形比较常见，可以对患儿的外观及功能带来严重影响。20 世纪 50 年代末 Ilizarov 经过基础及临床研究，发现了牵张应力对组织生长和再生的刺激作用——牵张再生规律，设计出多种矫形外固定器，通过术中截骨、术后逐渐调整牵拉延长，Ilizarov 技术是较为理想的肢体延长术，目前被广泛应用。牵拉成骨理论已经延伸为牵拉性组织再生理论，给组织持续、稳定的缓慢牵伸，可刺激或激活某些组织细胞的再生和活跃生长，其生长方式类似于胎儿组织，均为相同的细胞分裂，即控制牵拉的张应力，骨与软组织可再生，即"张力-应力法则"。

带锁髓内钉结合外固定器骨延长术可以用于治疗股骨、胫骨及其他长管状骨的短缩畸形。采用带锁髓内钉结合外固定器进行骨延长术，与单纯采用外固定器进行骨延长术相比，拥有很多的优势。

以矫正股骨短缩畸形为例，介绍带锁髓内钉结合外固定器骨延长术的操作及处理流程。①按常规髓内钉的操作要求进行扩髓，软钻扩髓，不可暴力扩髓。②股骨微创钻孔截骨，于股骨截骨部位钻孔一排，但不断骨。③插入髓内钉，锁定近端锁钉，远端锁钉不置入。④安装外固定器，套入提前准备好的外固定器，于截骨近端穿入 3 枚半螺纹骨针，避开髓内钉，呈"品"字结构，固定于近端洞孔环上，于股骨远端合适位置的内、外髁与矢状面 45°方向各穿入 1 枚半螺纹骨针，股骨髁上穿入 1 枚 2.5mm 克氏针，固定于远端洞孔环上。⑤股骨断骨完成完全截骨，术中尝试股骨可延长，结束手术。⑥术后 1 周左右开始延长，每天 0.5~1mm，分 4 次进行，加强针道护理，每 2 周拍片 1 次，观察延长效果及调整延长速度。⑦停止延长 3 周后，拆除外固定器，锁定远端锁钉。⑧逐渐康复锻炼。⑨拆除髓内钉，延长完成后 1~2 年，根据复查 X 线片情况及功能恢复情况，拆除髓内钉，康复锻炼，最终完成整个延长术治疗过程。

带锁髓内钉结合外固定器骨延长术具有以下几个优点：①由于髓内钉提供了较高

的稳定性，不会产生成角和移位，股骨中部可以少穿 1～2 枚螺纹骨针，减少了股骨的穿针数量，减轻了患儿的疼痛。②内外结合股骨延长，外固定器佩戴时间短，减少了关节僵硬并发症，另外有作者发现股骨延长极易发生膝关节伸直位僵硬，嘱患儿休息时膝关节屈曲 30°体位可进一步减轻关节僵硬并发症。③有效防止畸形发生。股骨在延长过程中易发生前弓、内翻畸形，单纯应用外固定器铰链矫正比较困难，内外结合股骨延长，髓内钉有效防止股骨移位和成交畸形发生。④减少了针道感染，外固定佩戴时间短是减少针道感染的主要原因。⑤利于新生骨生长。Ilizarov 强调髓内血供的作用，有学者认为扩髓后的新生骨形成可被扩大髓腔后的血管再生作用代偿，扩髓的骨屑具有新骨形成的诱导作用。夏和桃等认为除髓内血供外，骨膜、截骨位置、延长速度、延长频率、生物学、力学等均影响新生骨的生长。影响最多的是力学问题，髓内钉的应用显著增加了延长系统的稳定性，为新生骨提供了优良的力学环境，利于新生骨形成。

六、可延长髓内钉技术

可延长髓内钉由实心内芯钉（子钉）与空心套筒（母钉）组成，是一种具有伸缩性的新型髓内钉系统。当子钉和母钉分别固定于长骨两端时，随着长骨生长，子钉在母钉中间自行伸长，具有可延长特性。它的优点在于可随儿童长骨生长而自行延长，目前主要用于患有成骨不全、骨纤维结构不良等骨脆弱、骨畸形等疾病儿童中。

由于成骨不全、骨纤维结构不良等疾病常造成长骨骨皮质菲薄脆弱，难以获得有力的把持，早期的 Bailey - Dubow 钉、Sheffield 钉末端采用"T"字形，Fassier - Duval 钉采用螺纹设计，使髓内钉固定在长骨两端增加把持力。当对长骨畸形进行截骨矫形后，相对于其他内固定方式，可延长髓内钉采用从长骨两段进针，减少了手术范围及截骨次数，也降低了软组织及骨膜的剥离带来的损伤，一定程度上促进了截骨后骨折部位的愈合。常规的髓内钉虽然能提供一定时间的固定，但随着儿童长骨的生长，髓内钉相对变短，无法再提供有效固定和矫形，继而出现再骨折和矫形复发的可能。而可延长髓内钉可随着长骨生长而延长，避免了无钉区的产生，提供了与儿童骨骼生长相适应的生物力学环境。这种机制使髓内钉的寿命得以延长，从而降低了再骨折和畸形复发的发生率，在适应儿童骨骼生长发育上有着无可比拟的优势。

可延长髓内钉置入部位可以为股骨、胫骨和肱骨，用于治疗成骨不全患儿的股骨、胫骨畸形，可显著矫正畸形，改善患儿的运动及生活能力。可延长髓内钉同样运用于以骨质脆弱伴骨畸形的疾病如骨纤维结构不良或先天性胫骨假关节，有效地减少了骨折频率。可延长髓内钉适用于具有生长潜能的患儿，但适用的年龄目前并没公认的标准，由于成骨不全患儿的髓腔狭窄，可延长髓内钉受髓腔大小的限制，Francois Fassier 认为成骨不全患儿到行走年龄即可手术。帕米膦酸钠的使用可以让患儿的运动发育更为迅速，从而促使可延长髓内钉应用于更低年龄的患儿。

我们以股骨为例介绍最常用的 Fassier - Duval 可延长髓内钉技术。术前 X 线片预估需放置髓内钉的长度、尺寸，设计截骨方案。目前手术方案包括开放式和经皮截骨术式。开放式截骨取骨骼畸形处做较大的切口，便于直视下进行骨折端复位和穿过子母钉。而经皮截骨术式，取大转子顶端向近侧纵行做小切口，同时在畸形或骨折处另取一小切口，行截骨同时便于辅助通过子母钉。用电钻对股骨干尤其畸形的髓腔进行适当扩髓，根据髓腔大小选取适宜的髓内钉。植入可延长髓内钉前，应计算子钉、母钉的长度。测量股骨大转子到股骨骨骺的距离，植入后可延长髓内钉系统总长不应超过这个距离。植入时将子钉从大转子向远端植入，至远端骨骺内，然后拧入远端骨骺中。顺着子钉将母钉打入，将母钉末端的螺纹拧入大转子中。术中可以使用克氏针作为导针，便于子母钉的植入及长度估量。子母钉在两端的植入位置对术后髓内钉的存活及并发症有重要的影响。目前较多学者认为，子钉远端植入点最佳点为正侧位片的远端中心点的骨骺近侧约1cm，既减少了向近端移位的风险，又避免穿透关节腔；而母钉近端应拧入大转子内，尾部不能高于大转子尖端，螺纹部不能穿过大转子骺板。相比于开放式截骨术式，经皮截骨术式具有微创的优势，但也增大了手术的难度。对此，Fassier建议：对于髓腔狭窄、畸形严重的患者，应采用开放式截骨术式；而对于髓腔宽大、畸形较轻者，采用经皮截骨术式创伤更轻、更有利于截骨处的愈合。

可延长髓内钉技术的并发症：

（1）髓内钉弯曲，多发生于再骨折，少数与畸形严重程度有关，是可延长髓内钉失效的早期迹象，髓内钉可能因此失去可延长性，随后可能引起钉的远端移位。

（2）髓内钉移位，包括母钉向近端移位、子钉向近端或横向移位，有些骨质疏松严重的患儿，子钉向远端移位可能侵入关节腔，造成关节内损伤。

（3）延长停止，髓内钉的弯曲及子母钉之间的移位常伴有伸缩性的失效。

（4）骨延迟愈合及不愈合。

（5）感染、脂肪栓塞、双下肢不等长、骨骺损伤及其他并发症。

七、截骨术

畸形矫治技术中的截骨术主要应用于四肢先天畸形、发育畸形及继发畸形的矫治，如发育性髋关节发育不良（developmental dysplasia of the hip，DDH）、肘内翻畸形、膝内外翻畸形、髋内外翻畸形、脊柱畸形等。

DDH的截骨术主要包含各类骨盆截骨和股骨截骨，通过截骨使DDH不正常的髋关节最大限度地恢复到正常的解剖结构和生理功能。对年龄超过1岁半、身高大于80cm、体重大于10 kg、髋臼指数大于40°的患儿，以及闭合复位失败的患儿，切开复位联合截骨术可能是更佳的选择，联合手术可以使股骨头的包容性更好，获得更好的影像学结果及临床效果。骨盆截骨术又可分为三类：改变髋臼方向、改变髋臼形态和挽救性手术。

1. Salter 截骨术

骨盆截骨术中最经典的术式，属于改变髋臼方向的手术，为完全髂骨截骨，以耻骨联合为合页旋转，截骨线是从髂前下棘到坐骨大切迹，以耻骨联合为支点，整个髋臼向前、向外翻转，增加股骨头的包容性，而髋臼的形态和容积保持不变。由于将髋臼向前、向外翻转，对于后方髋臼发育不良的患儿，Salter 截骨术可能会使后方髋臼缺损扩大，造成手术失败，术后可能发生再脱位，此外，对于髋臼指数较大的患儿不建议选择此截骨术，原因是 Salter 截骨术可纠正的髋臼指数较小（< 10°～15°）。随着影像处理技术的发展，很多图像软件已经可以模拟术中部分操作，我们可以通过髋关节三维 CT 和图像处理技术，在影像软件上模拟 Salter 截骨治疗 DDH，术前制订个性化的截骨方案，术中根据模拟截骨方案进行精确截骨，获得了良好的治疗效果。

2. Pemberton 和 Dega 截骨术

这两种手术方式都是通过不完全髂骨截骨来改变髋臼形态，分别以"Y"形软骨和骨盆后柱为合页进行旋转，原则上均可用于 1 岁半以后的患儿，但 Pemberton 截骨对小龄患儿应慎重，最好用于 3～8 岁的患儿。

（1）Pemberton 的截骨线是从髂前下棘上方到髋臼"Y"形软骨中心上方，以"Y"形软骨为铰链，使髋臼顶向下、向外移，减少髋臼容积，增加股骨头的包容。Pemberton 截骨术适用于"Y"形软骨未闭合的 DDH，对于股骨头较小而髋臼指数较大的患儿尤其适用，主要禁忌证是股骨头膨大或髋臼较小导致的严重头臼不匹配。Pemberton 截骨术相比于 Salter 截骨术的优势在于前者改变了髋臼的结构及容积，对髋臼指数的纠正更加明显，可用于髋臼指数较大的患儿，并且手术年龄有所拓宽，缺点在于手术稍复杂，可能损伤"Y"形软骨导致后期髋臼发育较差，以及改变髋臼容积后导致新的头臼不匹配。

（2）Dega 截骨术是另一种较常用的改变髋臼形态的截骨术式，与 Pemberton 截骨术不同的是，Dega 截骨术是以"Y"形软骨上方不完全性骨折的髂骨（骨盆后柱）作为铰链，改变髋臼的方向。Dega 截骨术最大的优点在于可以根据术中髋臼缺损的部位，适当调整截骨线的位置，选择不同的髂骨部位作为铰链，使髋臼旋转的方向发生改变，选择性增加髋臼前方、外侧或后方的覆盖，从而使不同部位的髋臼缺损得到纠正，手术适应范围比 Pemberton 截骨术及 Salter 截骨术更宽，但通常没有损伤"Y"形软骨的风险。

3. 挽救性手术

通常用于年龄较大及行翻修手术的 DDH，主要包括 Steel 三联截骨术、造盖术、Chiari 截骨术、Bernese 髋臼周围截骨术等。Steel 三联截骨术主要用于不适合 Salter 截骨术及髋臼成形术的大龄 DDH，这类患儿"Y"形软骨及耻骨联合已经闭合，Steel 三联截骨术需要将耻骨、坐骨及髋臼上方的髂骨均截断，使髋臼旋转和倾斜，达到增加股骨头覆盖的目的。造盖术目前使用的范围已经非常狭窄，该术式不改变髋臼容积及髋臼方向，不切开关节囊，仅仅是在髋臼顶部增加骨片使髋关节不至于向上脱位，主要用于髋臼发育不良且无法行通过改变方向或者髋臼容积来纠正的患儿，如大龄 DDH。Chiari 截骨术的截骨线是从髋臼唇上方一直到坐骨切迹，然后通过远端骨盆向内侧平移来增加髋臼的容积。Bernese 髋臼周围截骨术是一种适用于青少年及年轻成人的保髋手术，手术采用 Smith - Petersen 一个切口完成坐骨、耻骨、髂骨及髋臼后柱截骨，通过髋臼骨块的旋转，改善股骨头的覆盖，减缓关节磨损速度，推延骨性关节炎和髋关节置换的时间。

4. 股骨截骨术

该手术主要包括股骨短缩截骨及股骨去旋转截骨，一般应用于 2 岁之后的 DDH 患儿，其主要目的是减轻头臼间的压力、纠正过大的前倾角，有利于髋臼股骨头同心圆复位，降低术后股骨坏死及再脱位的发生。目前股骨截骨术的手术指征尚未完全统一，但自 20 世纪 90 年代以来，切开复位联合骨盆截骨及股骨截骨被公认为治疗大龄 DDH 患儿的标准方法。

八、骨骺阻滞技术

对于骨骺未闭合的骨骼发育畸形，例如常见的膝关节内外翻畸形及双下肢不等长，传统手术具有创伤大、并发症多的缺点，临时骨骺阻滞技术具有创伤小，并发症少、矫形相对快速的优点，在骨骼畸形的矫正方面发挥了重要的作用。

儿童胫骨生理性膝内翻和膝外翻畸形期后，如果畸形残留并超过一定程度则需要治疗，其他如外伤、感染及其他原因造成的膝关节生长失衡所引起的畸形也需要治疗，否则除外观和步态异常外，长期异常负重容易造成骨性关节炎及其他并发症的发生。以往的截骨矫形术是治疗该类畸形的首选方法，但截骨矫形手术创伤较大，关节功能恢复较慢，并发症较多，逐渐出现了骨骺阻滞技术作为截骨术的替代方案。对膝关节骨骺进行临时阻滞技术是目前国内外矫正仍具有较大生长潜力的儿童下肢畸形的安全有效的方法。

半骨骺阻滞技术经历了永久性骨骺阻滞到 U 型钉临时阻滞，再到 8 字钢板临时阻滞的演变，8 字钢板利用张力带原理逐渐矫正膝关节成角畸形，具有内固定稳定、对骺板造成不可逆损伤小、创伤小、时间短、恢复快、矫形效果可实时监测、矫形终点可自由选择等优点，目前已经广泛应用于临床，取得了不错的疗效。近年来，随着数字医学的发展，计算机辅助设计和三维打印技术制作的手术导板已经应用于 8 字钢板至辅助置入。

虽然使用 8 字钢板进行骨骺阻滞取得了良好的疗效，但目前存在以下问题需要注意：①8 字钢板对关节周围成角畸形矫形效果明显，但合并有长骨的畸形如弯曲、异常生长等仍需考虑传统截骨手术。②如果患儿年龄过大、体重过重，更容易出现矫形失败，应当加强随访，降低螺钉断裂及其他并发症的风险。③内固定取出后成角畸形会有一定程度的反弹，不少学者建议应当"过度矫正"，但目前关于"过度矫正"的度数尚无明确研究。④重度畸形的患儿，通常是某种系统性疾病所致，对这类患儿应当将治疗原发疾病放在首位，对于不同疾病的患儿应当个体化治疗，降低矫形失败及术后复发的风险。

肢体短缩所致的双下肢不等长，目前以 Ilizarov 外固定支架延长技术为首选治疗方案，而对于因一侧肢体过度生长引起的继发性双下肢不等长，可以考虑使用骨骺阻滞技术，如 8 字钢板骨骺阻滞技术，但需慎重选择，主要原因有：①部分患儿的下肢生长情况无法被预测，具有个体差异性，8 字钢板的阻滞效率不固定。②8 字钢板置入时间过长可能引起骺早闭。③不同疾病导致的下肢过度生长具有明显的个体差异，取出钢板后反弹的可能性大。目前，以 8 字钢板行骨骺阻滞技术治疗双下肢不等长虽然是有效的，但其治疗效果个体差异较大，取得理想治疗效果难度仍较高，需要进一步研究。对于以肢体过度生长所致双下肢不等长，治疗原发疾病的同时，可结合 8 字钢板骨骺阻滞技术，术前充分评估患儿肢体生长情况，术后密切随访，结合患儿病情合理调整阻滞内固定物的最佳、最大留置时间。虽然目前 8 字钢板在临床中已广泛应用，且取得较好的效果，但是仍有缺点可以进一步改进，诸如钢板使用数量、钢板及螺钉材料的更新等都是进一步研究的方向。

参 考 文 献

[1] MUNNS C F, SHAW N, KIELY M, et al. Global Consensus Recommendations on Prevention and Management of Nutritional Rickets[J]. Hormone Research in Paediatrics, 2016, 85(2)：83 – 106.

[2] 武丽, 任正敏, 张秉坤. 婴幼儿佝偻病诊治进展[J]. 世界最新医学信息文摘(连续型电子期刊), 2022, (第 47 期)：35 – 39.

[3] 姜艳, 夏维波. 维生素 D 与佝偻病/骨软化症[J]. 中华骨质疏松和骨矿盐疾病杂志, 2018, (第 1 期)：51 – 55.

[4] 潘婷婷. 成骨不全的研究进展[J]. 中国骨质疏松杂志, 2018, (第 1 期)：116 – 120.

[5] 夏维波, 章振林, 林华, 等. 成骨不全症临床诊疗指南[J]. 中华骨质疏松和骨矿盐疾病杂志, 2019, (第 1 期)：11 – 23.

[6] 蔡诗雅, 张浩. 成骨不全症的药物治疗[J]. 中华骨质疏松和骨矿盐疾病杂志, 2021, (第 5 期)：525 – 530.

[7] 舒玉炳, 周光新, 施鑫. 骨的纤维结构不良诊治研究进展[J]. 医学研究生学报, 2013, (第 6 期)：634 – 637.

[8] 杨红胜, 严小虎, 李育刚, 等. 双膦酸盐对四肢长骨纤维结构不良骨吸收的抑制：配合外科手术效果更好[J]. 中国组织工程研究, 2015, (第 15 期)：2325 – 2329.

[9] 严世贵, 潘志军. 临床小儿骨科学[M], 中国医药科技出版社, 2010：711.

[10] 北京医学会罕见病分会, 北京医学会神经内科分会神经肌肉病学组, 中国肌营养不良协作组. Duchenne 型肌营养不良多学科管理专家共识[J]. 中华医学杂志, 2018, 98(35)：2803 – 2814.

[11] 卢晨, 倪晓燕, 秦建东, 等. 人生长激素的发展、应用与研究展望[J]. 生物学杂志, 2020, (第 5 期)：103 – 107.

[12] 沈永年, 王慕逖. 矮身材儿童诊治指南[J]. 中华儿科杂志, 2008(6)：3.

[13] ILIZAROV G A. The tension – stress effect on the genesis and growth of tissues. Part Ⅰ. The influence of stability of fixation and soft – tissue preservation[J]. Clin Orthop Relat Res, 1989, (238)：249 – 281.

[14] ILIZAROV G A. The tension – stress effect on the genesis and growth of tissues. Part Ⅱ. The influence of the rate and frequency of distraction[J]. Clin Orthop Relat Res, 1989, (239)：263 – 285.

[15] 李刚, 秦泗河. 牵拉成骨技术的基础研究进展与带给骨科的启示[J]. 中华外科杂志, 2005, 43：540 – 543.

[16] DE BASTIANI G, ALDEGHERI R, RENZI – BRIVIO L, et al. Limb lengthening by callus distraction (callotasis)[J]. J Pediatr Orthop, 1987, 7：129 – 134.

[17] PALEY D. Principles of deformity correction. 1st ed. Berlin, Heidelberg[M], New York：Springer – Verlag, 2002. 1 – 209.

[18] 秦泗河, 夏和桃, 彭爱民, 等. 胫骨与跟腱同步弹性延长器的设计与临床应用[J]. 中华外科杂志, 2004, 42：1157 – 1160.

[19]PALEY D, HERZENBERG J E, PAREMAIN G, et al. Femoral lengthening over an intramedullary nail：a matched – case comparison with Ilizarov femoral lengthening[J]. J Bone Joint Surg（Am）, 1997, 79：1464 – 1480.

[20]夏和桃，彭爱民，罗先正. 带锁髓内针与骨延长器在小腿延长中的联合应用[J]. 中华外科杂志，2005, 43：495 – 498.

[21]CIERNY G 3RD, ZORN K E. Segmental tibial defects：comparing conventional and Ilizarov methodologies[J]. Clin Orthop Relat Res, 1994,（301）：118 – 123.

[22]PALEY D, CATAGNI M, ARGNANI F, et al. Ilizarov treatment of tibial non unions with bone loss[J]. Clin Orthop Relat Res, 1989,（241）：146 – 165.

[23]PALEY D, CATAGNI M, ARGNANI F, et al. Treatment of congenital pseudoarthrosis of the tibia using the Ilizarov technique[J]. Clin Orthop Relat Res, 1992,（280）：81 – 93.

[24]秦泗河，孙磊. 技术在矫形外科的应用进展[J]. 中国矫形外科杂志，2002, 10：295 – 298.

[25]DAMSIN J P, GHANEM I. Treatment of severe flexion deformity of the knee in children and adolescents using the Ilizarov technique[J]. J Bone Joint Surg（Br）, 1996, 78：140 – 144.

[25]秦泗河，夏和桃，郑学建，等. 新型 Ilizarov 膝关节牵伸器的研制和临床应用[J]. 中国矫形外科杂志，2004, 12：805 – 808.

[26]秦泗河. Ilizarov 张应力法则矫正类风湿性关节炎重度屈膝畸形一例[J]. 中国矫形外科杂志，2003, 11：715.

[27]秦泗河，李承鑫，吴洪飞. 先天性胫骨缺如伴重度膝关节畸形的外科治疗[J]. 中国矫形外科杂志，2005, 13：1485 – 1487.

[28]AIK SAW, RUKMANIKANTHAN SHANMUGAM. Limb Lengthening and Reconstruction Surgery Case. Case 95：V Cubitus Varus Deformity due to Multiple Hereditary Exostosis Treated with Ulnar Lengthening and Closed Radio – Capitulum Reduction[J]. 651 – 656.

[29]郑朋飞，庞浩田，王亦维，等. 3D 打印导板 8 字骨骺阻滞钢板矫正儿童下肢畸形[J]. 中国矫形外科杂志，2022, 30（12）：1070 – 1075.

[30]MING LI, HENG RUI, CHANG NING, et al. Biomechanical Study on the Stress Distribution of the Knee Joint After Tibial Fracture Malunion with Residual Varus – Valgus Deformity.［J］. Orthopaedic Surgery, 2020, 12（3）：983 – 989.

[31]BARRY, DANINO, ROBERT, et al. The efficacy of guided growth as an initial strategy for Blount disease treatment[J]. Journal of Children's Orthopaedics, 2020, 14（4）：312 – 317.

[32]PARMANAND, GUPTA, VIKAS, et al. Angular deformities of lower limb in children：Correction for whom, when and how?［J］. Journal of Clinical Orthopaedics and Trauma, 11（2）：196 – 201.

[33]Tension Band Plate（TBP）– guided Hemi epiphysiodesis in Blount Disease：10 – Year Single – center Experience With a Systematic Review of Literature[J]. Journal of Pediatric Orthopaedics, 2020, 40（2）：E138 – E143.

[34]SOROUS H, BAGHDAD I, JAVAD S M, et al. Middle to long – term results of distal femoral tension band hemi epiphysiodesis in the treatment of idiopathic genu valgum[J]. Journal of Pediatric Orthopedics. Part B, 2021, 30（1）：43 – 47.

[35]GAUMETO U, ELODI E, MALLE T, et al. Poor efficiency of eight – plates in the treatment of lower limb discrepancy[J]. Journal of Pediatric Orthopaedics, 2016, 36（7）：715 – 719.

[36]TAMER A, EL – SOBK Y, SHAD Y, et al. Growth modulation for knee coronal plane deformities in children with nutritional rickets：A prospective series with treatment algorithm[J]. Journal of the American Academy of Orthopaedic Surgeons. Global Research & Reviews, 2020, 4（1）.

［37］林鸿鸿，覃佳强. 可延长髓内钉技术的研究进展［J］. 世界最新医学信息文摘（连续型电子期刊），2019，19（35）：104－105. DOI：10. 19613/j. cnki. 1671－3141. 2019. 35. 045.

［38］IMAJIMA Y，KITANO M，UEDAT，et al. Intramedullary fixation using kirschner wires in children with osteogenesis imperfecta［J］. Journal of Pediatric Orthopaedics，2015，35（4）：431－434.

［39］任秀智，房凤岭，刘军龙，等. 可延长髓内钉预防成骨不全症儿童股骨再骨折疗效观察［J］. 中华骨科杂志，2017，37（5）：257－262.

［40］ASHBY E，MONTPEITI K，HAMDY R C，et al. Functional outcome of humeral rodding in children with osteogenesis Imperfecta［J］. Journal of Pediatric Orthopedics，2018，38（1）：49－53.

［41］O'SULLIVAN M，ZACHARIN M. Intramedullary rodding and bisphosphonate treatment of polyostotic fibrous dysplasia associated with the McCune－Albright syndrome［J］. Journal of Pediatric Orthopaedics，2002，22（2）：255－260.

［42］JONATHAN，WRIGHT，SARMAD，et al. Developments in the Orthopaedic Management of Children With Stüve－Wiedemann Syndrome：Use of the Fassier－Duval Telescopic Rod to Maintain Correction of Deformity. ［J］. Journal of Pediatric Orthopedics，2017，37（8）：e459－e463.

［43］ZEITLIN L，RAUCH F，PLOTKIN H，et al. Height and weight development during four years of therapy with cyclical intravenous pamidronate in children and adolescents with osteogenesis imperfecta types I，III，and IV［J］. Pediatrics：Official Publication of the American Academy of Pediatrics，2003，111（5 Pt. 1）：1030－1036.

［44］FASSIER，FRANCOIS. Fassier－Duval Telescopic System：How I Do It？［J］. Journal of Pediatric Orthopaedics，2017，37（6 Suppl. 2）：S48－S51.

［45］AZZAM，KHALID A，RUSH，et al. Mid－term Results of Femoral and Tibial Osteotomies and Fassier－Duval Nailing in Children With Osteogenesis Imperfecta［J］. Journal of Pediatric Orthopaedics，2018，38（6）：331－336.

［46］LEE，JAY R，SPONSELLER，et al. Bent Telescopic Rods in Patients With Osteogenesis Imperfecta［J］. Journal of Pediatric Orthopaedics，2016，36（6）：656－660.

第八章

损伤修复方法与材料

第一节　骨软骨组织工程材料的特性

近年来，在材料学、工程学、分子细胞生物学等多学科的协同发展下，组织工程支架材料的研发和应用取得了巨大进步。先进的支架材料除了应具备优良的生物相容性、骨诱导性、力学性能、孔隙率、降解性能等几个基本要素外，还应适应骨软骨组织复杂的再生过程和各向异性的结构特征。设计和制造具有理想结构和成分的多尺度 – 多孔支架是目前成功实现骨软骨组织再生的瓶颈和挑战。

一、生物相容性及再生活性

生物相容性指的是支架材料维持细胞正常行为和命运的能力，包括为细胞黏附、存活、增殖和迁移等提供支撑和桥梁，且不会对宿主组织造成任何局部或系统的毒性影响，不引起中毒、溶血、发热和过敏等现象，这是对生物支架最基本的要求。但是理想的支架材料还应具备一定的再生活性，如良好的骨传导或骨诱导能力，促进间充质干细胞成骨或成软骨分化从而修复骨软骨缺损；快速的界面整合能力，植入早期与周围自体组织建立联系恢复血供，以支持支架内细胞的营养物质、氧气和代谢废物的运输。在保证支架材料具备优异生物相容性的前提下，如何进一步优化其再生活性是目前研究的热点，也是组织工程支架实现临床应用的关键。

二、微观结构

支架必须具有适当的、均匀或梯度分布的孔隙，以扩散细胞生存所需的营养和氧气，满足细胞迁移和血管浸润的需求。涉及微观和宏观多孔性的多尺度多孔支架比仅涉及宏观多孔性支架的性能更好，但是孔隙率降低了抗压强度等力学性能，增加了标准支架制造的工艺难度。研究表明，骨软骨组织生长的最佳孔径范围是 $200 \sim 450\mu m$，且不同孔径的材料对骨髓间充质干细胞成骨或成软骨分化的影响不同。另一方面，支架材料的微观形貌和排列结构也对细胞分化命运具有一定的干预作用。如何控制微观结构以适配细胞存活和不同转归需求是支架结构设计中的难点。

三、力学性能

理想的骨软骨组织工程支架的机械性能应与自体组织性能相匹配，以保证生理载荷传递和力学微环境的稳定。骨是承重的主要载体，松质骨与皮质骨的力学属性差异明显，皮质骨的杨氏模量在 15～20GPa 之间，松质骨的杨氏模量在 0.1～2GPa 之间；皮质骨的抗压强度在 100～200MPa 之间，松质骨的抗压强度在 2～20MPa 之间。至于软骨则主要发挥力学缓冲的作用，以承受压应力和剪切应力为主。天然骨软骨的力学性能由其结构和成分共同决定，其中无机物如羟基磷灰石赋予其硬度和强度，有机物如胶原则与其弹性和韧性密切相关。不同部位的骨软骨的几何结构和成分存在差异，受力方式和强度各不相同，因此在支架设计时应当重点关注。

四、生物降解性能

初代生物材料大多呈惰性并以机械锁合的方式与组织相结合，随着人们对组织－材料界面作用方式认知的加深，医用材料实现了从生物惰性到生物活性的转变。新型材料可以在组织－材料界面诱发生物和化学反应，被细胞不断修饰和降解，使之更加适应细胞的生存和分化需求。理想的支架不仅应具有与宿主组织相似的力学性能，而且应能在体内以平衡可控的速率降解，为新生血管和组织生长创造空间。

第二节　骨软骨组织工程支架材料的分类和特征

得益于制造技术的飞速发展和多学科交叉融通，近年来越来越多的新型骨软骨替代材料出现在人们的视野，为大面积组织缺损修复提供保障。现有的骨软骨修复材料按照来源和特性可分为天然衍生生物材料、人工合成生物材料、金属材料和复合生物材料四大类。

一、天然衍生生物材料

天然衍生生物材料是由生物体产生的材料，如天然骨、胶原蛋白、壳聚糖、透明质酸、海藻酸盐和丝素蛋白等。大多数天然衍生生物材料具有优异的生物相容性和较低的免疫原性，来源广泛且取材方便，同时具有可塑性强的优点。

1. 天然骨材料

天然骨材料包括自体骨、同种异体骨和异种骨。其中，自体骨多取自患者的髂骨或腓骨，一直被认为是植骨的"金标准"，目前仍在临床上广泛应用。但自体骨取骨量少且需二次手术，容易导致取骨区并发症，增加了患者的痛苦和经济负担。同种异体骨具有一定的骨传导和骨诱导活性，可被制成新鲜异体骨、皮松质骨块、冻干骨条、脱钙骨基质、注入式骨粉等形式。同种异体骨虽然修复效果好但来源受限且存在免疫排斥风险，与自体骨相比存在融合慢和感染率增多等缺点。异种骨多取自牛骨和猪骨，易于获得和加工存储，但种属抗原差异可能引起免疫排斥反应，限制了其临床应用。

2. 胶原蛋白

胶原是一种天然聚合物，存在于皮肤、骨骼、肌腱和韧带中。生物医学应用的胶原大多是从动物组织中提取的，如猪或牛皮肤、鼠尾、脱钙牛骨或兔骨等。重组胶原蛋白也有市售，但价格昂贵。胶原具有良好的生物相容性和组织再生潜能，有利于细胞的黏附、运动、增殖和分化等。另一方面，胶原的三螺旋结构及丰富的可交联位点赋予其动态可调节的降解速率和机械性能。但组织胶原的端肽及变性胶原的非胶原蛋白质具有一定的免疫原性，在提取时去除这些成分即可得到低免疫原性的胶原材料。胶原的这些优良特性使其在组织工程领域得到了广泛关注和应用。

3. 壳聚糖

壳聚糖是一种来源于甲壳动物外壳的生物材料，是甲壳素的全部或部分脱乙酰化的产物。壳聚糖属于天然多糖结构，其氨基带正电荷，可以和细胞膜结合，有利于细胞黏附和增殖；壳聚糖因非致癌、可吸收、可降解、抗菌和骨传导的特性被广泛应用于骨缺损的治疗；壳聚糖还有促进伤口愈合、止血、减少炎症反应的特性，同时具有促成骨潜力，可见壳聚糖在骨组织工程中有独特的优势。

4. 透明质酸

透明质酸存在于人体的大多数结缔组织中，包括皮肤、软骨和滑膜液。透明质酸可以大规模获得，而不存在传播动物源性病原体的风险。它具有多种生理功能，包括与细胞的相互作用、与生长因子的相互作用和渗透压的调节，这些功能有助于维持组织的结构完整性和微环境稳态。透明质酸是一种非硫酸化的糖胺聚糖聚阴离子，交联能显著改善其理化性质，从而得到具有优异力学特性且可控降解的组织工程支架。另外，透明质酸与组织器官具有高度的生物相容性，并且参与软骨细胞的形态发生、增殖和炎症生理过程。另外，透明质酸还能够显著上调硫酸软骨素和Ⅱ型胶原的表达。因此，基于透明质酸的支架材料如水凝胶系统在骨软骨组织工程领域具有广阔的应用前景。

5. 海藻酸盐

海藻酸盐是从藻类中分离出来的一种天然聚合物，是制造亲水性仿生生物支架的重要材料。海藻酸盐可以通过结合黏附配体（精氨酸－甘氨酸－天冬氨酸（RGD））来修饰，从而提高细胞亲和力并增强细胞－材料互作效应。海藻酸盐基材料可以与钙等金属离子交联形成稳定的网络结构，也可以被封装的细胞和周围细胞产生的裂解酶进行酶降解。海藻酸盐基材料可被设计为力学性能可调的动态支架，以满足不同细胞的转归需求。另一方面，海藻酸盐还可作为细胞传递或药物缓释载体，应用于大面积或不规则形状的骨缺损治疗。

6. 丝素蛋白

随着生命科学和材料科学发展的日新月异，蚕丝这一古老的纺织材料成为生物医学材料研发的来源和焦点。蚕丝主要由丝胶和丝素蛋白组成，丝素蛋白约占蚕丝总质量的 70% ~75% ，是蚕丝的主要组成成分。天然丝素蛋白具有良好的弹性、韧性和延展性，但再生丝素蛋白的力学性能因分子结构遭到破坏而有所下降，需要通过先进的技术改造以提升其力学性能。丝素蛋白具有良好的生物相容性和低免疫原性，体内在酶作用下可被最终降解。在骨或软骨组织修复应用中，丝素蛋白可以作为引导组织再生的重要材料来源，对干细胞黏附、迁移和定向分化有促进作用。

7. 细胞外基质(ECM)

细胞外基质是分布于细胞外空间的蛋白及多糖形成的网状结构，主要成分包括胶原、弹性纤维、蛋白聚糖和糖蛋白等。此外，ECM 中还储存了大量内源性生长因子，如碱性成纤维细胞生长因子、血管内皮生长因子、胰岛素样生长因子和骨形态发生蛋白等。ECM 独特的网状结构不仅赋予了组织和器官特定的机械性能，同时也为细胞生长提供了必要的生存场所。脱细胞后的天然 ECM 支架保留了特定组织的微环境，表现出优异的生物学活性，如促进种子细胞的黏附、增殖和血管生成、调控成骨分化、维持干性、挽救衰老干细胞活性等。脱细胞的基质材料按照其来源可分为细胞来源的细胞外基质材料和组织、器官来源的细胞外基质材料。在骨软骨组织工程领域中，骨髓间充质干细胞、软骨细胞、诱导多能干细胞及天然骨、软骨均可作为细胞或器官脱细胞 ECM 的来源。

二、人工合成生物材料

组织工程中最常用的人工生物材料主要包括两大类：①高分子有机合成材料，如聚乳酸(PLA)、聚羟基乙酸(PGA)、聚乳酸羟基乙酸(PLGA)、聚己内酯(PCL)和聚甲基丙烯酸甲酯(PMMA)等。②人工合成生物陶瓷，如磷酸钙基陶瓷、生物活性玻璃和碳酸钙基陶瓷等。人工合成生物材料具有以下优点：允许大规模生产，可制备标准化支架；可用于制造精确、复杂、个性化的几何形状；显示出可预测的力学性能和体内转归效应；诱导最小的免疫反应。

1. 高分子有机合成材料

PLA、PGA 和 PLGA 是制备支架材料最常用的合成聚酯。PLA、PGA 和 PLGA 制备的支架在正常生理条件下可降解产生酸性物质，易引起炎症反应。目前经 FDA 批准的 PLA、PGA 和 PLGA 生物材料已有市售，并被用于制备仿生骨组织工程支架。然而，PLA 机械强度较差，人们经常采用结构修饰及纳米颗粒的掺入来改良其力学性能，增强其生物活性和成骨潜力。临床应用的纯高分子有机合成材料(如 PLGA)的骨传导和骨诱导性不佳，同时疏水性和缺乏细胞识别位点等也限制了其在骨组织工程中的应用。其他的一些高分子有机合成材料如聚甲基丙烯酸甲酯(PMMA)、聚氨酯、聚己内酯等，也是目前骨组织工程支架研究的热点，但是这些材料在生物可降解性上都达不到理想支架的要求，甚至存在生物相容性差的问题，因此目前的研究主要聚焦在材料改性方面，以期满足骨组织工程支架的各种要求。

2. 人工合成生物陶瓷

鉴于生物陶瓷的热稳定性和化学稳定性、高强度、耐磨性和耐久性，陶瓷基材料在骨和牙齿等硬组织修复中有着广泛的应用。生物陶瓷作为生物医学材料具有独特的功能，通过选材和制造工艺修饰，可制备为生物惰性或具有生物活性的支架材料，可以与周围组织发生界面整合抑或是可生物降解的。

磷酸钙是生物矿化材料中最常见的无机成分。磷酸钙基生物陶瓷具有多种类型，如羟基磷灰石、磷酸三钙和磷灰石骨水泥等。羟基磷灰石是人体骨的主要成分之一，具有高生物活性、生物相容性和骨传导性，安全、无毒、异物反应小。合成羟基磷灰石具有生物可吸收性，通过增加局部 Ca^{2+} 浓度在体内与宿主骨形成强烈的化学结合。羟基磷灰石可被制成粉末或复合水凝胶等形式填充骨缺损，通过整合骨结构和支持骨生长来促进缺损的快速填充和修复，但其降解速度较慢、无骨诱导作用、脆性大，目前常与其他材料复合以改善其性能。磷酸三钙分为 α-磷酸三钙和 β-磷酸三钙。β-磷酸三钙与羟基磷灰石相似，其生物相容性和理化特性优良，与自体骨的成分相差无几，是一种很有前途的骨再生材料。β-磷酸三钙通过体液溶解和细胞降解途径释放 Ca、P 等成分进入循环系统，一部分代谢出体外，一部分参与新骨的构建，不会对脏器组织造成损害及病理性钙化。另一方面，β-磷酸三钙还可以提供较大的表面积，有利于细胞的黏附、增殖和分化。目前关于 β-磷酸三钙的大多数研究已经进入动物实验甚至临床应用评估阶段。

生物活性玻璃是一种人工合成的可降解无机非金属材料，主要成分是 $CaO-Na_2O-SiO_2-P_2O_5$，具有良好的生物活性和安全性，能与宿主骨形成紧密的键合，诱导骨再生。生物活性玻璃的生物活性特指可降解性及其生成磷灰石的能力。当玻璃与体液接触后，降解释放出被掺入玻璃中的离子（如 Na^+、$Si4^+$、Ca^{2+}、PO_4^{3-}、Zn^{2+}、Cu^{2+}、Sr^{2+}、F^- 等），提高局部 pH，生成类磷灰石。研究表明生物活性玻璃具有加速血管生成的能力，同时其释放的离子可促进骨髓间充质干细胞的增殖和分化，这对于骨组织再生和伤口愈合至关重要。大部分生物活性玻璃具有良好的生物安全性，其浸提液或支架材料对成骨细胞、人骨髓间充质干细胞、人脐静脉内皮细胞均无明显的细胞毒性，在动物体内实验中也未观察到对肝脏和肾脏的损害及其他明显的毒副作用。另一方面，生物活性玻璃的理化性质和生物学功能可通过改变其组分及结构来调控和优化。如在生物活性玻璃中掺入氧化锶能够加速玻璃降解，增强其成骨作用，优化骨整合，同时赋予其抗菌功效。因此通过个性化设计和定制新型玻璃，有望满足其在骨组织工程领域的需求。

三、金属材料

金属材料也是目前骨组织工程支架制备中重要的研究对象，相比天然衍生生物材料、人工合成生物陶瓷等，金属材料耐腐蚀性强，力学性能佳，可为新骨生长提供良好的支撑，促进新骨向植入物内生长，增强骨组织与植入物的结合强度，适用于临界骨缺损，特别是承重部位临界骨缺损的修复。目前，研究较多的金属材料有钛、钽和镁等。钛基金属具有良好的防腐特性及生物相容性，已被广泛用于生产骨组织工程支架，但由于弹性模量较高，直接应用钛块修复骨缺损容易出现力学屏蔽现象。钽是一种惰性金属，可制成多孔支架用于骨缺损修复再生，但是由于制造流程烦琐、成骨速度较慢等问题，还需要更多的研究来推进其在临床上的应用。镁是人体内第四丰富的阳离子，60%以上积聚于骨骼和牙齿中。镁作为植入材料修复骨缺损具有以下优点：①镁及其合金作为一种可生物降解的金属，在使用寿命结束后，可通过新陈代谢排出体外。②镁（40～45GPa）和天然骨（10～40GPa）之间的类似弹性模量使应力屏蔽最小化。③镁的适度释放不会引起毒副作用，可促进新骨形成。然而，单纯的金属支架材料缺乏骨的诱导性，且金属材料的临床应用时间相对较短，远期临床效果和并发症尚未明确。

四、复合生物材料

天然衍生生物材料生物相容性好且免疫原性低，但力学性能不足；人工合成生物材料来源丰富，力学属性良好，可规模化、个性化制备修复支架，但大多缺乏骨诱导活性，且细胞亲和力低；金属材料强度高，性质稳定，但同样缺乏骨诱导活性且降解缓慢。上述材料各有优势但仍存在不少缺陷，单一组分难以满足骨软骨组织工程支架的需求。因此，融合多种组分的复合支架材料应运而生，这种新型材料主要以有机＋无机、天然＋合成的模式构建。

合成聚合物缺乏天然生物活性成分（有限的细胞锚定位点），细胞不易增殖、分化或迁移。合成聚合物的化学改性允许生物活性分子的加入，以生产具备良好生物相容性的功能化材料，为细胞存活转归塑造适合的微环境。例如，纯羟基磷灰石细胞亲和力低，纯胶原力学强度差，采用浸涂法或灌注法制备的三维胶原－羟基磷灰石复合支架有效规避了单一材料的不足，获得了良好的骨再生效果；普通壳聚糖体内降解速度快、血液相容性低、抗菌性差，其修复骨缺损的潜力有限，与纳米羟基磷灰石复合后，获得的支架表面粗糙，有选择性地增强了纤维粘连蛋白和维生素 C 的吸附，这种修饰有利于内源性细胞的浸润，实现了壳聚糖支架的功能优化。

微量元素如锂、锌、镁、锰、硅和锶等已被证实可以促进骨生成或血管形成，将这些元素以极小比例掺入磷酸钙陶瓷、生物活性玻璃或水凝胶填充材料中制备金属涂层或多相复合支架，可获得结构稳定且降解速率适中的移植物，显著提升材料的血管化水平和修复效果。

五、骨软骨组织工程支架材料的挑战与发展趋势

骨软骨组织工程学在过去几十年里经历了巨大的发展，然而骨软骨组织工程不仅要模拟细胞和分子发育生物学与形态发生学的原理和过程，更依赖复杂的生理病理微环境。目前的 3D 生物材料或多或少存在结构缺陷、早期血管化不良、体内转归不可预

测、难以适配修复过程等问题，在很大程度上制约了材料的临床转化和应用。未来的骨软骨组织工程支架材料研发应当考虑以下因素：①材料来源和属性的严格把关，筛选安全无毒、可塑性强、来源丰富的材料，确保其满足临床应用标准。②依赖和研发先进的制造技术，模拟并再现天然骨软骨复杂的各向异性的三维结构特点。③高度仿生的多组织复合支架构建，高能量创伤引起的骨软骨缺损往往合并大面积皮肤、肌肉、血管和神经的缺失，因此组织工程支架材料应同时考虑多种组织结构特点和各类细胞的生长需求。动态智能的响应模式，支架材料于体外构建体内应用，微环境变化可能引起材料－细胞适应障碍。因此，新型材料应当具备快速、平衡、自主的微环境响应能力，适配修复不同阶段的微环境特点。总之，先进材料研发应当从内部成分和结构优化出发，智慧赋能以感知和响应外部刺激，内外兼修，确保骨软骨组织工程支架材料的可行性与临床适用性。

参 考 文 献

[1]DUKLE A, MURUGN A J, NATHANAEL L, et al. Can 3D – Printed Bioactive Glasses Be the Future of Bone Tissue Engineering? Polymers(Basel)[J], 2022. 14(8):1627.

[2]廖欣宇, 王福科, 王国梁. 骨组织工程支架的进展与挑战[J]. 中国组织工程研究, 2021. 25(28):4553 – 4560.

[3]MURPHY CM, HAUGH M G, O'BRIEN F J. The effect of mean pore size on cell attachment, proliferation and migration in collagen – glycosaminoglycan scaffolds for bone tissue engineering[J]. Biomaterials, 2010. 31(3):461 – 466.

[4]ZHAO Y D, ZHOU Y, TAN K, et al. A combinatorial variation in surface chemistry and pore size of three – dimensional porous poly(ε – caprolactone) scaffolds modulates the behaviors of mesenchymal stem cells [J]. Materials Science and Engineering:C, 2016. 59:193 – 202.

[5]何彦瑾, 陈文川. 智能生物材料在口腔领域中的应用[J]. 口腔医学研究, 2022. 38(01):9 – 12.

[6]汪晓鹏. 胶原生物材料在临床医学上的应用[J]. 西部皮革, 2021. 43(09):20 – 21.

[7]田宇航, 刘亚东, 崔宇韬, 等. 壳聚糖生物材料支架在治疗感染性骨缺损中的应用[J]. 中国组织工程研究, 2022. 26(21):3415 – 3420.

[8]SUKPAITA T, et al. Chitosan – Based Scaffold for Mineralized Tissues Regeneration[J]. Marine Drugs, 2021. 19(10):551.

[9]WU D. T, et al., Polymeric Scaffolds for Dental, Oral, and Craniofacial Regenerative Medicine[J]. Molecules, 2021. 26(22):7043.

[10]蔡佳丽, 陈菲菲, 蒋鸣廉, 等. 丝素蛋白在生物材料领域的应用[J]. 广东蚕业, 2021, 55(03):5 – 7.

[11]张艳珉, 姜治伟, 杨国利, 等. 脱细胞外基质支架材料在骨再生中的应用及研究进展[J]. 口腔医学, 2020. 40(01):63 – 66 + 96.

[12]AMIRAZAD H, DADASHPOUR M, ZARGHAMI M. Application of decellularized bone matrix as a bio-

scaffold in bone tissue engineering[J]. Journal of Biological Engineering, 2022, 16(1).

[13]RODRíGUEZ – MERCHáN E C. Bone Healing Materials in the Treatment of Recalcitrant Nonunions and Bone Defects[J]. International Journal of Molecular Sciences, 2022, 23(6): 3352.

[14]JIN S, XIA X, HUANG J, et al. Recent advances in PLGA – based biomaterials for bone tissue regeneration[J]. Acta Biomaterialia, 2021, 127: 56 – 79.

[15]BHARADWAZ A, JAYASURIYA A C. Recent trends in the application of widely used natural and synthetic polymer nanocomposites in bone tissue regeneration[J]. Materials Science and Engineering: C, 2020, 110: 110698.

[16]LESAGE C, et al., Material – Assisted Strategies for Osteochondral Defect Repair[J]. Advanced Science, 2022: 2200050.

[17]张焕超，吕玉强，王茜，等. 金属材料修复临界性骨缺损的实验研究进展[J]. 安徽医药, 2019, 23(07): 4.

第九章

数字骨科与智能技术

第一节　数字骨科基础

一、骨科图形图像处理技术

骨科疾病种类繁多，部分症状相似而且可能同时发生。传统的骨科疾病诊断方式缺乏充足的信息依据来辅助医生进行诊断，容易导致漏诊、误诊，耽误患者的治疗，甚至可能造成医疗事故。据统计，直接依据医学影像进行诊断的误诊率可达 10% ~ 30%。计算机辅助诊断技术(computer - aided diagnosis，CAD)被称为医生的"第三只眼"，它不仅能够大幅提升医生诊断速率，而且可以提高诊断结果的准确率，因此利用计算机辅助诊断技术进行骨科疾病诊断具有重大的现实意义。

计算机辅助诊断技术包含计算机科学、医学、数学、图形学等多学科知识，涵盖数字、图像、三维模型等多方面内容。它的实现依赖于医学图像及其处理技术，计算机断层成像(computed tomography，CT)、微观计算机断层成像(micro computed tomography，Micro - CT)、高倍显微镜成像(high - power microscope，HPM)等图像模态，能记录各种不同的信息，结合图像分割、配准及可视化等医学图像处理技术，就能综合指标数值、二维图像及三维模型等方式直观呈现有用信息，改变以往医生借助二维图像通过经验或空间想象做出诊断的方式，为诊断提供了诸多科学依据，使得计算机辅助诊断技术应用更加广泛。

目前，应用比较广泛的骨科疾病计算机辅助诊断系统有德国 Siemens 公司开发的图像工作站后处理系统和比利时 Materialise 公司开发的 Mimics 系统等，一方面，由于知识产权及捆绑销售原因使得这些系统价格昂贵，且不能够开源；另一方面，这些系统满足大多数情况的诊断需求，但不能应用到特定或复杂场景下的骨科疾病诊断。基于这些因素，为了能解决特定复杂的骨科疾病辅助诊断，我们必须自主设计计算机辅助诊断系统。

与普通图像相比，医学图像具有单一灰度特征及数据量大的特点。同时医学图像及其处理技术是骨科计算机辅助诊断功能得以实现的基础。在骨科计算机辅助诊断领域涉及的医学图像处理关键技术主要包括四部分：医学图像预处理、医学图像分割、医学图像配准及医学图像可视化，本节就对各个部分的现状进行介绍。

（一）医学图像预处理技术

负责解决由于成像设备性能、运动伪影或噪声影响使图像出现降质甚至失真的问题，为后续处理创造条件。骨科医学图像分割配准操作对于边缘等细节信息十分依赖，并且对于噪声十分敏感，因此医学图像预处理需要在抑制噪声的同时保留边缘等细节信息。其中，高斯滤波、中值滤波、平均值滤波等医学图像平滑预处理方法被用来抑制噪声。直方图均衡化、窗位窗宽变换等医学图像增强预处理方法被用来增加对比度，突出边缘等细节信息。

（二）医学图像分割

它是骨科辅助诊断实现的重要内容，负责检测识别感兴趣区域，并将其与其他区域分离，从而缩小特征提取范围，减少运算。常见的分割方法有基于阈值、基于区域增长、基于图谱引导、基于边缘、基于分类聚类分析、基于深度学习等。基于阈值的分割利用灰度、并行简单，但分割效果不够精细；基于区域增长的分割灵活效果较好，但串行效率低而且依赖于初选取的种子点；基于图谱引导的分割可利用全局信息，但对于复杂情况效果不好；基于边缘的分割易受噪声影响，但对于边缘明确的图像效果很好；基于分类聚类分析的图像方法多样，其分割的效果取决于设计特征的好坏；基于深度学习的分割是目前研究的趋势，它们的分割精度受自身网络结构的影响。由于单一分割方法难以解决复杂的骨科医学图像分割问题，因而研究人员开始结合各个分割算法优点，对多方法组合分割方式进行研究。此外，医学图像分割评估是医学图像分割必不可少的步骤，一般涵盖可靠性、有效性和效率三个方面。最为有效便捷的评估方法是将分割结果与专家分割结果进行对比。

（三）医学图像配准

可以对齐不同时间、不同角度、不同模态的骨科医学图像空间位置，为后续图像融合综合不同图像信息准备条件。医学图像配准算法一般分为四个关键部分：空间变换、插值方法、相似性测度及优化算法。空间变换可分刚性变换和非刚性变换，在骨科疾病辅助诊断中主要用到刚性变换；常见的插值方法有最近邻插值、双线性插值及部分体积（Partial Volume，PV）插值等；基于灰度的相似性测度方法较为常见，包括灰度差方和（Sum of Squared Differences，SSD）、相关系数（Correlation Coefficient，CC）、互信息（Mutual Information，MI）及归一化互信息（Normalized Mutual Information，NMI）等；常见的优化算法有梯度下降法、逆牛顿法、Powell算法、粒子群优化法、遗传算法等。

（四）医学图像可视化

可视化是体数据的可视化，体数据即体素，指三维空间中的一个点或小块区域。医学图像可视化就是对信息进行加工，进而用二维或三维、灰度或彩色的图像来表示有用信息的技术。其中，三维可视化最具代表性，主要利用三维重建技术实现，三维重建技术分为两个分支：面绘制和体绘制。面绘制先将感兴趣的点通过多边形拟合近似的方式生成等值面，再将各个面组合成立体图像，MC(marching cubes)算法和 DC(dividing cubes)算法是其中的代表。体绘制通过给予每个体素光强和不透明度的方式直接生成三维投影图像，基于光线投影法的体绘制应用最为广泛。面绘制渲染速度快而且易于导出成 .stl 等快速成型文件格式，因此骨科计算机辅助诊断技术中一般利用面绘制算法进行三维重建。此外研究人员把数据计算放到图形处理器(GPU)上进行加速，极大地提高了三维模型的绘制速率。

二、图像可视化及三维模型重建

近年来，随着医学三维影像技术与计算机技术的发展并相互渗透，三维重建可视化仿真手术成为研究的热点。它是集医学、生物力学、机械力学及计算机图形学等学科的一个交叉性研究领域，其目的是应用计算机技术来模拟、指导医学手术所涉及的各种过程，在医学中的应用范围也日益广阔。利用 CT 或 MRI 等图像数据进行三维可视化技术处理(图 9 - 1)，构建出人体组织器官的解剖结构三维几何模型，医师可以对等感兴趣部位有明确的可视性并以三维形式"真实"地显示出来，立体地从各个角度观察和测量各部位解剖结构，准确地确定骨折及畸形的类型、几何形状，以及与周围组织结构的空间关系，并可在三维模型上，利用虚拟现实技术进行术前规划和虚拟手术。

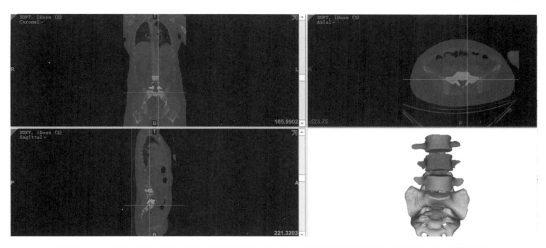

图 9 - 1　使用 CT 图像原始的 DICOM 格式文件进行三维建模，导出三维实体模型

图像分割技术是医学图像处理和分析中的关键技术，是根据一个区域内的相似性以及区域间的不同把图像分割成若干区域的过程，也就是从图像中把有关结构或感兴趣区分离出来。图像分割从医学图像中准确地提取目标物体是医学图像处理和分析中的关键技术，是三维重建的基础，是制约医学图像处理中其他相关技术发展和应用的瓶颈，同时又是一个经典难题。至今没有一个通用的有效分割方法，也不存在一个分割的评价标准。

医学图像三维重建(three - dimensional reconstruction)就是通过对一系列的二维图像进行边界识别等分割处理，重新还原出被检物体的三维图像。三维可视化最关键的部分是要重新还原出被检物体的三维图像。如果对已经分割出来的单一组织的数据进行三维重建，首选面绘制。因为面绘制用到的数据量小，重建速度快，完全能满足应用的需要。采用三维重建软件（Mimics），其功能特点如下：①能自动识别输入各种图像格式；②有强大的图像处理工具，增强 CT 由扫描产生的图像数据的质量；③能快速计算处理图像；④能对三维模型进行透视、深度渲染和全方位旋转观察；⑤可将图像文件直接转换成快速原型设备所需要的切片文件格式（如 CLI，SLI，SSL），从而得到了最佳精度，也能提供标准的三维文件格式，如 STL；⑥能对目标模型进行标记和着色等。

　　利用这种功能强大的软件，我们可以根据皮肤、肌肉、股骨等组织的图像分割特征，以及后续手术研究需要标准的三维文件格式 STL 作为数据源，采用面绘制的方法进行重建和渲染，重建后的皮肤、肌肉、骨等组织三维模型立体效果良好，形态逼真，能真实表现出实物的大小体积和解剖标志。当对皮肤、肌肉、骨等组织进行全方位观察时，只需点击鼠标，就可以对现实的三维立体图像进行放大、缩小和旋转处理。为了达到最佳的显示效果，我们还可以对皮肤、肌肉、骨等组织设置颜色和透明度，通过提高各组织之间的颜色对比度，从图像中分辨出目标的位置。如果要对某一目标进行重点观察，则可以降低其他组织的透明度，使得其他组织变得不明显，甚至不可见，同时界面上的多个目标物体还可以一起导入，真正实现实时交互显示，有利于进一步的仿真手术的研究（图 9 - 2）。

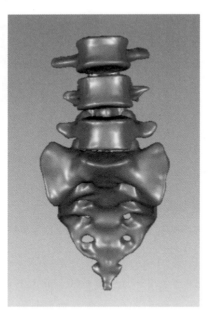

图 9 - 2　对粗糙的模型进行 NURBS 曲面化，将粗糙的模型处理为光滑的三维模型

三、基于三维模型的虚拟手术规划

　　外科手术是一门实践性很强的学科。外科医师只有通过长期的、大量的训练才能

获得深刻的理解，才能系统地掌握专业理论和手术操作技能。传统的骨科手术是医生在线片上定位手术部位，术中 C 臂定位进行手术操作。年轻的外科医生需要接受大量的专业训练，才会有信心走向手术台为病人解除痛苦。

目前，应用虚拟人的研究成果，利用虚拟现实技术，在计算机上虚拟的环境中，使用虚拟手术器械手术刀、止血钳等在"虚拟人体"上进行手术。这就是"虚拟外科手术"。外科医师可以利用它来反复操练，熟悉手术过程，提高手术技能，缩短成长时间，也可以利用它来开展新手术和对已开展的手术温故知新、精益求精，减少手术的创伤，减少并发症，提高患者术后的生活质量。

新的计算机技术可以利用连续断层图像进行三维重建，可以精确地显示生物组织复杂的三维结构，并可进行任意旋转、剖切等观察和操作可以对重建的三维结构进行测量，获得长度、面积、体积和角度等大量精确的解剖参数。虚拟手术是利用 CT 或 MRI 等医学图像数据，在计算机中模拟出人体组织器官，建立一个具有视、听、说、力、触、动、嗅等感觉的虚拟环境，通过各种传感设备使医生"沉浸"在该虚拟环境中，医生还可以借助虚拟环境中的信息进行手术规划、手术训练，在实际手术过程中引导手术。应用医学图像可视化技术和虚拟现实技术进行骨科手术的术前规划和虚拟手术研究具有一非常重要的意义。术前规划和手术演示可以提高手术的安全性和降低手术并发症，可以为解剖教学和手术训练提供资源和平台，并可作为医患沟通的桥梁（图 9 - 3，图 9 - 4）。

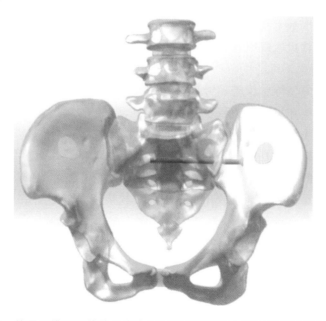

图 9 - 3　使用三维处理软件生成内固定物并将其与之前的三维模型完成装配

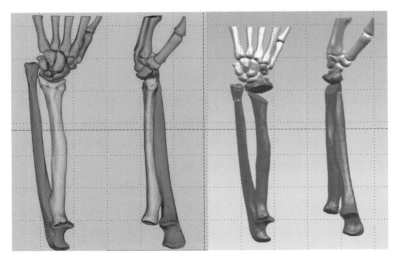

图 9 - 4　一例腕关节畸形患儿的术前手术规划

（一）虚拟手术的临床意义

1. 虚拟手术可以提高手术的成功率和降低手术的并发症

我们可以在术前进行仿真手术，预见在实际手术中可能出现的危险，具有重要的临床价值。由于虚拟手术系统具有任意性和可重复性等优点，可以反复进行手术演练。利用医学图像可视化技术对二维医学影像数据进行分析和处理，提供具有真实感的三维医学图像，在虚拟手术系统上模拟手术过程和结果，应用这种方法可以进行相关的手术模拟，如骨盆骨折、髋臼骨折、股骨骨折、胫骨平台骨折等。

2. 提供医学手术训练的平台

目前，由于国内高等学校扩招等原因，使得医学生人数成倍增加，对于"三基"训练即基础理论、基本知识、基本技能不能完全实现，由于学习的要求量远远高于教学医院的承受能力，无法提供相应数量的病例和规范化操作训练的机会。理论上医学生的学习对象最好是患者或真实的人体，但临床技能演练暴露出越来越多的困难和弊端：①不符合道德伦理的要求，也不符合病人的利益；②不符合相关法律法规的要求；③可供练习的病人不足；④老师带教积极性不高。教学资源与学生数量之间的巨大矛盾，导致了教学质量较前有所下降。

虚拟手术系统为医学生的人体解剖教学和外科手术的技能训练提供了经济、直接和多样性的资源和平台。对于临床上典型病例的常规手术，学生可以在虚拟手术系统中反复模拟训练手术的操作方法，直至达到完美无缺为止。对于高难度的复杂大手术，医学生在临床实习期间很少有上手术台的机会，有机会上手术台的也只能是三助，做拉钩、剪线等简单的操作，对手术的方法和过程很难有深刻的认识和理解。虚拟手术系统可以让学生实实在在地亲自去感受操作复杂的大手术，反复训练甚至可以达到熟练的程度，这是常规带教方法不可想象的。手术模拟训练系统可以让进入工作岗位之前就能得到骨科手术操作技能的培训，深刻体会到骨科各种内固定手术的方法和操作过程。

过去，医科学生需要通过阅读教材，看解剖图谱上的注释，并通过对尸体进行解剖来学习解剖学课程。利用虚拟手术系统，也可以对学生进行人体解剖课的教学。虚拟手术操作系统数据来源于活体患者的图像，在计算机上直观地表现为三维人体的模型。来源于活体病人的图像数据比"尸体"的更具临床意义，学生可以利用虚拟手术器械解剖虚拟人体，并且可以利用操纵杆、手套和其他设备的触觉力反馈来感受人体组织的不同质感。系统具有"undo"功能，在解剖人体过程中如发生操作错误，学生可以随时返回纠正错误；学生也可以反复进行复习和训练而不会浪费资源。由于学生们可以随时进行虚拟解剖，不需一起来到解剖学教研室进行学习，既可以方便老师和学生，同时又可以节约宝贵的尸体标本，并减少其他器械和材料如手套、刀片等的消耗，为学校和教研室减轻经济负担。

3. 作为医患沟通的桥梁

我国目前还有很多患者因为缺乏科学知识，不了解医学，看不懂医院提供的 CT 和 MRI 等平面显示的影像资料，想象不到病情的复杂性，不理解手术的难度和不可预知的手术意外和手术后并发症，对医生的期望值往往过高。当患者的预期得不到满足时，时常会发生极端行为。虚拟手术系统可以为医患关系搭起一座桥梁。医生和患者及其家属可以坐在一起，在计算机屏幕前，通过手术过程的演示，医生可以很容易地向患者及其家属详细的介绍病情、手术治疗的方案。医患沟通有利于建立充分理解和互相信任的良好的医患关系。

第二节 有限元建模与生物力学分析

随着医学生物力学的发展，传统力学分析方法在实验过程中暴露出一些弊端，20世纪 50 年代为解决固体力学问题，出现了一种全新的分析方法——有限元方法。有限元方法最初被称为矩阵近似方法，其基本思想是将整体问题分解为有限个节点，并对由节点组成的单元进行赋值（根据不同材料属性赋予相应的弹性模量、泊松比等参数）、求解，最终推导出整体的力学效应。有限元法是利用数字化、数学法建模，根据已知的节点数目、各节点坐标系以及材料特性等条件，对每一单元做出一个近似解，最后推导解决这个域总的总解，进行定量分析，从而使实际复杂的问题定量化。是由 1943年 Coutat 等首先在航空工程中提出有限元的基本思想，于 1956 年 Turner 等继承发展了 Coutat 的研究，将其深入应用于航空飞机邻域，成功地将该思想拓展。最后由 Clough 等将该基本理论命为有限元分析，从此标志着有限元的正式诞生。1972 年国外首次将有限元分析应用于骨科工作的是 Rybicki 和 Brekelmans 等，而 Belytschko 等成功地将有限元分析用于脊柱力学方面，将有限元分析引入了骨科力学的实验研究中，奠定了骨科有限元的发展。

有限元方法目前广泛应用于骨科生物力学研究，对于骨科生物力学研究而言，有限元法较之传统力学的实验相比，能够在缩短实验周期的同时降低实验费用，另外还可以过滤掉实验条件对结果的干扰；同时，针对临床小样本的实验，有限元方法具有重复操作性，能够减少实验样本数量；其次，有限元方法建模参数来源于原始 CT 数据，且能够对模型不同部位进行赋值，仿真度高；最后，由于目前体外实验不能对骨骼内部结构进行力学分析，而有限元方法能够模拟骨骼内部节点，通过赋值、计算，较为准确地反映内部结构的属性，从而弥补了当前体外实验的不足，促使骨科生物力学研究飞速发展，利用有限元研究结果选择合理的内固定器械，减少术后并发症，提高内固定的成功率，辅助医生选择更加有效的治疗方案，提高临床治疗效果是有限元的意义所在。

目前有限元分析在骨科中的应用及研究进展主要表现在以下几方面：

1. 有限元对骨盆生物力学的分析

骨盆是连接躯干和下肢的复杂枢纽地带，为一环形结构，由于骨性结构和韧带与盆腔脏器、神经血管、泌尿生殖系统紧密相邻。骨盆骨折损伤后常常伴有相关脏器、血管损伤，概率高达 $11\% \sim 20.3\%$，其致残率相当高，保持其完整性和稳定性对于人体的生命活动起着至关重要的地位，因此建立有效的骨盆模型并进行生物力学和解剖学的研究，对于分析骨盆损伤机制和指导治疗具有重要意义。Yildirim 等建立髋臼横断骨折予以模拟五种固定方法，分析站立和坐姿的负荷下的骨折移位情况，探索发现无须前后柱双钢板固定，而增加患者费用和手术创伤，而单钢板加拉力螺钉固定骨折位移最小，可以取得较好的效果。Song 等通过有限元方法对骶骨骨折，利用单边脊柱 – 骨盆固定模式（ULF）、双侧脊柱 – 骨盆固定模式（BLF）和单边脊柱 – 骨盆固定结合双侧椎弓根螺钉固定模式（UBF）三种内固定方法进行了对比分析，结果显示了 BLF 在稳定性和平衡性最佳，Leung 等利用有限元建立骨盆模型，发现骨皮质骨密度的变化对于应变影响最大，可能是造成老年骨盆不全的骨折的高危因素。并且通过数字化技术的发展，有限元力学分析结合 3D 打印，为研究骨盆生物材料提供了重要手段方法。有限元可以完成体外实验部分韧带软组织的研究，Phillips 等通过构建含有部分韧带和肌肉软组织的骨盆模型，分析发现了髂骨在不同边界条件下的位移应力分布情况。因此有限元方法成了骨盆损伤、手术、生物材料设计研究可靠的重要的手段之一。

2. 有限元对四肢骨骨折生物力学的分析

有限元分析法恰恰克服了传统力学的缺点，具有精确性、简单性、可重复性的特点，为骨折发生的机制、骨折的预防、骨折的分型、骨折的治疗、骨折的愈合提供了科学的理论依据，成了创伤骨科研究的重要力学工具。Chen 等利用有限元分析证了在应用锁定钢板和髓内钉治疗肱骨近端骨折时的力学特性，两者都能减小假体与骨之间的应力，增加稳定性，但是锁定板能提供更可靠的稳定性。有限元不仅能进行分析显示力学，而且还能进行微式有限元分析，Oreilly 等通过计算机微限元模拟了骨折愈合的过程，预测计算出在 10 天和 20 天时骨与软骨的空间和数量变化，并且证明了在骨折血管损伤低氧环境下软组织增生受到抑制期间发生软骨细胞肥大和软骨内成骨，为骨折愈合提供了更加准确的模型，从而可改变骨折愈合条件促进骨折愈合。Wang 等用高分辨率外周定量 CT（HR – pQCT）检查 45 例合并椎体骨折的绝经期妇女和无骨折的绝经期妇女的桡骨和胫骨，并结合数字化有限元分析方法发现在骨折组中的绝经期妇女桡骨和胫骨的刚度分别降低了 18% 和 22%，骨皮质更薄、骨小梁的网状板更少、骨小梁棒的连接结构更少，从而分析得出骨微结构的改变可能是绝经期妇女骨折的重要机制，在绝经后的妇女更应该预防骨质疏松，加强骨质条件，防止骨折的发生。Liu 等利用有限元研究新型髓内钉固定股骨干骨折，在不同的轴向负荷、弯曲负荷、扭转负荷下骨折块的位移小于 1mm、最大应力的分布在正常范围，从而证明其具有可靠的抗旋转、抗弯曲、抗压缩的能力，为骨折的康复提供稳定的固定条件。因此有限元在骨折的分析中举足轻重，成了创伤骨科发展的重要工具，为骨创伤的发展带来了新的台阶。

3. 有限元对脊柱生物力学的分析

随着现代交通事业、信息化的发展，人均寿命的延长，脊柱创伤、脊柱退变的患者越来越多，因此研究探索脊柱生物力学对于脊柱损伤退变防治、脊柱手术、器械研发等具有重要的意义。Hector 等根据人体解剖学建立 L4 – L5 – S1 节段的有限元模型研究髓核和纤维环的应力、应变、位移的变化，建立了脊柱节段的模型，并为研究人生活中椎间盘的退变和损伤的危险因素做出了理论基础。在脊柱后路固定中，椎弓根螺钉固定优势明显，而 Newcomb 等预测了在矢状面和轴面测量椎弓根螺钉不同倾斜度对于松质骨、皮质骨和螺钉上的几何参数和应力，预测了椎弓根螺钉的位置应偏向椎体两旁植入，具有减少螺钉松动脱出和断钉的优势，指导了临床。Elmasry 等用微式有限元模型证明发现吸烟会减低软骨终板中 65% 的 GAG 合成，髓核血管的溶质交互作用明显降低，极大地加速了椎间盘的退变，影响其稳定性。而脊柱畸形矫正是脊柱的难点，为患者带来了极大的痛苦，Abolaeha 等建立了 2 岁的侧凸脊柱和矫形棒数字化模型，测量出脊柱矫形和生长期间在模型上的力量，为脊柱辅助矫形、人为改变畸形脊柱提供了可靠的生物力学数据。Nishida 等模拟髓型颈椎病（CSM）三种类型脊在颈部后伸 20°时，各种类型脊髓的应力分布情况，研究解释了 CSM 的临床症状的原因以及发现在横贯型中脊髓应力分布广泛，而在前后受到压迫时应力峰值最大，应力分布更广，临床症状更重，在临床中更应该重视，甚至需要手术干扰。脊柱结构具有复杂性，研究脊柱的病理生理极其重要，而现代数值化有限元分析更能简单化、准确化进行脊柱脊髓软组织的研究，为脊柱骨科发展带来了新纪元。

4. 有限元对于关节的生物力学探讨

人体关节具有多方向的自由度，其生物力学更为复杂，然而关节损伤退变很常见，因此研究关节生物力学对于关节的保护治疗极其重要。近年来随着数字化的发展，人体大关节不仅得以深入研究，而且腕、踝、肘关节也得以发展。Bhatia 等在与尸体力学验证方法比较，证明有限元建模的有效性与准确性，并预测了在机体负荷的情况下腕关节桡骨远端表面的应变分布情况与骨量和骨密度、机体活动呈负相关。Norman 等考虑松质骨的黏弹性的特点，采用有限元进行分析骨黏弹性对于全髋置换股骨假体松动的影响，经过长期和短期的研究发现认为骨蠕动对于股骨假体柄的下沉有一定的促进作用，这与长期观察的临床效果一致。Hadid 等探索背包的重量和肩关节内部应变的关系，模型了外界载荷下肩部软组织和臂丛神经的变形情况，这种方法将允许进一步开发新的背包肩带结构和材料，以减轻对肩部软组织压力。而早在 1976 年 Chand 和 Maquet 等就对膝关节的接触应力、面积在膝内侧分布较大，甚至对畸形腿做出了深入的力学研究探索。然而 Bae 等通过数字化有限元发现当内侧半月板完全切除后其膝关节力学和应力 – 应变的改变，加速膝关节退变的可能，而且通过此种方法可以探索髋部机械力学的改变和研制开发出人工软骨治疗人体退行性骨关节炎的可能性。通过有限元法能够分析复杂的人体关节，使得复杂的关节力学为人类发现，对于关节疾病的诊断和治疗具有重要的意义。

综上所述，有限元在骨科 40 多年来的应用得到了飞速的发展和认可，不仅从线性分析到非线性分析，从静态分析到动态分析，而且从单纯的骨骼模型到包含肌肉、韧带、血管等软组织的完整模型分析，使得结果更加准确可靠，成为骨科生物力学的研究重要手段之一，对于骨科手术技术、器械的研发、骨折机制探索、人工植入物的进步、固定模式的选择、快速康复、3D 打印等具有重要意义。虽然有限元分析方法理论上能够模拟任何复杂的结构使得结果，但是目前对材料属性的假设、边界条件设定、单元数目划分等均有一定的限制，使得结果不能完全达到精准，但是仍然为临床指导研究提供了可靠的参考。而且有限元分析需要大量的软件支持如 Mimics、SolidWorks 等，这常常限制了临床医生研究的开展，其复杂的过程需要影像学、运动学、计算机等与临床医生紧密配合共同协作，多学科合作才能真正发挥有限元的巨大潜力，才能真正克服目前的缺点，造福人类(图 9 – 5)。

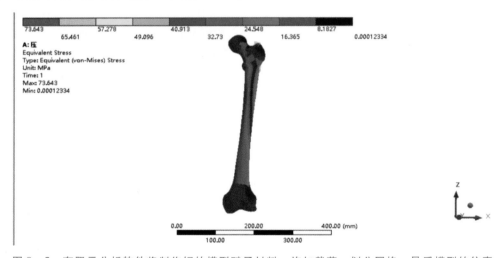

图 9 – 5　有限元分析软件将制作好的模型赋予材料，施加载荷，划分网格，最后模型的仿真

第三节　3D 打印技术及其应用

3D 打印技术于三十多年前首次在国内引进，当时被视为无法获得的、昂贵的和未来的技术，临床应用很有限。近年来，3D 打印技术被广泛应用于外科手术中，其在骨

科的应用也得到越来越多的认可，在小儿骨科临床实践中发挥着重要作用。3D 打印技术是将计算机生成的 3D 图像转换为物理模型，也被称为快速原型技术或增材制造技术。是一项将材料结合在一起（通常是层层叠加的），以三维模型数据来制作物品的工艺。通常，3D 模型的制作可以基于来自 CT 或 MRI 图像的 DICOM 格式数据，生成格式为 STL 的 3D 模型。打印机通过一系列液体、粉末或片材材料（例如塑料/聚合物和金属）的一系列横截面层来建立模型，最终形状是在层连接时形成的。这个过程可以用来创建个体化材料，并且可能较传统的植入物制作更具成本效益。3D 打印可以创建任何复杂的形状，并可将固体和多孔部分进行组合，以提供最佳的强度和性能。许多不同的材料都可被运用，包括塑料、聚合物、玻璃、陶瓷、金属和生物材料。

3D 打印的特点：①非常精准，目前 3D 打印设备精度在 0.3mm 以下。②用时少能比以前做模具节省几十分钟甚至几小时。③无限制复制，可打印所需量且成本相同。④材料丰富化，可实现不同材料打印。⑤经济实惠但生产机器昂贵，针对性强。其在医学教育中的应用现状如下：

人体解剖学是医学教育的基础学科，由于人体解剖结构较为复杂，目前传统的授课方式主要借助于二维图谱和尸体标本来帮助刚刚入门的医学生理解和记忆，二维图谱很难在这些毫无临床经验的医学生脑中形成清晰且正确的三维立体结构图，而尸体标本存在来源不足、保存困难和医学伦理问题，且尸体标本多为正常结构，无法展示病理结构。3D 打印技术的出现及其制作的 3D 模型纳入医学教学，在一定程度上有利于医学生对真实结构的空间理解，有助于记忆，使得年轻的医学生们不再感觉枯燥无味，激发了学习兴趣，在一定程度上加快了年轻医生的成长速度。3D 打印模型可用于教育患者及家属、医学生、临床医生。三维模型可以在复杂病例的讨论和患者知情同意过程中发挥重要作用。该模型有助于使患者和家属了解疾病的复杂性和严重性，进而了解治疗的过程。3D 模型相较于影像学资料更为直观，对空间想象力的要求更低，可以帮助医学生和经验不足的临床医生提高对疾病的认识和缩短学习曲线。

1. 用于手术规划

目前 3D 打印技术主要在复杂类型的骨折、肢体畸形、肌肉骨骼肿瘤等领域中广泛应用。临床上常用的 X 线、CT 扫描、MRI 仅是二维图像，对于一些复杂骨折而言，缺乏三维立体感的医师很难对其进行诊断、分型及制订治疗方案。3D 打印技术的应用为临床医师提供了复杂类型骨折的视觉和触觉辅助。该模型可以根据需要进行消毒和手术中使用。3D 模型的术前评估可以使医生预测手术中的困难，选择最佳的手术方式和特定的手术器械。有研究将 3D 打印技术应用于小儿骨科中的复杂 Pilon 骨折，认为具有定位精准、组织损伤小、固定稳妥等优点，同时也大大缩短了手术时间。此外，有学者利用 3D 打印模型来协助治疗复杂的脊柱侧凸、Perthes 病和 Blount 病。他们将这些模型用于协助术前规划、与患者沟通、手术过程中作为参考，以提高手术安全性和缩短手术时间。临床医生可以通过模型来研究畸形情况并用计算机模拟手术，包括理想的截骨部位和确切的植骨位置。有研究应用 3D 打印技术确定儿童复杂扁平足手术中截骨的部位和范围。3D 打印技术还可以生产夹具，并使其适用于内置截骨导向器的预钻孔。有报道 3D 技术已被用于复杂上肢和下肢截骨病例。这些文献支持 3D 打印技术将复杂手术简单化，并有增强手术者达到手术目标的信心。当然，这仍需要进行常规术前规划与使用 3D 打印进行术前规划的对比研究。计算机辅助设计和定制的 3D 打印导板也被用于椎弓根螺钉置入术、关节成形术和肌肉骨骼肿瘤切除术。

2. 用于定制植入物

3D 打印技术使定制植入物成为可能。当患者不适合标准范围的植入物或疾病需要特定植入物时，这项技术可用于定制患者个性化植入物。运用 DICOM 图像在计算机上创建解剖模型，然后根据患者的解剖学特点定制植入物。有学者利用 3D 打印技术为跟骨肿瘤患者定制了具有软组织附件的跟骨植入物。虽然定制植入物在某些情况下非常有用，但仍需与每位患者及家属仔细沟通。与现阶段的传统技术相比，关于 3D 打印技术定制植入物的许多优点尚未得到证实，3D 打印技术与传统技术相比，也缺乏长期随访的研究报道。

3. 制作个体化骨组织工程支架

3D 打印技术在原材料选择上是多种多样的，目前我国可制作各种复杂的骨组织工程支架，已经可以打印人工椎体、骨骼，还可以控制支架孔隙率，很好地满足了个体差异的需要，更提高了临床手术的成功率。骨科临床利用 3D 打印技术与生物力学分析技术相结合，已经能够个体化定制脊柱护具，对患者康复治疗起到很好的促进作用。

4. 用于定制外固定器和矫形器

目前已有使用 3D 打印技术定制外固定器来协助骨折复位。他们提出，这种技术可以结合压力调节、骨愈合因素以及纳米技术来促进骨折的愈合。

总体而言 3D 技术在小儿骨科中的应用可以分成两大类。一类涵盖该工艺的工业应用，包括制作复杂的模型、修复体、生物支架和纳米技术等。第二类是日常临床应用，可用于教育和手术规划。

在现阶段，3D 打印技术在小儿骨科的工业应用与高额成本相关，这项技术是否可纳入日常实践仍受到当前制造成本，以及其简化手术并最终改善手术结果等方面的影响。日常临床使用 3D 打印来进行教育培训和手术规划已经非常普遍。近来随着免费软件的推出，3D 打印的成本大幅降低。除了小儿骨科临床试验较少之外，主要的缺点是准备图像和打印模型需要很长时间。

生物组织 3D 打印已经被提出一段时间，并且动物模型也证明了其可行性。该技术能够打印细胞或将细胞载入 3D 支架以植入体内。例如肝组织的再生，可定制血管，皮肤，骨和软骨，以及包含有治疗因子或纳米颗粒传递系统的支架。但严格的伦理监管限制了其广泛的临床应用。同时，实验室的发现运用到患者仍然需要更高质量的试验研究。

当前对 3D 细胞打印的挑战包括工程组织的长期稳定性和血管化。由于生物打印机需要复杂的计算机技术支持，因此无法在实验室外打印细胞。然而，这项技术有能力改变目前选择很有限的肌肉骨骼疾病的治疗方法。

第四节　个体化骨科植入物的数字制造技术

随着骨缺损、骨肿瘤病例的增多，金属植入物被更广泛地应用于骨科临床，由于人骨骼的不规则性，常常遇到植入物与患区骨骼不匹配，须临时对植入物进行塑形、拼对，这对植入物造成了磨损，且塑形的植入物难以获得满意的形状，仍与患区匹配不佳，同时延长了手术时间，从而影响了手术效果。若术前能针对不同的患者定制手术所需金属植入物，不仅使植入物与患区获得良好的匹配，而且缩短了手术时间。针对骨病、骨肿瘤，最理想的治疗方法是根据患者病骨的几何解剖状态，专门设计制订个性化治疗方案，个体化治疗中涉及个体化植入物的应用。从生物医学工程的角度植入物须满足：①足够的机械强度，以承受机体的自重和运动时的冲击；②个体匹配性，以与缺损部位和周围的组织相匹配；③具有良好生物组织相容性。然而，现存的金属植入物缺乏个体匹配性。随着材料学和计算机辅助工程学的迅速发展，植入物的加工工艺越来越精细，并使得个体化的设计、制造普及成为可能。

3D 打印技术在骨性结构置换中的应用较为成熟，目前在脑外科、耳鼻喉科、胸外科等外科手术中发挥了重要的作用，骨骼体外打印也为残疾人士和肌肉萎缩患者提升了行动能力，而骨性结构缺失常用的材料选取是与人体相容性较好的钛合金。

2011 年，比利时和荷兰研究人员成功为一名 83 岁女性植入 3D 打印制成的整个下颌骨，该下颌骨重量与生理下颌骨相近，易于患者使用，且该手术仅耗时 4h，术后 1d 患者即可说话和吞咽，4d 后出院，与传统手术相比，极大地缩短了手术时间和恢复时间。2014 年，解放军第 411 医院实现了国内首例采用钛合金 3D 打印技术制作的人造下颌骨植入手术，并取得了很好的恢复效果。

采用 3D 打印技术制作出个性化的假体在复杂关节损伤治疗中显示出一定优势，可以很好地与患者的关节适配，减少松动，提高患者的满意度。国内学者利用 3D 打印技术对一名 56 岁女性假性软骨发育不全双膝骨性关节炎患者进行畸形的矫正，取得了良好的手术效果和患者的满意。2015 年我国首个 3D 打印人体植入物——人工髋关节获得国家食品药品监督管理总局注册批准，这标志着我国 3D 打印植入物已经成功迈进产品化阶段。2012 年 6 月—2015 年 7 月间已有 32 例患者接受了人工髋关节的植入手术，并取得了良好的治疗效果。

骨骼受到轻微的局部创伤时，骨组织具备一定的自我修复能力，完全能够恢复到健康状态。然而，当发生大范围严重的骨损伤或病变时，骨组织工程在修复治疗中具有重要的作用。骨工程支架一方面需要被植入人体内，决定了制作材料必须无毒无害并且可以被降解。此外，具有活性的细胞负载于支架上经过体外培养后再移植入人体，要求材料必须具有良好的细胞组织相容性，且具备促进细胞黏附和增殖分化的能力。目前，用于骨组织工程支架的原材料主要有聚合物材料、生物陶瓷以及金属材料。有研究通过对近 10 年来有关 3D 打印技术在骨组织工程中应用的国内外文献的总结归纳，展示了 3D 打印技术制作的骨工程支架在机械强度、3D 孔隙结构和可定制性方面独特的优势和该技术在骨组织损伤修复治疗中广泛的应用前景。

第五节 组织工程与骨科生物 3D 打印

3D 生物打印是添加剂制造技术的一种重要形式，它将生物材料在计算机辅助下通过逐层沉积方法组装而成，故被广泛用于组织工程、再生医学、药代动力学和其他生物学研究中活组织和器官的重建，3D 生物打印能够精确控制组织和器官的微观和宏观结构，从而调节生物组织和器官的功能。目前主流的生物打印技术主要包括液滴、挤压、激光等三种形式。

3D 生物打印的材料通常是含有营养成分、基质成分和细胞的流体，又称之为"生物墨水"。生物墨水的成分主要由生物材料和细胞构成，也可包含如生长因子、蛋白质等生物活性物质。3D 生物打印的生物墨水可以是水凝胶、微载体、细胞颗粒和脱细胞基质成分等。

因创伤、感染、肿瘤切除等原因引起的大面积骨缺损，仍是目前骨科领域的一大难题。尽管骨组织具有强大的自愈能力，但这种自愈能力也仅在一定的缺损范围之内，一旦超出它的自愈临界点，如果不对其施加外在干预，机体也无法完全愈合。而自体骨移植一直被认为是治疗骨缺损的"金标准"，但因其来源有限，术中需额外手术取骨，术后可能出现取骨处疼痛、感染、骨折及神经损伤等并发症，限制了其临床应用；同样，同种异体骨具有诱发免疫反应，与宿主骨整合、重塑缓慢，传播疾病等风险。因此，骨组织工程应运而生，它的诞生改善了传统骨移植的诸多缺陷，使其成为目前最热门的研究课题之一。

骨组织工程是组织工程学中的一个分支，它主要利用工程学的原理和方法将种子细胞复合生物支架形成细胞 - 支架复合物，最终达到骨缺损的目的。骨组织工程已被提议作为一种替代的治疗方法，即在体外将种子细胞和生物支架复合培养后，植入体内形成具有生理功能的骨组织，替代和恢复病变骨组织的功能。而对于理想的骨组织工程支架，其自身的多孔性、高孔隙率以及与细胞间的相互作用等均是十分重要的影响因素，因此，通过传统工艺制备理想的骨支架仍存在许多挑战。添加剂制造技术被认为是构建复杂组织工程支架的潜在解决方法，与传统的机械加工方法相反，它是通过分层方式添加材料，3D 生物打印（3D bioprinting）是其中的一种重要形式，它将生物材料在计算机辅助下通过逐层沉积方法组装而成，已被广泛用于组织工程、再生医学、药代动力学和其他生物学研究中活组织和器官的重建，可以将细胞精确地定植在生物支架上，控制细胞微观的排列分布，调整组织工程支架的形状、大小以及材料内部的孔隙率，进而调节细胞间、细胞与材料间的相互作用。近年来，大量研究者开始将 3D 生物打印技术应用于组织工程中，并取得了许多成果。

一、3D 生物打印

（一）原理概述

3D 生物打印，是以用户自由设计或医学影像三维重建的计算机三维模型为基础，通过软件分层离散和数控成型的方法，定位装配生物材料或活细胞，制造生物支架、组织器官和个性化医疗器械等生物医学产品的 3D 打印技术，其最终目标是实现打印出的生物体血管化，以构建出具备完整生物学功能的组织和器官，从而精确修复或替代人体病变或衰老的组织和器官。根据它的原理和方法，3D 生物打印可以被分为三个过程：首先是对打印前的数据进行收集及软件建模，主要包括 3D 影像采集、数字化三维设计和打印材料的选择等；其次，将选定的材料与细胞制成"生物墨水"（bioink），使用相对应的 3D 生物打印机，设定相关的打印参数，进行生物打印成型；最后，对生物打印体的仿生结构、机械性能和生物活性等方面进行加工改善等后续培养，最终制造出符合要求的生物体，这也是日后发展为成熟的组织、器官的一个重要步骤。

（二）3D 生物打印的成型技术

目前的 3D 生物打印根据其打印方式不同，主要分为液滴沉积成型、挤出打印成型和激光固化成型三种介导方式，通过打印成型可直接获得具有生物活性的打印体，其各具特性。

（三）液滴沉积成型技术（Droplet – Based Bioprinting）

一种非接触式图像重构技术，可以将数字信号通过液滴在移动的底物平台上进行重现，这种技术的优势不仅在于它的简单性和灵活性，同时它能够以一种高通量的方式对微量级液滴进行操作，从而更加精确地控制细胞、生长因子等生物活性物质在预先设定的位置进行沉积，进而提高打印样品的精确性和特异性。液滴沉积成型技术根据它的能量来源不同又可以分为喷墨型、电流体喷射型、气压辅助型和激光辅助型四种。挤出打印成型技术（Extrusion – Based Bioprinting）是 3D 生物打印技术中最常见的形式，它是以"针头注射器"为基础的细胞沉积系统，将流体点胶系统和机器自动化系统集成于一体，由前者负责生物墨水的挤出，后者负责生物打印，最终以连续沉积的方式将充满细胞的"细丝"叠加成所需的 3D 生物结构。不同于液滴沉积技术，挤出型生物打印的打印速度相对较慢，但打印体能够获得较好的精确性及结构完整性。激光固化成型技术（Sterelithography – Based Bioprinting）是由激光介导通过扫描或图像投影模型对细胞悬液或组织悬液进行精确的定位技术。它对于生物活性物质的沉积具有更高的分辨率及精确性，然而，在这种光固化打印过程中同时会发生一系列光聚合反应，激光的功率、波长、曝光时间、光引发剂等也不可避免地会对细胞活性造成一定的影响，加上对材料要求的苛刻、设备的昂贵等因素，在一定程度上限制了此种打印方式的应用。

二、生物墨水

3D 生物打印的材料通常称之为"生物墨水"。生物墨水的成分主要由生物材料和细胞构成，也可包含如生长因子、蛋白质等生物活性物质。

（一）生物材料

3D 生物打印中的生物材料通常能够给予细胞力量和保护，保持细胞的水分而不堵喷头，因此必须同时满足以下条件：①可打印性；②适宜的理化性质；③良好的生物相容性和生物活性；④良好的力学性能；⑤临床可行性。细胞外基质可以给予细胞物理结构的支持与保护，是细胞扩散的联系通道，细胞外基质的改变会影响细胞的生长状态、功能，甚至会影响细胞的命运。对细胞而言，生物材料代替天然组织作为其细胞外基质，其微环境必须要能保证细胞正常的贴附和增殖，并且维持良好的细胞活性。生物材料按其构成可分为天然生物材料和人工合成生物材料两类。

1. 天然生物材料

天然生物材料应用最广泛的为有机凝胶类材料，如海藻酸盐、明胶、透明质酸、胶原等。水凝胶是一类聚合物材料，具有良好的生物相容性和生物可降解性，亲水的性质使它们在三维结构中包含大量水，因此成为包裹细胞的首选。天然水凝胶由于与组织细胞外基质成分的相似性，目前在生物打印中使用最为广泛。天然水凝胶在打印后可以通过交联来维持打印出结构的形貌。目前常用的交联方法有物理交联和化学交联，用特定波长光刺激和温度改变引起的交联方法被称为物理交联法；通过特定化合物或离子作用引起的交联称为化学交联法。海藻酸钠是以褐藻或海藻为原料提取分离而成的一种天然多糖，海藻酸盐通过与二价阳离子如钙离子的化学交联，能够让它在短时间内从溶胶变为凝胶，这一特性使得海藻酸盐材料在 3D 组织、器官打印中具有广泛的应用。透明质酸是 1934 年美国哥伦比亚大学眼科教授 Meyer 等首先从牛眼玻璃体中分离出的一种酸性黏多糖。丙烯酸酯或甲基丙烯酸酯改性的透明质酸可通过光交联形成凝胶。在关节损伤和关节炎的治疗方面，透明质酸以其独特的分子结构和理化性质已经被用于临床治疗数十年。胶原是细胞外基质的主要结构蛋白之一，因其自身的温敏特性，能在生理条件下发生简单的交联反应形成凝胶，这也是它在 3D 生物打印中的一个重要优势，然而，较高的成本以及相对较差的机械强度限制了其应用。明胶是由结缔组织中的胶原部分降解而成的薄片或粉粒，明胶里具有丰富的蛋白质能够促进细胞黏附。与胶原类似，明胶同样具有温敏性，其凝胶的转变温度约为 30 ℃，故而常用于与其他水凝胶材料混合，使打印过程中具有一定的强度，打印体能够更好地成型。明胶也可以通过甲基丙烯酰胺修饰之后与紫外线进行交联，因此也被广泛用于各种基于光学的生物打印平台。

2. 人工合成生物材料

人工合成聚合物目前已被广泛运用于生物医学领域，它通常能够对原材料进行简单的加工进而改变其原有的理化性质及机械性能，以达到研究人员所需的不同结果。在 3D 生物打印中，人工聚合物最主要的功能是对打印体的组织结构提供一定的机械强度，因此诸如聚己内酯、聚乳酸 - 羟基乙酸、聚乙二醇等都已被运用于组织及器官的打印。聚己内酯主要被运用于挤出打印技术中，因为它具有较低的熔融温度（59℃ ~ 64℃），故聚己内酯在室温下呈橡胶状且具有一定的流变性，便于印刷加工。同时聚己内酯无毒并具有良好的生物相容性，在 3D 生物打印的印刷结构中聚己内酯的主要作用是提供一个支持框架以提供具有形状保真度的印刷单元结构。聚乳酸 - 羟基乙酸是由乳酸和羟基乙酸两种单体随机聚合而成的一种可降解的功能高分子有机化合物，具有良好的热塑性、生物相容性，被广泛应用于制药、医用工程材料和现代化工业领域。3D 生物打印中聚乳酸 - 羟基乙酸常作为细胞堆叠的"生物纸"被应用于激光打印技术中。

聚乙二醇是一种具有亲水性、生物相容性及获得 FDA 批准的聚合物。聚乙二醇因具有水溶性，因此常被用于制作拥有复杂三维结构体的牺牲材料。对于聚乙二醇作为生物墨水的用途，通常需要对其进行化学修饰，然后加入光引发剂并在紫外光的照射下产生交联并形成凝胶，因此也常被用于激光固化成型技术之中。

3. 细胞

对于生物打印的细胞应该主要考虑以下几个因素：①体外能够获得可供生物打印的细胞量；②细胞在支架内的增殖性及分化性；③细胞打印后的活性；④不同细胞类型在结构和功能上的生理差异；⑤组织发育过程中涉及的多细胞间的相互作用及相关生物信号通路。由于宿主免疫反应的原因，自体来源细胞已成为首选，包括胚胎干细胞在内的多能干细胞和诱导多能干细胞是最有前景的细胞类型，这是因为它们虽处于未分化状态，但却具有自我更新的高度增殖潜能，同时能够向多种细胞类型定向诱导分化，而且人体干细胞来源广泛，具备分化成不同细胞潜能的多能干细胞存在于人体多种组织，如骨髓、脂肪、脐带脐血及皮肤组织等。根据之前的研究表明，高细胞存活性可以通过优化打印参数获得，整个打印过程并不影响干细胞的增殖和分化能力。因此干细胞作为种子细胞来源成为目前生物打印的研究热点。对于复杂组织和器官的再生，不仅需要具有功能性的原代细胞作为支持细胞，也需要具有多向分化能力的干细胞进行进一步的分化，而干细胞可以通过控制不同的生物活性因子在特定的空间位置中分化成需要的目标细胞类型。因此，干细胞在 3D 生物打印尤其是对复杂组织和器官的再生提供了一种简单且有效的途径。

三、3D 生物打印技术在组织工程骨修复中的应用

生物医学材料近年来发展迅猛，3D 生物打印则是实现组织工程重建的最重要的手段。如前所述，海藻酸钠作为一种常用的生物墨水，同样被广泛应用于骨组织工程中。有学者将海藻酸钠复合骨形态发生蛋白 2 进行生物打印，体内试验发现 12 周后打印体内有明显的骨生成；而相较于其他组织，骨组织支架要求较为苛刻，常规的骨组织支架不仅需要具备较高的机械性能，同时支架本身也要求一定的孔隙率，以利于细胞的增殖和新生血管的长入。而在生物打印中，因细胞、生长因子等生物活性物质的参与，限制了许多材料的应用。因此，有研究发现，将明胶、海藻酸钠与羟基磷灰石混合之后发现，8% 羟基磷灰石加入水凝胶中杨氏模量明显增加。北京大学口腔医学院通过构建人牙髓细胞 - 海藻酸钠/明胶复合体，发现打印后的 3D 复合体细胞存活率可达（87 ± 2）%。同样，Bendtsen 等研究出一种新配方，将聚乙烯醇 - 羟基磷灰石加入海藻

酸钠凝胶体系中,将 MC3T3 – E1 细胞与之混合后进行 3D 生物打印,结果表明打印体具有一定的机械性能和较高的细胞活性,足以为细胞在体外的培养创造一个适宜的环境。同样有学者将人骨髓干细胞与生物玻璃/纳米羟基磷灰石构建生物打印体,在培养后 21 天取材观察,结果表明细胞封装在该混合物中能表现出较高的细胞存活率和压缩模量。然而,对于单纯水凝胶体系亦或在其中混入少许无机材料的 3D 生物打印仍难以满足四肢长骨、大段骨缺损在力学方面的需求,因此必须为支架添加具有一定强度的支撑材料,这也是骨组织生物打印在材料和技术上的一大难点,为了克服这一难题,考虑采取多材料的技术方法,最常见的方法就是利用 FDM 打印硬热塑性聚合物,如聚己内酯等,同时利用挤压打印含有细胞/生长因子的软性材料,如水凝胶等。Shim 等进行了一项研究,该团队发明了一种多喷头式的挤压成型打印机,其中一个喷头加入聚己内酯材料,另外两个喷头分别是用海藻酸钠与成软骨/成骨细胞混合的"生物墨水"。打印开始时,首先打印聚己内酯作为支架的外框架,然后分别将"生物墨水"打入框架之中,最后交联成型,如此通过多喷头的灵活切换,打印体不仅能获得较高的机械强度,同时还可以在特定位置定植特定的细胞,打印后支架中成软骨细胞活性为 $(93.9 \pm 0.3)\%$,成骨细胞为 $(95.6 \pm 1.8)\%$。Kang 等利用这一方法将脂肪干细胞与聚己内酯/磷酸三钙共打印,并将打印体植入大鼠颅骨缺损处,结果表现出良好的整合和骨修复的证据。因此可以看出,通过对打印技术的改进,有望突破 3D 生物打印对材料的限制。另外,骨组织工程支架的血管化仍然是现今最具挑战性且需要克服的巨大障碍之一,目前已有研究通过生物打印对打印体内特定区域定植相应的生长因子,从而达到促进血管化的目的。

第六节　图像引导下的手术导航技术

进入 20 世纪后,X 线、CT、MRI、超声等医学影像技术飞速发展,为骨科疾病的诊疗提供了极大便利。但传统骨科手术效果的好坏通常取决于医生的个人经验、手术技巧,不可避免带来诸多的人为失误,而导致患者的身心痛苦。随着计算机信息技术、微创外科手术理念的出现,以及机器人工业的迅猛发展,计算机辅助导航骨科手术(CAOS)和骨科医用机器人开始涌现。目前在人工关节、脊柱外科、运动医学、创伤骨科、骨肿瘤等诸多骨科领域,CAOS 和医用机器人均获得了长足发展,其中一些研究成果已经获得了满意的临床应用。骨科医用机器人涉及医学图像成像、计算机技术、图像处理、机器人、机器人运动、机器人编程、空间定位、传感器整合、遥操作、虚拟现实、增强现实等,将软件、硬件与骨科手术学紧密整合起来,可以延伸骨科医生的视觉、触觉、听觉范围,提高手术操作的精确性、稳定性、可重复性,降低手术难度从而可辅助医生完成一些既往不可能完成的手术,减少手术时间、医生和患者的辐射损伤,为医学生和年轻骨科医生的学习、专科培训提供极大的便利。随着 CAOS 和医用机器人的不断成熟,智能化、微创化、精准化、个性化骨科手术理念已成为未来的方向发展。

骨科机器人的核心技术之一是计算机辅助导航技术，导航就像人眼一样，为机器人的运行提供精确参考。计算机辅助导航技术是 20 世纪 80 年代提出的新技术，利用计算机强大的数据处理能力，将医学图像采集设备（X 线/CT/MRI/超声/PET 等）获取的患者数据进行分析处理，供医生进行术前或者术中手术规划。同时借助外部的空间坐标跟踪设备，将手术器械或机器人与患者手术目标区域进行实时空间坐标测量，获取两者的相对位置关系，从而指导医生进行精确、快速、安全的定位和内置物置入。早期基于医学图像的导航技术受成像技术原理、成像设备精度、成像现实可行性条件等诸多因素的影响，发展较为缓慢。随着成像设备的不断进步，医学图像已经从二维向三维演变，实现了患者医学信息的可视化、虚拟化，从而可指导医生完成术前评估、仿真规划、术中实时监控、术后跟踪等全程可控性操作，减少了医生的人为失误。计算机辅助导航技术有不同的分类方法。按照与人的交互性和自动化程度，可以分为被动导航、交互式导航、全自动导航。按照医学图像成像方法的不同，主要经历了 CT 导航、X 线透视导航、无图像导航、超声导航、激光导航等几个阶段。

一、基于 CT 的导航

基于 CT 的骨科导航手术出现于 20 世纪 90 年代早期，得益于早期的立体定位手术的发展。需要术前进行手术部位的 CT 扫描，与患者术中的解剖标志进行配准，以进行复杂的二维、三维手术规划。为了将术中手术器械的运动进行可视化，需要建立手术目标和术前 CT 数据的转换矩阵以进行配准。早期的配准方法依赖于骨表面结构和图像空间中对应特征区域的识别技术。最常用的为成对点的表面配准，其中成对点可基于解剖标志或基于外部标记点。因此，需要进行必要的术前规划，如图像交互标记点的确定、分割、距离计算等。另外，目前基于 CT 导航的商业化系统，有一基本的技术前提，即假设手术对象和虚拟图像目标均为刚体。这就需要对每一个刚体分别进行配准，例如每一个腰椎节段的椎体。为了补偿运动假象，在配准过程和手术过程中，必须对每一个手术对象给予参照物，因此在术中，动态参考物必须牢固地固定于手术对象上。目前，很多研究致力于使用术中成像设备，例如 C 臂、超声来提取解剖特征与术前断层图像进行图像融合，从而不需要直接接触手术解剖部位，为微创手术提供了极大的便利。

CT 导航在骨科的应用最早开始于腰椎椎弓根螺钉置入手术（图 9-6），有很多学者对其易用性、可行性进行了深入研究。随后，出现了各种各样的商业化 CT 导航系统，并可应用于脊柱不同节段的椎弓根螺钉置入。由于在脊柱领域的成功应用，使得该技术向骨科其他亚专业拓展。全髋关节置换术是比较早的应用例子，不仅注重置入手术的可靠性和精确性，也注重手术规划。很快，人们开始将 CT 导航用于全膝关节置换，指导手术规划和假体置入。

早期的 CT 导航，CT 数据来源于手术室之外的 CT 室，这无法消除固有的术前图像和术中手术对象的实时图像之间的配准误差。因而，诸如西门子等公司将 CT 设备整合在手术室内，可允许医生随时进行 CT 扫描，大大增强了配准精度。德国 BrainLab 公司还研制了小型化、可移动式的术中 CT 设备 Airo。但不可忽视的是术中 CT 设备价格较为昂贵，只有较大规模的医院才能装备，从而限制了其使用的广泛性。

二、2D 透视导航

移动式 C 型臂 X 线机的出现，为 2D 透视导航提供了最重要的基础。目前，移动式 C 型臂 X 线机几乎成为骨科手术室的标准装备。随着对术前 CT 图像和术中透视图像两者配准的深入研究，人们开始摆脱 CT 的限制，直接将 2D 透视图像用于导航过程。2D 透视导航的目的是获得 2D 透视图像和手术对象之间坐标关系的转换矩阵。第一步需要获得 C 型臂 X 线机和手术对象之间的空间转换矩阵，通常采用光学相机跟踪系统来实现。第二步需要获得 2D 透视图像和 C 型臂 X 线机之间空间坐标转换矩阵，通常把 C 型臂 X 线机的圆锥形 X 线透视模拟为光学相机系统来进行计算。完成以上两步后，即可获得 2D 透视图像和手术对象之间坐标关系的转换矩阵。

2D 透视导航的优点在于系统搭建方便、术中可按需随时采集图像。但是存在透视图像的畸变问题，主要来源于 C 型臂 X 线发射器和接收器之间锥形透视引起的图像变形。为减小配准误差，必须对这种畸变进行校正补偿。有两种常用的校正方法。一种为单平面的校正板，易于安装在 C 型臂 X 线机上，但是校正过程耗时、复杂。另一种为双平面校正笼，校正效果好，但因体积大会占用手术操作的空间。实际手术中，首先获得 1 张或多张透视图像，输入计算机导航软件中进行配准，可进行相应的缩放、平移、旋转、标记等操作，同时可以借助多张 2D 透视图像配准重建成类似 3D 的图像。在光学相机跟踪系统的辅助下，可为医生提供手术对象的实时虚拟可视化。这种由多张 2D 图像配准而得到的重建图像，与传统的使用多个 C 型臂 X 线机持续透视的效果相当，但大大减少了医患的辐射暴露。目前已经诞生了多种透视导航模块，用于关节置换和骨科重建手术。

三、3D 透视导航

世界上第一台可进行术中 3D 重建的 C 臂是西门子公司 1999 年推出的 SIREMOBIL Iso – C 3D，后改进为 Arcadis Orbic 3D。其外观与传统 C 型臂 X 线机类似，但中央 X 射线束与 C 型臂 X 线机旋转中心之间没有传统 C 型臂 X 线机的固有偏差，故为等中心透视，可围绕手术目标进行精确的绕轨道旋转，最大旋转角度为 190°，这为后期的精确 3D 重建提供了基础。随着 C 型臂 X 线机的旋转，可以获得 50～200 张 2D 透视图像，采用锥形光束重建算法，可进行高解析度 3D 重建。由于采取了步进电机驱动 C 型臂 X 线机旋转，使得操作具有可重复性，便于后期随时、随地进行图像校正。该系统输出图像为 DICOM 格式，可轻松导入商业导航系统中进行 3D – CT 导航过程。据研究，该 3D 透视导航系统的精度为：最大误差 1.18mm，平均为 0.47mm，标准差为 0.21mm。需要注意的是，手术对象在手术过程中应尽量静止，以减少误差来源，目前人们正在研究如何通过运动补偿来减少这种误差。在临床使用中，Iso – C 3D 总体精度上不如现代的 CT 设备，尤其是在扫描大面积躯干时。更多的是用于上肢、下肢、脊柱部分节段或金属假体的 3D 扫描重建，可满足大部分关节置换、骨科重建手术的实际需求。

四、无图像导航

无图像导航，是指无须依赖术前或者术中透视图像，而是通过光电跟踪系统确定不同的解剖结构和参考标记来建立手术对象的虚拟表达（图 9 - 6）。也有人称之为基于医生所定义解剖结构的计算机辅助导航。通过末端定位装置，如取点器，可确定解剖标记点并直接对其进行术中数字化显示。最早是用于前交叉韧带移植物的手术规划、置入。1995 年法国 Dessenne 等研制出计算机辅助前交叉韧带重建导航系统，并在尸体和患者身上进行了验证，但由于只能重建出骨骼的局部，造成误差较大。后来人们提出了骨骼形变技术，通过采集大量高精度骨骼体数据或者尸体骨 3D 表面扫描数据，建立特定骨骼的统计学模型。术中，采集相应区域骨骼的离散点云数据，然后通过形状预测法来将其与骨骼统计学模型进行配准。通常可以获得较为精确、真实的虚拟骨骼形态。无透视导航可以辅助医生确定特定关节运动的旋转中心，这已经在全膝关节置换中成功应用，可以确定髋关节、膝关节、踝关节的旋转中心。后来无图像导航在全髋关节置换、胫骨高位截骨术中获得成功应用。由于无图像导航技术的微创性，使其可以与传统的 2D、3D、CT 导航混合使用。大量全膝关节置换的临床研究结果表明，无图像导航下的假体置入精度优于传统技术。

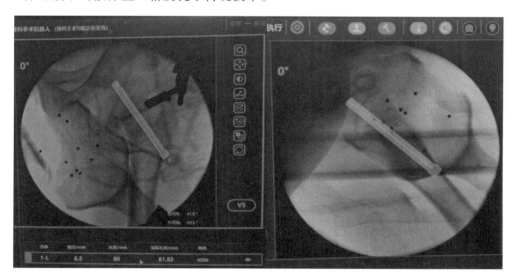

图 9 - 6　一例 SCFE 患儿的术中机器人导航下的钉道规划

其他导航类型，如电磁导航、超声导航等也获得了深入研究。相比传统光学导航，电磁导航完全不受视野、视线限制，尤其适用于微创、经皮置入骨科手术。但缺点也很明显，会受到附近电磁场、含铁材料的干扰而降低导航精度，尤其是在手术室内存在众多金属、电子设备的情况下，但人们在不断努力解决这一问题，并不断地提高导航精度。超声导航具有无创、无辐射、实时跟踪的优势，通过超声自身回波测距原理得到骨表面点云轮廓，通过光学示踪器实时捕获超声探头自身位置，再通过数学算法、配准技术获得骨点云轮廓与术前图像（X线、CT、MRI等）的实时配准。但由于受到超声自身特性，如声速、传播距离、软组织变形因素的影响，目前尚未在临床得到广泛推广。但目前已经有大量的基础，临床实验也对超声配准进行了深入研究，相信在不久的将来一定会大放异彩。

第七节　虚拟/增强现实技术基本原理与医学应用

"虚拟现实"（virtual reality，VR）技术简称虚拟技术，也称虚拟环境，是利用电脑模拟产生一个三维立体逼真的虚拟环境，给用户提供视觉、听觉、触觉等感官的模拟，让用户身临其境，可以及时、全方位地观察虚拟世界内的事物。用户移动位置时，电脑可以立即进行复杂的运算，将精确的三维视频传回产生实时动态的虚拟影像。该技术是仿真技术与计算机图形学、人机接口技术、多媒体技术、传感技术、网络技术等多种技术的集合，是一种由电脑技术辅助生成的模拟系统。随着各种技术的深度融合，相互促进，虚拟现实技术在教育、军事、工业、艺术与娱乐、医疗、城市仿真、科学计算可视化等领域的应用都有极大的发展。虚拟现实技术应用于骨科，在骨科教学、手术培训、术前计划、术中导航及术后康复训练等方面发挥重要作用。

一、骨科教学

传统上，外科教学采用1∶1学徒制模式，包括直接在手术室、在高级外科医生的监督下获得临床技能等，现在因为成本高、工作时间限制和道德问题，临床医学教学受到限制。基于虚拟现实技术的虚拟解剖学可以清晰显示骨、关节及周围结构的三维立体空间关系，包括重要神经、血管结构与走形，肌肉、肌腱及韧带在骨及关节起止点，相应解剖结构的体表标志和生物力学特性等。虚拟解剖学只是对人体解剖结构静态的学习，虚拟交互肌肉骨骼系统（virtual interactive musculoskeletal system，VIMS）更重视对人类运动时骨骼肌肉功能的学习，它将生理学、工程分析与计算机科学相结合创造了"虚拟人"。虚拟交互肌肉骨骼系统（VIMS）利用生物力学分析和图形建模的专业知识，在结构层面研究关节和结缔组织力学，包括置入的假体和骨折固定装置在内的适应性解剖模型。3D打印技术可以将synapse 3D虚拟现实系统中的图片变成真实的实体模型，可以显示三维立体空间的解剖结构，使抽象的解剖具体化、形象化，更易于理解。虚拟现实技术应用于骨科教学，使传统单一枯燥乏味的注入式教学方法变得具有灵活性、交互性、沉浸性等特点，培养了学生学习兴趣、营造了良好学习环境、激发了学生创造性思维、提高了学生的综合素质和能力。

二、手术培训

在外科发展历史中，尸体和动物因为在了解临床解剖和手术入路方面具有高仿真性，所以长期用来进行手术培训。由于应用尸体和动物进行手术培训费用增加、感染传染病风险增加，其应用受到限制。综合比较用于骨科培训的尸体、动物、人造骨、认知模拟器及虚拟现实模拟器，虚拟现实模拟器具有明显的优势，能够进行三维定位和手术模拟。现在应用最多的培训平台是 VR 关节镜模拟器，Rebolledo 等研究表明，接受手术模拟训练的外科住院医师与没有接受相同模拟训练的住院医师相比，在肩关节镜尸体测试中表现较好，手术技能较高、时间缩短、组织损伤减少等。研究表明虚拟手术培训系统（the virtual surgical training system，VSTS）应用于椎弓根螺钉内固定手术训练，模拟仿真性更高，优于传统的培训方法，可以作为手术培训的一种选择。国外两个团队对一种新型虚拟现实创伤模拟器用于股骨粗隆间骨折动力髋螺钉（dynamic hip screw，DHS）内固定及股骨颈骨折内固定的有效性进行了评价，根据实验人员临床经验分为三组，在引线插入次数、总透视时间、针尖距离、螺纹切断概率、整体模拟评分等方面有显著的统计学差异。这些结果证明，基于虚拟现实的创伤模拟器是可以帮助学员获得所需的基本临床技能。Cecil 等研究了虚拟手术环境（virtual surgical environment，VSE）在骨科的应用，该环境可用于培训住院医师，使他们能够在一种称为微创固定系统（less invasive stabilization system，LISS）中进行治疗股骨骨折手术培训。大部分参与者发现他们经过 LISS 培训后，对股骨骨折有了更充分的认识。在临床工作中，住院医师不能犯错误，因为这些错误会危及患者的安全及生命，相比之下，基于虚拟现实技术的外科模拟器可以提供一个低成本、无风险、仿真性高的培训平台。

三、术前计划

利用虚拟现实技术，术前可告知患者手术过程，缓解患者焦虑；可进行复杂手术模拟，寻找最佳手术方式。Bekelis 等在一项随机对照试验中证明，接受术前沉浸式 VR（immersive virtual reality，IVR）的患者较非 VR 组在围手术期压力减小、焦虑减轻、满意度增加、恢复较好。医院可以创造一个沉浸式的虚拟环境，最大限度地缓解患者围手术期压力，提高围手术期管理水平。Chan 等评价了沉浸式虚拟现实疗法在局部麻醉下进行关节置换术的可行性和潜在的镇静效果。本试验说明，在手术室环境下提供 IVR 是可行的，其有镇静作用，可减少麻醉药用量，不影响手术疗效。CT 或 MRI 扫描得到的图像被保留成 Dicom 格式，Amira 软件或 Mimics 软件读入 Dicom 格式的图片并处理可得到 3D 模型，利用 MedCAD 软件可在 3D 模型上进行手术模拟。对于腰椎转移性肿瘤，贺小兵等利用 Mimics 软件三维重建、三维测量功能为选择手术入路、重建脊柱稳定性、制定手术方案提供了有效的评估方法。骨科医生在可视化 3D 模型上进行虚拟仿真手术操作，为术中精确的脊柱椎弓根螺钉固定、置入合适的钛网、后路重建腰椎序列稳定提供了客观而科学的术前准备。显微内窥镜经椎弓根椎体切除术的主要障碍是神经根损伤、硬膜外出血、邻近结构引起椎体置换空间不足等，Archavlis 等证明了一种基于虚拟三维规划的改良显微内窥镜经椎弓根椎体切除术，对置入物的定位有很大帮助。虚拟三维规划能清晰显示解剖结构的形态、空间方位和毗邻关系，从而便于术前规划、选择手术入路和手术模拟操作，减少术中损伤及术后并发症。Kosterhon 等研究发现术前 CT 平扫后创建三维模型，利用虚拟现实技术为脊柱骨切除建立虚拟切除平面和体积，然后将术前手术计划输入导航系统，指导术中截骨。这种方法成功应用于 1 例有先天性楔形半椎骨的 56 岁女性患者复杂的脊柱后凸畸形矫正，术后恢复较好。由于虚拟现实技术在骨科术前准备中的应用，骨科医师在选择治疗方法、手术入路、手术方式等方面有了可靠的依据，能够缩短手术时间、减少术中损伤及术后并发症。

四、术中导航

在传统的骨科手术中，骨科医生的手术视野往往会被血液或软组织所阻碍，手术是否成功主要取决于骨科医生的技术和感觉。计算机辅助导航系统除了需要计算机平台、跟踪系统（通常是光学摄像机）和一组红外标记（在术前将红外标记定位到特定的解剖骨性标志上）外，还需要依靠虚拟现实与增强现实技术。Elmi - Terander 等研究两位外科医生在 4 具尸体的胸椎上放置 94 枚椎弓根螺钉，其中一侧应用导航穿刺技术（47 枚螺钉），对侧采用徒手穿刺技术，两种方法均不使用 X 线透视。实验的最后结果是：导航穿刺技术在总准确度（85% vs. 64%，$P < 0.05$）方面优于徒手穿刺技术，尤其是螺钉放置在理想位置（51% vs. 30%，$P < 0.05$）和 4mm 以上骨折减少（2% vs. 25%，$P < 0.05$）。基于虚拟现实与增强现实的应用，Fritz 等在尸体上研究叠加技术在髋及肩关节造影中的应用，a 有 10 年工作经验，b 有 15 年工作经验，a 进行了 12 次肩关节注射和 12 次髋关节注射，b 进行了 11 次肩关节注射和 10 次髋关节注射。髋关节及肩关节穿刺过程中，造影针的调整率（a：4.2%，b：23.8%；$P = 0.08$）、靶误差（标准偏差：3.1mm ± 1.2mm，a：2.9mm ± 1.4mm，b：3.5mm ± 0.9mm；$P = 0.07$）、关节内注射成功率（均为 100%，$P > 0.99$）和关节造影时间（平均时间为 14min，范围为 6～27 min；a 为 12 min，范围为 6～25min；b 为 16 min，范围为 6～27 min；$P = 0.22$）。结果显示两个操作人员在叠加技术下进行关节穿刺差异无统计学意义，该研究说明图像叠加技术为人体尸体肩关节及髋关节造影提供了准确而有效的指导。Lee 等介绍了一个混合现实支持系统，它结合了多模态成像、基于模型的跟踪和混合现实可视化等技术，用于创建一个支持骨科手术中脊柱椎弓根螺钉置入的混合现实环境。它具有一种基于三维模型的自动工具分割跟踪算法，对于被手遮挡的外科工具也可以进行跟踪，该交互式三维混合现实环境为骨科医生提供了直观的手术位置，并支持骨科医生在螺钉置入过程中快速定位手术位点和手术工具。在骨科手术中应用导航可减少失误、并发症、术中透视、手术时间，缩短手术学习曲线等。

五、术后康复训练

康复训练是通过物理疗法、体育锻炼、技能训练和心理治疗等多种手段，使伤残者、老年人和手术后患者机体功能得到恢复，达到生活自理、劳动和工作能力恢复的目的。目前的康复训练过于单调、乏味、枯燥，不能引起患者的兴趣，康复效果不理想。Im 等开发了一个三维交互式虚拟现实系统（3 - dimensional interactive augmented reality system，3D ARS），在增强肌力、增加关节活动度、训练下肢平衡及深感觉等方面效果较好，可改善老年人及下肢手术后（如髋膝关节置换术）患者的下肢功能。Gokeler 等研究结果表明，ACL 重建术后患者在行人交通场景虚拟现实环境中进行跳台训练，膝关节功能得到较快较好恢复，与对照组健康人的运动模式接近，减少第二次 ACL 损伤。Eini 等研究的摄像机跟踪项目控制装置是应用于腕关节主动屈伸评定的，项目任务是通过屈伸腕关节引导虚拟飞机通过虚拟环境中显示的不同高度的矩形框架，为了完成项目任务，需要较大的关节活动度，可以应用于腕关节功能锻炼。Lloréns 等研究的虚拟康复跟踪系统可用于检测真实世界中的运动，并将其转移到虚拟环境中。该项目的目的是在一个限定的范围内，用最近的脚踩上升的物品，然后返回原位置，另一只脚在限定的范围内，可以用于踝关节功能评估和锻炼。具有游戏性质的虚拟场景让患者沉浸其中，较传统物理治疗可增加训练动机、提高积极性、增加疗效。应用虚拟现实技术的康复训练，可以实现游戏与治疗、心理引导与生理治疗的结合，不仅达到物理锻炼的目的，还引起患者的兴趣，刺激大脑的运动区，康复训练事半功倍。

虚拟现实技术促进了骨科的发展与进步，应用越来越广泛，功能越来越强大，在骨科仍然有很大的发展潜力。谷歌眼镜是一款增强现实型穿戴式智能眼镜，可以应用于计算机辅助导航系统，把术前建立的 3D 虚拟模型重叠在患者身体上，可实现手术导航的精确性、实时性、可视化等。机器人的特点是操作精确、不知疲倦，可以利用虚拟现实技术将人类的经验、适应性、批判性分析等优点应用于机器人，能够降低成本、提高复杂手术的成功率，使患者获得更好效果。总之，虚拟现实技术在医学具有广阔的应用前景，将在培养优秀医生、解除患者病痛、发展国家医疗卫生事业做出巨大贡献。

"增强现实"（augmented reality，AR）最早由 Milgram 等于 1994 年提出，被描述为将数字内容与用户周围真实环境合并的交互式可视化系统。增强现实系统可将计算机生成的虚拟物体、场景等实时叠加，显示到真实场景中，虚实结合，以增强使用者对真实世界的感观。增强现实真正开始于 20 世纪 60 年代 Sutherland 的研究，他发明了一种"透视"头戴式显示器，用于观察三维图形。1986 年，这种虚拟图像与真实环境结合的技术首次运用于医学神经外科领域。Roberts 等开发了一种将 CT 图像集成到手术显微镜的光学系统，并用其观察了一位患有多形性成胶质细胞瘤患者的肿瘤边界。此后，增强现实技术不断发展，逐渐渗透到医学的各个领域。

增强现实与虚拟现实有着本质的区别。虚拟现实旨在将用户完全沉浸在计算机生成的虚拟环境中；而增强现实则与其相反，旨在将计算机生成的虚拟对象添加到真实环境中，增强用户对真实世界的感受。Milgram 等创造了一个名为"虚拟连续体"的概念，认为增强现实更接近于真实环境的一方。目前，增强现实技术已广泛应用于手术的图像引导。

增强现实系统的工作流程包括：所需呈现图像的虚拟建模、虚拟建模与真实环境的匹配，以及最终增强图像的显示，其中最重要的就是显示及虚实配准技术。

目前使用的增强现实显示设备，根据成像原理的不同，可分为视频式显示器、光学透视式显示器和投影仪显示器。

实现虚拟建模与实际患者的精确匹配，将虚拟图像叠加在正确的位置上，是增强现实技术中的难点。任何一点的叠加误差都可能造成错误的认知，所以这是保证增强现实图像形成的关键。目前，虚实配准方法包括基于硬件设备的配准和基于计算机视觉的配准两类。

六、AR 技术在骨科中的应用

1. 辅助诊断

在骨科诊治过程中，较为常见的辅助诊断是使用操作简单、费用相对低廉的二维影像资料，面对较为复杂的骨科疾病，尤其是受到体位、异物、个人因素等影响时，不仅诊断准确率降低，还有可能面临漏诊隐匿性、微小损伤的问题。AR 技术为骨科医生提供良好的诊断帮助，将传统的影像学数据导入 AR 系统，它将生成更为客观、精准和个体化的三维模型，同时对相关解剖结构进行颜色区别和标记，比如脊髓、神经、血管。建立的虚拟三维模型可提供给操作者进行旋转、缩放、标记、切割、融合，多用户可同时使用。Berhouet 等基于 AR 技术建立关节盂数据库，通过病理关节盂的三维图像绘制与"健康"的通用关节盂库进行对比，这种方法获取了更多信息，例如由于病理过程消失的病变前的肩胛盂，还有手术过程因某些原因隐藏的肩胛骨面。通过 AR 辅助诊断系统，医生能够更直观和系统地获得病人信息，提高确诊效率。

2. 骨科手术

（1）术前规划：在传统的术前规划时，医生在术前只能分析大量扁平化的医学影像学资料，例如在脊柱周围有着重要的解剖结构，通过二维影像，术前是难以系统整合以及建立立体化的认识，易造成术前计划不够完善，手术过程中辅助透视次数就会增加，风险性、安全性受到影响，同时也不利于医护工作者之间的交流与学习。AR 技术术前规划系统，采取图像分割和三维可视化的技术手段对病人的二维影像学资料进行绘制和处理，实现术前高质量的图像信息呈现，同时也可使用三维模型的虚拟切割功能，进行反复的模拟训练和交流。进一步的优化手术方案，提高了手术效率，减少了辐射的危害。徐律运用术前导航系统通过绘制重要解剖部位的三维重建模型，在术前设计最优的螺钉植入路径，避开血管等重要解剖位置，术后评价反应良好。

（2）术中引导：手术导航系统的诸多优势使在各医学领域应用十分广泛，现在较为常见的是红外线光学定位跟踪仪的手术导航系统，但是传统的导航系统在面对手术过程中出现移位、变形等问题上并不能进行智能实时的定位跟踪且更新信息，配准也不够精准，继而影响手术的顺利进行。AR 导航系统的出现解决了传统的设备问题，最早将 AR 技术应用于手术导航系统的是日本东京大学廖洪恩教授，实现了基于 AR 的立体空间透视手术导航，虚拟脑部解剖图像与患者人脑进行精确叠加，并且始终与患者保持一致。通过逐年技术革新，逐渐向可穿戴装置上发展，出现了头戴式、PC 端的 AR 导航设备。

目前 AR 技术在骨科的不同专业手术中有所运用：

（1）脊柱外科：美国 Philips 公司发布了基于 AR 技术的手术导航系统（augmented

reality surgical navigation，ARSN）。ARSN 包括手术台，具有术中 2D / 3D 成像功能的机动化的 C 形臂射线机，用于 AR 导航的集成光学摄像头和无创的患者运动跟踪。通过对尸体的 94 枚椎弓根钉置入的实验表明，ARSN 的整体准确率优于徒手操作（85% 和 64%）。

（2）骨肿瘤：骨肿瘤复杂的病变位置、安全边界的精确把控、术中切除位置选择都是骨肿瘤手术中所面临的难点。Cho 等针对这些问题开发研制了一款基于 AR 技术的骨肿瘤切除导航系统，该系统通过单摄像头采集影像进行的成对点配准，在真实图像上叠加虚拟图像来显示肿瘤的范围并运用在 PC 端，有效地简化了传统复杂手术导航系统。通过 36 例骨肿瘤模型在猪盆腔内进行肿瘤切除，AR 技术辅助切除组所有标本的误差均 <6mm，明显优于常规组。

（3）关节外科：如何在关节置换术中提高放置的准确度，减少并发症，外科医生除了精准操作技能外，辅助手术的导航工具也发挥着重要作用。Fotouhi 等开发了一款新型的三维 AR 技术的术中导航系统，术中运用装有深度摄像机的 C 臂机，在骨盆上叠加虚拟图像辅助放置髋臼部件。经过临床四位医生的测试对比，发现使用该系统定位的误差程度小于传统导航系统。根据文献报道分析，基于 AR 技术的手术导航技术还处于摸索阶段，但是近年来已成为全球的医疗焦点。如何将 AR 导航技术合理与临床相结合，不仅需要技术人员的技术优化、开发，同时也需要临床医生经验实践辅助。创建更优质的临床辅助工具，提高手术疗效，是每位临床工作者的夙愿。

3. 术后康复

20 世纪 90 年代以来，有关虚拟现实系统辅助康复训练被评估为是有可行性和有效性的，AR 技术也在康复训练中被广泛运用。因为每位病人疾病特点以及个人因素不同，所需的场景和视觉元素差异明显，AR 技术可根据康复病人自身特点定制训练方式和计划，通过系统生成的虚拟图像嵌入实景空间中，形成虚实融合的 AR 环境，使用者在该环境中通过交互设备进行康复训练，反复训练后再迁移到真实环境中。Chalmers 科技大学的 Max Ortiz Catalan 于 2014 年首次提出 AR 康复治疗方法治疗慢性幻肢痛的截肢者病人，通过给病人佩戴肌电传感器，虚拟肢体直接对残肢的肌电活动做出反应同时 AR 技术提高肢体恢复的错觉，病人虚体肢体显示从紧握逐渐过渡到伸展状态。病人表示干预效果是积极和明显的，虽然是单个事例，但提示该项系统有应用价值。Luo 等开发了一款 AR 的辅助装置，通过系统模拟了病人的真实生活环境，利用视觉算法定位并跟踪病人手部完成任务的情况，在家或者康复中心都可以进行手臂的康复训练，治疗师也能定期查看恢复状况。

4. 骨科教学

骨科是一门专业性强，分科广，理论、技术更新快的学科，学生普遍反映学习骨科较为困难，又由于骨科在外科教学体系占比较大，临床教学培训尤为重要。使用 AR 技术辅助骨科教学，能提升学习者的学习积极性和学习效率。

（1）骨科基础知识学习：医学生长期以来是需要进行大量的系统化以及标准化的理论学习，面对复杂的骨科知识缺乏热情和主动性，这造成了一定的教学困境。借助 AR

技术将枯燥的医学知识进行可视化，生成集视、听、触为一体的教学模型，清晰地展现在学习者的面前。比如解剖知识的学习，基于 AR 技术的 T 恤衫、骨科标本帮助学生更好认清解剖的细节，运用相关应用程序也可进行随时回顾，师生间也可进行互动。

（2）临床教学：临床医生培养需要大量系统化、标准化的训练以及实践。面对医患的微妙关系、医源性损伤、师资力量匮乏等一系列问题，传统的临床教学较难推进。在教学过程与增强技术相结合发挥优势和特点可解开传统临床教学所面临的问题。例如外科手术的操作训练，运用 AR 技术可穿戴设备，进行手术的模拟，系统会自动给予评价进行改善，训练也可反复进行。

5. 远程医疗

我国医疗资源分配极不平均，80% 集中在大中城市。这导致看病难、看病贵，人才流失等问题的出现。面对医疗分配不均或突发情况产生医疗困境，远程医疗系统能够发挥重要作用。远程医疗系统是依托着计算机，卫星通信，遥感、遥测和遥控等高新技术，提供远距离的医疗服务和医学教育，与 AR 技术的结合则产生了一种新型的交互模式，使远程医疗更加多元化。此次新型冠状病毒疫情防控期间，5G 远程 AR 视频实时会诊系统得到应用，远程专家可以将手势、文字、图像、视频等医疗指令信息，实时传递给现场抢救的医护人员，使医疗指令可以更好地量化传达，提高会诊精确性。新型 AR 远程医疗系统支持音视频信号实时交互、视频融合、病情/医疗信息 AR 显示、医疗指令 AR 量化传达，可以在无人值守时持续实时监控并实现视频通话、广播、报警等功能。在远程医疗的有效应用也延展了 AR 技术应用前景，为我国医疗行业起到更为积极作用。

第八节　医用机器人

随着机械制造工业的发展，机器人在灵活性、精确性、稳定性、智能化等方面飞速进步。从 20 世纪 80 年代开始，机器人技术进入医疗领域。骨科机器人的出现，有力地改善了骨科手术切口大、辐射量高、操作不稳定等难题。骨科机器人本体构型从早期的基于工业化机器人改造逐渐发展为专用骨科机器人，体积由大到小，从原始的单功能发展为多功能性，智能化程度不断提高，部分机器人甚至实现了远程遥控操作。

一、关节外科和运动医学领域

传统的关节置换手术存在力线不良、假体不匹配等问题，交叉韧带重建手术面临置入点选择偏差、骨隧道建立方向错误等难题。随着医学影像技术、虚拟现实技术、机器人技术的发展，人们研发出多款机器人辅助关节置换术、交叉韧带重建术。大致可分为主动型、半主动型、被动型三类。主动型：可按照术前规划，由机器人主动完成部分手术操作，如 ROBODOC、CASPAR、MBARS 等。半主动型：需要在医生的控制下进行手术操作，但医生的操作又进一步被机器所约束以增强安全性，如 Acrobot、

PFS 等。被动型：医生具有完全的自主控制权，机器人本身不进行手术操作，而只是提供定位、导向、导航等功能，如 HipNav、KneeNav、Galileo、SurgiCate 等。

美国 ISS 公司（Integrated Surgical Systems）和 IBM 于 1991 年共同研发了 ROBODOC，其设计初衷是为了在非骨水泥型全髋关节置换术中，对股骨假体所匹配的髓腔进行精确化机器磨削，从而实现假体 – 股骨之间更紧密的压配、促进内生长、延长假体寿命、减少翻修手术率。ROBODOC 需要术前在患者股骨置入 3 枚钛针，然后进行 CT 扫描，术中采用医生手动导引和机器自动搜索来标定 3 枚钛针的位置，从而获得术前、术中股骨的配准。在经过 26 只犬实验后，于 1992 年成功应用于 1 例 64 岁男性患者，为世界首例机器人辅助下全髋关节置换手术。2008 年该系统获得美国 FDA 批准，成为唯一获得批准的主动型骨科机器人。目前，ROBODOC 已经在全世界范围内应用超过 28 000 例关节置换手术，包括非骨水泥型全髋关节置换、全膝关节置换、全髋关节翻修手术。

美国卡耐基梅隆大学于 1995 年研制了 HipNav，术前采集 CT 数据，术中光学导航捕获骨表面点云进行配准，辅助医生正确地置入髋臼假体，减少假体撞击和脱位，初期的 100 例临床实验效果满意。后来他们又研制了 KneeNav，原理类似于 HipNav，用于辅助完成前交叉韧带和膝关节置换手术。2005 年该大学又研制出一种微型 6 自由度并联机器人 MBARS，可固定于骨骼上并对其进行主动磨削，使截骨面与假体的配合更为精密、精确。英国帝国理工大学 Davies 等 1997 年研制了 Acrobot，是一种小型化、半主动型、专用于全膝关节置换手术的手持式机器人。该机器人加入了主动约束机制，对机器人的运动进行了工作区域限定，防止错误及额外损伤发生。术前采集下肢 CT 数据，术中采集膝关节骨表面点云、采用最近迭代点（ICP）算法获取配准矩阵，术中医生手持机器人手柄对股骨、胫骨在限定的安全区域内进行精确的截骨操作。临床试验表明，Acrobot 的配准精度 RMS 可达 0.4mm，可以实现满意的截骨。后来 Davies 又将 Acrobot 成功应用于单髁置换。

此外，德国 Orto Maquet 公司于 1999 年研制了 Caspar，用于交叉韧带重建手术，但是需要在术前置入骨性标记后再行 CT 扫描。法国 Praxim Medivision 公司于 2004 年研制了小型化机器人 Praxiteles，可安装于股骨上，作为精确截骨的导板，辅助医生完成截骨操作。

二、脊柱领域

早期的脊柱机器人关注于如何提高椎弓根螺钉置入精度、减少血管神经损伤、减少医患辐射等，现在也用于病理活检、椎体成形术、局部封闭术等。目前已经诞生了至少 18 种脊柱相关机器人，其中最著名的是以色列 Mazor 公司的 SpineAssist，以及韩国的 SPINEBOT、德国的 VectorBot 和瑞士的 Neuroglide。其中，SpineAssist 为并联结构，SPINEBOT、VectorBot、Neuroglide 为串联结构。串联结构工作空间大，但整体刚度弱、末端定位精度差、体积笨重。并联机器人体积小、定位精度高，但工作空间较小。

以色列的学者于 2003 年研制出微型手术机器人 MARS，经过改进后命名为 Spine-Assist，后来由以色列 Mazor 公司实现商业化，成为目前世界上唯一通过美国 FDA 和欧盟 CE 批准的脊柱专用机器人。后来 SpineAssist 又改进为 Renaissance。该系统主要用于辅助精确置入椎弓根螺钉，目前已有超过 2 500 例的手术，完成了 15000 个螺钉置入。SpineAssist 采取 2D 透视 – CT 导航，需要术前脊柱 CT 数据，术中采集 2 张脊柱 X 线片进行配准，将机器固定于脊柱上、定位椎弓根螺钉的置入通道。大量的临床实验表明，SpineAssist 可显著提高置入物精确性、减少辐射，尚无发生永久神经损伤的报道。

韩国汉阳大学于 2005 年研制了 SPINEBOT，为一种 7 自由度自动钻孔的机器人，采用术前 CT /MRI 和术中 NDI Polaris 红外光学系统导航，进行椎弓根螺钉的置入。2010 年他们又研制了 SPINEBOT v2，但结构和第一代 SPINEBOT 完全不同，取消了自动钻孔功能，为五自由度机器人，同时用术中双平面透视导航取代了 NDI 光学导航。但仅仅完成了初步的模型骨、尸体实验，尚未进入临床应用。

德国 Brainlab 公司的 VectorBot 是德国宇航局研制的轻型动力机器人和该公司导航系统 VectorVison 的整合。术中采用光学系统导航，机器人本身不具有钻孔、磨削功能，只是用于防止医生偏离正常操作范围。由于诸多原因，该系统并未商业化。

三、创伤领域

骨折复位和固定是创伤骨科的两大基本任务，故而创伤领域的机器人基本可以分为定位机器人和复位机器人两类。定位机器人主要用于简单的骨通道定位，如髓内钉锁定孔、股骨颈空心螺钉通道、骨盆微创螺钉通道等，其基本原理类似于脊柱、关节领域机器人。但复位机器人的研发明显比脊柱、关节领域机器人更为困难。首先，复位前后骨块的位置关系发生了变化，导致术前影像和术中影像配准困难，难以提供良好的导航精度。其次，由于复位通常需要对抗很大的阻力，故而对机器人的力学性能，如刚度、力量、扭矩等，提出了更高的要求。再者，复位机器人可能在复位过程中造成额外损伤，如何提高安全性也是必须解决的难题。复位机器人经历了工业化串联机器人、小型并联机器人、串并混联机器人的研究历程。目前，复位机器人只能进行简单的长骨骨折复位，以及骨盆骨折复位等，复杂的关节内骨折复位尚未能实现，也没有任何产品获得批准上市销售。

最早的长骨复位研究为 Bouazza – Marouf 于 1995 年研究的股骨复位机器人，提出了采用术中 2D – X 线片作为导航，辅助置入股骨内置物，但该研究仅仅是手术过程示例，并无真正的模型骨、尸体实验为证。1998 年，以色列 Joskowicz 等研制了 FRACAS，用于闭合置入股骨髓内钉。他们将术前 CT 图像与术中校正后的 X 线图像进行配准，并分别在股骨近端、远端安装红外光学示踪标记物，术中医生只需在显示器上观察骨折两端的 3D 模型，即可完成手动复位，并采用特制的瞄准装置无须再次透视即可完成远端锁钉的置入。Graham 等研制的长骨复位机器人，系六自由度并联结构，采用足套将患侧足部固定于机器人的平台进行复位，缺点是机器 – 骨之间缺乏刚性连接。国内解放军总医院唐佩福等分别研制了用于长骨骨折复位的六自由度串联机器人、串并联机器人，采用 CT 导航，并加入了视觉伺服闭环控制以实时跟踪复位效果并进行安全性反馈，动物骨实验表明具有较高的复位精度，目前已经进行了初步临床试验并取得满意效果。积水潭医院王军强等研制了自由度并联机器人，可固定于手术床上，采用 2D - X 线图像作为导航，以健侧股骨图像作为复位的参照，在模型骨和尸体骨模拟了股骨骨折复位。

美国 Starr 等于 2009 年研制了一种骨盆复位架 Starr，在 2D 透视导航下辅助医生完成骨盆骨折的复位、并能维持复位以进行骨折固定，初步临床应用获得了满意结果。积水潭医院苏永刚等研制的双平面骨科机器人，完全基于术中 X 图像进行导航，辅助置入骶髂关节螺钉。国内天智航公司研制的骨科定位机器人，可在 X 线导航下完成股骨颈骨折空心螺钉、骶髂关节螺钉、髓内钉锁钉置入等手术，并获得了国家食品药品监督管理总局的Ⅲ类器械注册证。

骨科机器人及其导航技术是多学科交叉的结果，经过近 20 年的飞速发展，已经展现出巨大的临床应用价值和潜力。作为精准医疗的应用典范，骨科机器人必将成为未来骨科主要发展方向之一，和数字骨科学深度整合，为骨科医生进行智能、微创、精准、个性医疗提供坚实基础。现有的各种导航技术虽已较为成熟，但各有缺点，微创化、无辐射化、多模态导航是未来研究的方向。机器人构型仍旧需要不断改进，以减小体积、增强力学性能、增加稳定性和精确性，同时引入多方面的安全控制策略。随着远程网络医疗的持续建设，骨科机器人和导航的遥控操作必将广泛推广，为患者提供高质量诊疗服务。

参 考 文 献

[1] 钟世镇. 我国数字医学发展史概要[J]. 中国数字医学，2011，06(12)：12 – 14.

[2] CLEARY K, PETERS T M. Image – guided interventions：technology review and clinica applications[J]. Annual Review of Biomedical Engineering, 2010, 12(1)：119 – 142.

[3] 中华人民共和国国务院. 国家中长期科学和技术发展规划纲要(2006 – 2020 年)(中华人民共和国国务院)[J]. 经济管理文摘，2006(4)：4 – 19.

[4] 杨梦洁，杨宇辉，郭宇航，等. 大数据时代下精准医疗的发展现状研究[J]. 中国数字医学，2017，12(9)：27 – 29.

[5] 裴大婷，黄德群，陈军，等. 手术导航系统的研究现状与发展趋势[J]. 临床医学工程，2017，24(9)：1326 – 1328.

[6] BAUER A S, STORELLI D A, SIBBEL S E, et al. Preoperative computer simulation and patient – specific guides are safe and effective to correct forearm deformity in children[J]. Journal of Pediatric Orthopedics, 2017, 37(7)：504 – 510.

[7] KOSTERHON M, GUTENBERG A, KANTELHARDT S R, et al. Three – dimensional crossplatform planning for complex spinal procedures：a new method adaptive to different navigation systems[J]. Clinical Spine Surgery, 2017, 30(7)：E1000 – E1009.

[8] ZENG C, XING W, WU Z, et al. A combination of three – dimensional printing and computer – assisted virtual surgical procedure for preoperative planning of acetabular fracture reduction[J]. Injury – international Journal of the Care of the Injured, 2016, 47(10)：2223 – 2227.

[9]林瑶，田捷．医学图像分割方法综述[J]．模式识别与人工智能，2002，15(2)：192－204.

[10]翁璇，郑小林，姜海．医学图像分割技术研究进展[J]．医疗卫生装备，2007，28(1)：37－39.

[11]KOSTERHON M, GUTENBERG A, KANTELHARDT S R, et al. Navigation and image injection for control of bone removal and ssteotomy planes in spine surgery[J]. Operative Neurosurgery, 2017, 13(2)：297－304.

[12]NGO T D, KASHANI A, IMBALZANO G, et al. Additive manufacturing (3D printing)：A review of materials, methods, applications and challenges[J]. Compos B Eng. 2018；143：172－196.

[13]MARTIN J H, YAHATA B D, HUNDLEY J M, et al. 3D printing of highstrength aluminium alloys[J]. Nature. 2017；549(7672)：365－369.

[14]李焕龙，耿承奎，陈帅，等．3D打印技术在骨盆手术中的应用[J]．实用医学杂志，2020，36(17)：2329－2333.

[15]唐保明，李钊伟，杨爱荣，等．3D打印技术辅助治疗复杂髋臼骨折的疗效研究[J]．中国医学装备，2020，17(9)：107－110.

[16]JOSE R R, RODRIGUEZ M J, DIXON T A, et al. Evolution of bioinks and additive manufacturing technologies for 3D bioprinting[J]. ACS Biomaterials Science & Engineering, 2016, 2(10)：1662.

[17]赵景新，马雅昌，韩栋，等．3D打印在青少年胫骨远端骨折累及骺板损伤手术中的应用[J]．中国修复重建外科杂志，2017，31(10)：1195－1199.

[18]BOUDISSA M, COURVOISIER A, CHABANAS M, et al. Computer assisted surgery in preoperative planning of acetabular fracture surgery：state of the art[J]. Expert Rev Med Devices, 2018, 15(1)：81－89.

[19]徐磊磊，田征，艾克拜尔·尤努斯，等．3D打印技术在骨肿瘤外科临床中的应用[J]．中国修复重建外科杂志，2017，31(9)：1069－1072.

[20]MORASIEWICZ P, BURZYSKA K, ORZECHOWSKI W, et al. Three dimensional printing as a technology supporting the treatment of lower limb deformity and shortening with the Ilizarov method[J]. Med Eng Phys, 2018, 57：69－74.

[20]GARG B, GUPTA M, SINGH M, et al. Outcome and safety analysis of 3D printed patient－specific pedicle screw jigs for complex spinal deformities：a comparative study[J]. Spine J, 2019, 19(1)：56－64.

[20]PIJPKER P, KUIJLEN J, KRAEIMA J, et al. Three－dimensional planning and use of individualized osteotomy－guiding templates for surgical correction of kyphoscoliosis：a technical case report[J]. World Neurosurg, 2018, 119：113－117.

[21]ZHENG P, XU P, YAO Q, et al. 3D－printed navigation template in proximal femoral osteotomy for older children with developmental dysplasia of the hip[J]. Sci Rep, 2017, 7：44993.

[22]王虹，丁焕文，刘宝，等．计算机辅助技术联合3D打印模板在脊柱畸形矫正手术中的应用研究[J]．中国临床解剖学杂志，2016，34(4)：392－396.

[23]PFANDLER M, LAZAROVICI M, STEFAN P, et al. Virtual reality－based simulators for spine surgery：a systematic review[J]. Spine J, 2017, 17(9)：1352－1363.

[24]中华医学会医学工程学分会数字骨科学组．3D打印骨科模型技术标准专家共识[J]．中华创伤骨科杂志，2017，19(1)：61－64.

[25]龚朱，杨爱华，赵惠康．外科手术机器人发展及其应用[J]．中国医学教育技术，2014，(3)：273277.

[26]李治非，杨阳，苏月，等．我国外科手术机器人研究应用现状与思考[J]．中国医学装备，2019，

16(11)：177181.

［26］HAN X, TIAN W, LIU Y, et al. Safety and accuracy of robotassisted versus fluoroscopyassisted pedicle screw insertion in thoracolumbar spinal surgery：a prospective randomized controlled trial［J］. J Neurosurg Spine, 2019：18.

［27］WANG J Q, WANG Y, FENG Y, et al. Percutaneous sacroiliac screw placement：a prospective randomized comparison of robotassisted navigation procedures with a conventional technique［J］. Chin Med J (Engl), 2017, 130(21)：25272534.

［28］DOMB B G, EL BITAR Y F, SADIK A Y, et al. Comparison of roboticassisted and conventional acetabular cup placement in THA：a matchedpair controlled study［J］. Clin Orthop Relat Res, 2014, 472 (1)：329336.

［29］刘文勇，刘亚军. 2018 年医用机器人研发热点回眸［J］. 科技导报，2019，37(1)：180185.

［30］刘亚军，韩晓光，田伟. 我国医用机器人的研究现状及展望［J］. 骨科临床与研究杂志，2018，3 (4)：193194.

［31］闫敏，汤靓，孙璟川. 虚拟现实技术辅助的野战脊柱外科实践教学［J］. 医学教育研究与实践，2019，27(4)：726－730.

［32］周平辉，张逸文，毛颖基，等. 3D 打印技术结合 CBL 教学模式在骨科临床教学中的应用［J］. 中华全科医学，2020，18(8)：1376－1379.

［33］陈灿，张承旻，王东贵，等. 3D 打印模型结合 CPBL 在脊柱外科专业型硕士研究生教学中的应用［J］. 中华医学教育探索杂志，2020，19(4)：380－384.